解剖から学ぶ
口腔ケア・口腔リハビリの
手技と、その実力

オーラルフレイル予防のために

[監修・執筆]

北村清一郎（森ノ宮医療大学）

[編集・執筆]

黒岩恭子（神奈川県開業）

森　淳一（大分リハビリテーション病院）

[執筆]

伊藤直樹（北海道開業）

衛藤恵美（大分リハビリテーション病院）

小山浩一郎（長崎県開業）

金尾顕郎（森ノ宮医療大学）

久多良木　茜（大分リハビリテーション病院）

児玉将人（大分リハビリテーション病院）

御手洗達也（大分リハビリテーション病院）

道脇幸博（武蔵野赤十字病院）

山口康介（佐賀県開業）

デンタルダイヤモンド社

刊行にあたって

　オーラルフレイルという言葉を最近よく耳にする。フレイルとは高齢者の筋力や活力が低下した虚弱状態をいい、健康と要介護の中間的な段階である。口腔機能が虚弱状態に陥るオーラルフレイルは、フレイル手前の前フレイル期の段階とされており、この段階で早期にその予防・改善に努めることで、フレイルから要介護状態に陥ることなく、健やかな暮らしを保つことができる（本書第Ⅴ章を参照）。口腔ケア・口腔リハビリの重要性はまさにここにある。

　その口腔ケア・口腔リハビリに必要な解剖学の知識をまとめるのが本書の目的であるが、本書では解剖学の知識（第Ⅰ〜Ⅲ章）のみならず、口腔の機能訓練（第Ⅳ章）や摂食・嚥下リハビリ臨床の現場（第Ⅶ章）にまで記載の枠を拡げた。解剖学の知識を、臨床により直結させたいという思いからである。私は40年間歯学部で解剖学を教え、退職後にリハビリ関連の大学に奉職したが、ここで気づいたのは、私の解剖学の知識には"生体の動き"の概念が欠落していたことである。この４年間、人体の構造を動きの面から見直すことができたのは幸いであった。さらに幸いであったことは、黒岩恭子先生（第Ⅶ章担当）の摂食・嚥下リハビリの現場を何度か見ることができ、黒岩先生の臨床の根幹に触れることができたことである。おかげで、口腔顎顔面形態学に関する私の知識は臨床生理学的な色彩を帯びるようになったと自負している。

　第Ⅰ〜Ⅲ章では道脇幸博先生と伊藤直樹先生のご援助を仰いだ。道脇先生は摂食・嚥下器官の動き、伊藤先生は舌の筋構築を精力的に調べられており、私に不足する点を十分に補ってくださった。第Ⅳ・Ⅴ章は、大分リハビリテーション病院で、黒岩先生の指導も受けつつ摂食・嚥下リハビリに携わっている言語聴覚士と歯科衛生士の先生方に担当いただいた。森　淳一先生（第Ⅴ章担当）はリハビリテーション部長として同病院での摂食・嚥下リハビリを統括されている。第Ⅵ章は金尾顕郎先生に担当いただいた。金尾先生には、摂食・嚥下リハビリで重要な意味をもつ姿勢調整や筋のリラクセーションついて、理学療法士の立場から執筆いただいた。山口康介先生と小山浩一郎先生はいずれも、黒岩先生の指導を受けつつ摂食・嚥下リハビリに取り組んでおられる開業歯科医師で、山口先生には咽頭部内視鏡画像の撮影と所見の記載、小山先生には歯科補綴学的観点からの取り組みと"黒岩先生の口腔ケア・口腔リハビリ"の概要の記載をお願いした。第Ⅰ〜Ⅲ章に挿入されたColumn 1〜6は、私がこの１年で学び得た内容や、全体を通して見たときに不足していた内容を補ったものである。今後の研究次第では書きかえられるべき点も含まれているかもしれず、さらなる研鑽を積み重ねたいと思う。

　「実践なき理論は無力であり、理論なき実践は暴力である」。私の尊敬する摂食・嚥下臨床の大家、舘村　卓先生がよく口にされる言葉である。この観点で言えば、解剖屋の私の言は無力であるが、実践に役立たせようと"無力"な私の言に熱心に耳を傾けてくださる臨床の先生方が、私の言を"有力"にしてくれる。そのお一人が黒岩恭子先生である。本書の締め括りに、黒岩先生が実践されている口腔ケア・口腔リハビリについて思う存分にご執筆いただいた。この箇所のみ"である調"に直さなかったのは、黒岩先生の溢れる思いを壊したくなかったからである。解剖学から学んだ口腔ケア・口腔リハビリの手技の実力をここで読み取っていただければ幸いである。本書が摂食・嚥下リハビリ臨床の発展に寄与できるとすればこれ以上の喜びはない。

2019年２月

北村清一郎

CONTENTS

刊行にあたって ……………………………………………………………………………………… 3

第Ⅰ章 咀嚼・嚥下関連器官の構造とはたらき　　北村清一郎

1. 口腔 …………………………………………………………………………………………… 8
2. 舌 ……………………………………………………………………………………………… 14
3. 鼻腔 …………………………………………………………………………………………… 16
4. 口峡と咽頭 …………………………………………………………………………………… 18
5. 食道 …………………………………………………………………………………………… 22
6. 喉頭 …………………………………………………………………………………………… 24
7. 唾液腺 ………………………………………………………………………………………… 26
8. 呼吸器官と呼吸機能 ………………………………………………………………………… 28
9. 呼吸器官と発声・構音機能 ………………………………………………………………… 30
10. 咀嚼・嚥下の過程と関連筋 ………………………………………………………………… 32
11. 咀嚼・嚥下に関連する神経 ………………………………………………………………… 34
12. 頭関節・頸椎の動きにかかわる筋 ………………………………………………………… 36
　　　引用文献 ………………………………………………………………………………… 42

第Ⅱ章 咀嚼・嚥下器官の動きと筋・嚥下

1. 咀嚼と筋（北村清一郎） …………………………………………………………………… 44
2. 舌の動きと筋（伊藤直樹） ………………………………………………………………… 50
3. 咀嚼・食塊形成時の舌の動き（山口康介） ……………………………………………… 54
4. 鼻咽腔閉鎖機能と筋（北村清一郎） ……………………………………………………… 56
　　　Column 1：stageⅡ移送後の食塊の下咽頭への送り込み（北村清一郎） …………… 60
　　　Column 2：口峡閉鎖・鼻呼吸と口呼吸（北村清一郎） ………………………………… 61
5. 舌・舌骨・喉頭複合体の動きと嚥下（北村清一郎） …………………………………… 62
6. 気道防御と嚥下（北村清一郎） …………………………………………………………… 66
7. 中咽頭と下咽頭での動きと嚥下（道脇幸博） …………………………………………… 68
8. 加齢に伴う咀嚼・嚥下関連器官の変化（道脇幸博） …………………………………… 72
　　　Column 3：梨状陥凹と食道入口部（北村清一郎） ……………………………………… 75
9. 摂食・嚥下器官の動きと誤嚥（道脇幸博） ……………………………………………… 76
　　　Column 4：摂食・嚥下器官の動きを経時的に見る（北村清一郎） …………………… 82
　　　Column 5：鼻汁や唾液、痰の咽頭貯留と食塊の咽頭残留（山口康介） ……………… 84
　　　引用ならびに参考文献 ………………………………………………………………… 85

第Ⅲ章 口腔機能の改善はなぜ嚥下機能の改善に繋がるのか　　北村清一郎

1. 口腔機能と嚥下 ……………………………………………………………………………… 88
2. 口唇閉鎖能と表情筋 ………………………………………………………………………… 90

ブックデザイン：和田光弘（サン企画）

Column 6：咽頭収縮筋と嚥下圧、および咽頭収縮筋の運動と口唇閉鎖 ……………… 92
3．口腔を動かす・刺激することの意義 …………………………………………………… 94
4．舌圧（舌口蓋接触圧）のもつ意義 ……………………………………………………… 96
5．下顎の固定、舌骨・喉頭の挙上の意義 ………………………………………………… 98
6．頭部の姿勢の意義 ………………………………………………………………………… 100
引用文献 …………………………………………………………………………………… 102

第Ⅳ章　摂食・嚥下障害への対応

1．口腔ケア（衛藤恵美） …………………………………………………………………… 104
Column 7：口腔ケア方法の違いが肺炎発症率に及ぼす変化 ……………………… 111
2．口唇・頬の運動訓練（児玉将人） ……………………………………………………… 112
3．下顎の運動訓練（久多良木 茜） ……………………………………………………… 116
4．鼻咽腔閉鎖訓練（御手洗達也） ………………………………………………………… 120
5．舌の運動訓練（児玉将人） ……………………………………………………………… 122
6．舌骨・喉頭の挙上訓練（久多良木 茜） ……………………………………………… 126
7．呼吸訓練（児玉将人） …………………………………………………………………… 130
8．舌根と咽頭収縮筋の機能訓練（久多良木 茜・児玉将人） ………………………… 134
9．頭部・頸部の姿勢と嚥下（御手洗達也） ……………………………………………… 136
10．頭部・頸部の姿勢による咽頭部内視鏡画像の変化（山口康介） …………………… 140
11．嚥下反射誘発法（御手洗達也） ………………………………………………………… 143
12．発音と嚥下訓練（御手洗達也） ………………………………………………………… 144
13．歯科補綴学的な対応（小山浩一郎） …………………………………………………… 146

第Ⅴ章　フレイルと口腔機能

森 淳一

フレイルと口腔機能 ………………………………………………………………………… 152

第Ⅵ章　口腔リハビリにおける姿勢の調整と筋のリラクセーション

金尾顕郎

口腔リハビリにおける姿勢の調整と筋のリラクセーション …………………………… 158

第Ⅶ章　"黒岩恭子の口腔リハビリ"の3つの柱

1．黒岩恭子先生の「食べられる口の作り方」（小山浩一郎） …………………………… 174
2．バランスボールを用いた筋のリラクセーション
―歯科領域への応用（黒岩恭子） ……………………………………………………… 178
3．舌を中心とする口腔関連構造のマッサージ・ストレッチ（黒岩恭子） …………… 187
4．咽頭ケア（黒岩恭子） …………………………………………………………………… 212

索　引 ………………………………………………………………………………………… 230

●執筆者一覧

［監修・執筆］

北村清一郎（森ノ宮医療大学　保健医療学部：歯科医師）

［編集・執筆］

黒岩恭子（神奈川県・村田歯科医院：歯科医師）

森　淳一（大分リハビリテーション病院　リハビリテーション部：言語聴覚士）

［執筆］

伊藤直樹（北海道・伊藤歯科医院：歯科医師）

衛藤恵美（大分リハビリテーション病院　リハビリテーション部：歯科衛生士）

小山浩一郎（長崎県・おやま歯科中通り診療所：歯科医師）

金尾顕郎（森ノ宮医療大学　保健医療学部：理学療法士）

久多良木　茜（大分リハビリテーション病院　リハビリテーション部：言語聴覚士）

児玉将人（大分リハビリテーション病院　リハビリテーション部：言語聴覚士）

御手洗達也（大分リハビリテーション病院　リハビリテーション部：言語聴覚士）

道脇幸博（武蔵野赤十字病院　特殊歯科・口腔外科：歯科医師）

山口康介（佐賀県・こうすけデンタルクリニック：歯科医師）

●本書を有効にご活用いただくために

1．本書の図番号は全体を通して、「章–節（項）–図番号（例：図Ⅲ–1–3）」の組み合わせで表記されていますので、参考図がどの頁の図かが容易にわかるようになっています。

2．解剖関連の章を読んでも臨床の参考図が、また臨床関連の章を読んでも解剖の参考図が、それぞれ理解しやすいように多くの参考図番号が挿入されています。

3．第Ⅰ～Ⅲ章の「参考および引用文献」は、各章の最後にまとめて掲載してあります。

第I章

咀嚼・嚥下関連器官の構造とはたらき

北村清一郎（森ノ宮医療大学　保健医療学部）

1. 口腔

　口腔は消化器の初部をなす空洞で、口裂を介して顔面に開く。口腔のおもな役割は摂食と咀嚼、ならびに嚥下であるが、鼻腔の代わりに呼吸器として働くこともあり、咽頭や喉頭とともに発音という重要な役割も担う。また、触・圧覚や温冷覚、味覚を感受して前記の役割を補助する。

図 I-1-1　口唇と頬

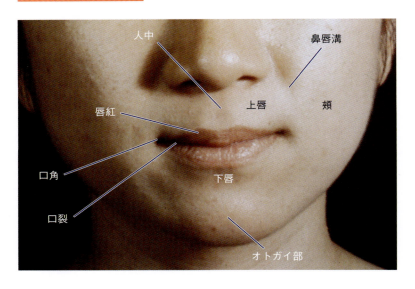

　口唇とその周辺を前方より示す。口腔の前壁と側壁はそれぞれ口唇と頬よりなり、その境が鼻唇溝（ほうれい線）である。口唇は口裂によって上唇と下唇に分けられる。口裂の両端が口角である。口唇の赤い部が唇紅（唇紅縁、赤唇縁）で、口腔内面を覆う粘膜（口腔粘膜）と外面を覆う皮膚の移行部をなす。

図 I-1-2　顔の正中断面にみる消化器と呼吸器の初部

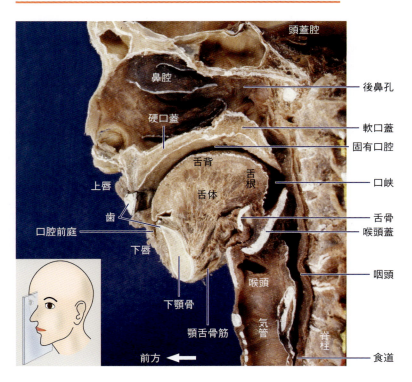

　口腔とその周辺を見る。口腔は上方で鼻腔に接し、後方は咽頭に続く。口腔と咽頭の移行部は口峡と呼ばれる。口腔は、上下の歯列より前方にある口腔前庭と、後方にある固有口腔に分けられる。口腔前庭の上端（上顎）と下端（下顎）では、口唇内面の粘膜（口唇粘膜）や頬内面の粘膜（頬粘膜）が折れ返って、歯を入れる部の骨（歯槽骨）を覆う粘膜（歯槽粘膜や歯肉：図 I-1-8）に移行する（図 I-1-7）。（本図は引用文献[5]より引用・改変）

8　第 I 章　咀嚼・嚥下関連器官の構造とはたらき

図Ⅰ-1-3　固有口腔

　口裂を開いて前方から固有口腔を見ている。固有口腔の天井が口蓋で、鼻腔と口腔の境をなす。口蓋の前方の部は上顎骨と口蓋骨を含んで（図Ⅰ-1-4）硬いことから硬口蓋、後方の部は筋肉を含んで軟らかいことから軟口蓋と呼ばれる。軟口蓋後縁は遊離端をなし、口腔面が折れ返って鼻腔面に移行する（図Ⅰ-1-2）。遊離端の正中が口蓋垂（のどちんこ）である。口腔の床は口腔底で、舌とその下方に隠れる舌下部（図Ⅰ-1-2・5）からなる。

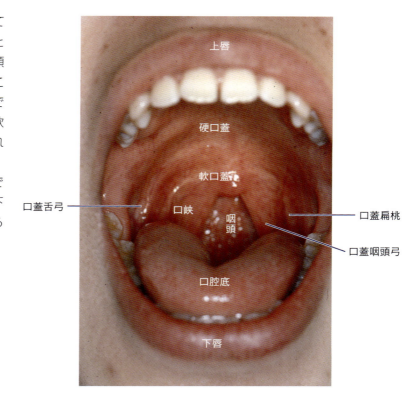

図Ⅰ-1-4　硬口蓋の表面構造と、透過像で見た粘膜下の構造

　硬口蓋の表面構造と粘膜下の構造を見る。表面構造として切歯乳頭、口蓋縫線、横口蓋ヒダがある。切歯乳頭は左右上顎切歯間のすぐ後方にみられる粘膜の隆起で、位置的には上顎骨の切歯窩に対応する。口蓋縫線は切歯乳頭から正中を後方に向かう部で、粘膜が薄く、直下で容易に骨を触れる。横口蓋ヒダは、切歯乳頭後方から小臼歯部にかけてある、左右各4条前後の粘膜ヒダで、口蓋縫線から両側方に向かう。発音時や、硬口蓋に押しつけて食物を押しつぶす際に舌の先（舌尖）が滑るのを防ぐ。小臼歯部より後方で軟口蓋後縁にわたる口蓋粘膜下には、小唾液腺の一種である口蓋腺が広がる（図Ⅰ-7-4）。口蓋には切歯窩や大・小口蓋孔（図Ⅰ-1-9）から出た血管・神経が、多くは口蓋腺に覆われて分布する。

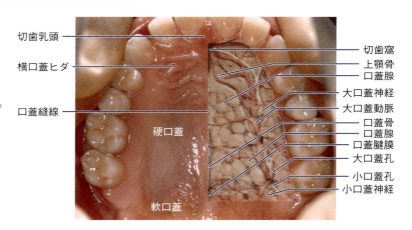

図Ⅰ-1-5　舌下部の表面構造と、透過像で示された粘膜下構造

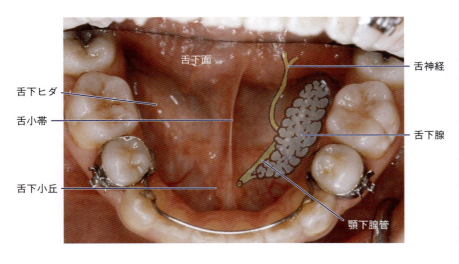

舌を上に挙げて舌下部を見る。舌下部の表面構造として、舌小帯、舌下ヒダ、舌下小丘がある。舌小帯は正中を前後方向に走る粘膜ヒダで、舌の下面（舌下面）と下顎切歯部舌側の粘膜の間を繋ぐ。舌下ヒダは、粘膜下の舌下腺によってできる粘膜の隆起である。舌下小丘は、舌小帯が下顎切歯部につく部の両側にある小隆起で、顎下腺や舌下腺から導管（顎下腺管や舌下腺管）を経て運ばれた唾液がここから分泌される。舌に分布する血管や神経（舌神経）などは、舌下小丘より内側の粘膜下を通って舌に達する。（本図は引用文献[4]より引用・改変）

図Ⅰ-1-6　口腔粘膜の構造

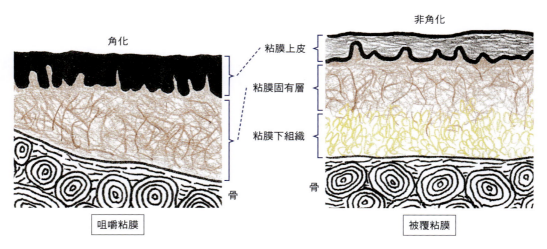

　骨表面を覆う口腔粘膜の断面を示す。粘膜は、外界に繋がる中空性器官（消化器、呼吸器、泌尿器、生殖器）の内面を覆う膜で、粘性の液体（粘液）を分泌する。口腔粘膜は口腔内面を覆う粘膜の総称で、口唇粘膜、頬粘膜、口蓋粘膜などはその部位名称である。粘膜は表層から粘膜上皮、粘膜固有層、粘膜下組織の3層に区分される。前2層が粘膜の本体で、粘膜下組織は粘膜と下層の筋や骨を繋ぐものである。口腔粘膜はその性状から咀嚼粘膜と被覆粘膜に分けられる。咀嚼粘膜は、咀嚼時に圧や刺激を受けやすい歯肉（図Ⅰ-1-8）や口蓋（図Ⅰ-1-4）を覆い、粘膜上皮はケラチンというタンパク質を含んで（角化して）機械的強度が大きく、また粘膜下組織を欠いて非可動性である。被覆粘膜は、咀嚼時にあまり圧を受けない口唇と頬の内面、および舌下部と舌下面（図Ⅰ-1-5）などを覆い、粘膜上皮は角化せず軟らかく、また粘膜下組織が厚いため可動性に富む。

図Ⅰ-1-7　口腔前庭を構成する粘膜

前方より口腔前庭を見る。口腔前庭の上端（上顎）や下端（下顎）では口唇粘膜や頰粘膜が折れ返り、歯を入れる部の骨（歯槽骨）を覆う粘膜のうちの歯槽粘膜（図Ⅰ-1-8）に移行する。移行部は前庭円蓋と呼ばれる。bでは上顎の前庭円蓋の様子がよくわかる。口腔前庭を構成する口唇粘膜、頰粘膜、前庭円蓋を覆う粘膜、歯槽粘膜は被覆粘膜で、歯槽粘膜より歯に近い側にある歯肉のみが咀嚼粘膜である。前庭円蓋を横切る粘膜ヒダが、正中部の口唇粘膜や小臼歯部の頰粘膜と歯槽粘膜の間を繋ぐ（a）。正中部のヒダが上唇小帯と下唇小帯、小臼歯部のヒダが上頰小帯と下頰小帯である。

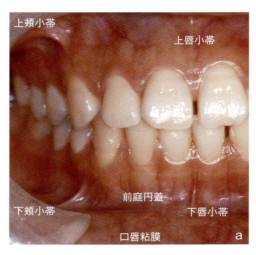
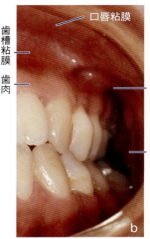

図Ⅰ-1-8　上顎切歯部の歯と粘膜

前方より歯肉を見る。歯肉と歯槽粘膜が歯槽骨を覆う。歯に近い側の角化して白っぽい粘膜が歯肉で、前庭円蓋側の、角化が弱くて血管が透けているのが歯槽粘膜である。歯肉は辺縁歯肉、歯間乳頭（乳頭歯肉）、付着歯肉に区分される。辺縁歯肉は歯槽骨上縁で歯に沿う部であり、歯間乳頭は歯と歯の間（歯間空隙）を充たす部である。この2つは、歯肉溝で歯と隔てられる（図Ⅰ-1-11）ことから、合わせて遊離歯肉と呼ばれる。付着歯肉は歯槽骨に付着するもので、健全な歯肉では表面にStipplingと呼ばれる点状の凹みが多くみられる。（本図は引用文献[4]より引用・改変）

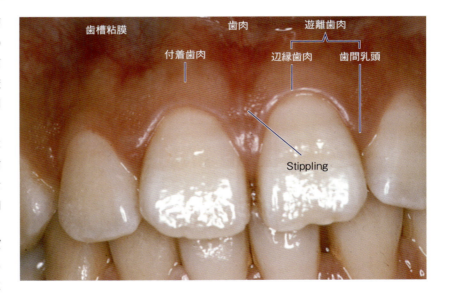

1. 口腔　11

図 I-1-9　上・下顎の永久歯列

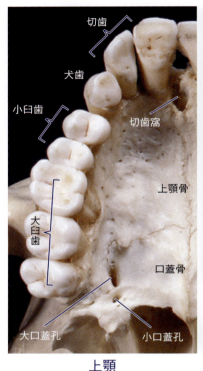
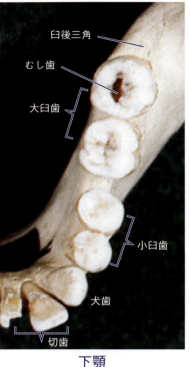

上顎　　　　　　　下顎

右上顎と左下顎の永久歯列を示す。永久歯は、上・下顎それぞれの各半部で切歯2本、犬歯1本、小臼歯2本、大臼歯3本の計8本であるが、第三大臼歯は生えないことが多く、全体としての歯数は28〜32本となる。小臼歯や大臼歯の咬み合せの面（咬合面）や隣り合う歯の間の部（隣接歯間）では食べかすが溜りやすく、むし歯（う蝕、カリエス）を生じやすい。切歯窩、大口蓋孔、小口蓋孔は、口蓋に分布する血管・神経（図 I-1-4）が出てくる部位である。

図 I-1-10　上・下顎の乳歯列

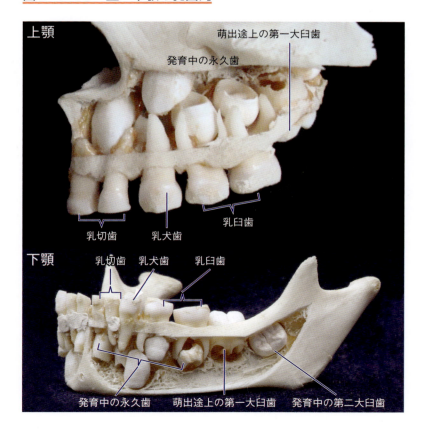

左の上顎と下顎の乳歯列を示す。乳歯は、上・下顎それぞれの各半部で乳切歯2本、乳犬歯1本、乳臼歯2本の計5本で、全体としての歯数は20本となる。乳歯列のある顎の骨のなかでは、生え変わりに備えて永久歯が育ちつつある。乳歯列を健康に保つことは永久歯の健全な発育に不可欠である。この歯列は6歳前後の状態で、永久歯である第一大臼歯が乳臼歯の後ろで萌出しつつある。

図Ⅰ-1-11　歯の構造

歯の断面を示す。歯は歯槽骨という骨の中に植えられている。歯の骨外にある部が歯冠、骨内の部が歯根である。歯の本体を象牙質が作る。象牙質に囲まれる形で歯の中心にある空間が歯髄腔で、神経・血管を含む軟組織の歯髄を内部に入れる。神経・血管は歯根の先端から歯髄に入る。歯冠で象牙質の表層を覆うのがエナメル質で、爪や毛と同様に表皮に対応し、真皮に対応する象牙質と異なり、損傷されても出血や痛みを生じない。初期のう蝕で痛みを感じないのはこのためである。歯根で象牙質を覆うのがセメント質である。歯根膜はセメント質と歯槽骨の間を繋ぐ結合組織である。エナメル質、象牙質、セメント質が硬組織で、その代表的疾患がう蝕である。歯根膜と歯槽骨、および歯肉（図Ⅰ-1-8）が歯を支える歯周組織で、その代表的疾患が歯周病（歯槽膿漏）である。う蝕も歯周病も、口腔内細菌と糖質によって作られて歯の表面に付着する薄膜（歯垢）が発症の大きな要因で、この歯垢に唾液中のカルシウムが沈着したのが歯石である。歯に付着する歯垢や歯石の除去が口腔ケアの目的の1つとなる。歯周病や加齢で歯肉や歯槽骨が退縮して歯根が露出する、または不適切な歯磨きにより歯肉近くのエナメル質が削られて象牙質が露出して痛みを感じるようになるのが、象牙質知覚過敏症である。（本図は引用文献[7]より引用・改変）

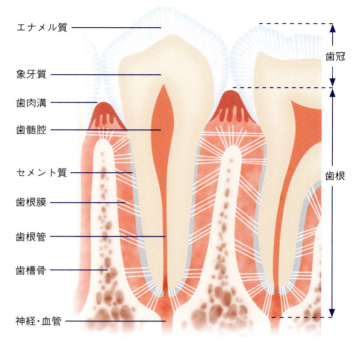

図Ⅰ-1-12　臼後三角

右の下顎で、最後臼歯（第三大臼歯がない場合には第二大臼歯）の後方に接する粘膜の隆起である臼後三角を見たものである。臼後三角は、歯のない顎（無歯顎）でも基部をなす骨は吸収されず、歯槽堤後端粘膜の膨らみ（臼後隆起・レトロモラーパッド）として観察される。歯を嚙みしめた状態でも隙間が開き、開口困難な際に、ここを通して口腔前庭から固有口腔にチューブを通すことができる。小唾液腺（図Ⅰ-7-4）の1つである臼歯腺はこの部の粘膜下に存在する。（本図は引用文献[4]より引用・改変）

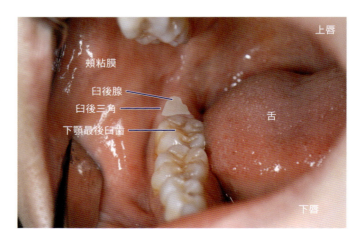

2. 舌

　舌は口腔底から突出する筋性器官で、口腔内で動き、捕食、咀嚼、嚥下、発声などの口腔機能に不可欠である。口腔機能にとって重要な歯の役割は調理の工夫や義歯などで代用できるが、舌の代わりになるものはない。舌の上面の粘膜は、その性状からは咀嚼粘膜の範疇に入るが、味覚器である味蕾が存在するため、特殊粘膜として分類される。口唇とともに極めて鋭敏な感覚をもち、摂食・咀嚼時の異物の除去などにもかかわる。舌の動きと、舌の主要な構成要素の舌筋については第Ⅱ章の「2．舌の動きと筋」と「3．咀嚼・食塊形成時の舌の動き」で詳述する。

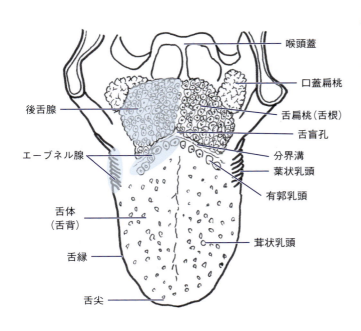

図Ⅰ-2-1　上方から見た舌

　上方から舌の表面構造を見る。舌は前方の大きな可動部である舌体と、後方の動きの少ない舌根に区分される。上面での舌体と舌根の境界が分界溝である。舌体の上面は舌背と呼ばれる。特殊粘膜で覆われ、舌乳頭（糸状乳頭、茸状乳頭、葉状乳頭、有郭乳頭）という粘膜突起が無数にあって、表面は著しく粗い（図Ⅰ-2-4）。舌に載せた食物が滑らないようにする工夫と思われる。糸状乳頭は密生し、表面の上皮は角化して白っぽく見えるが、散在性の茸状乳頭では角化せず、赤っぽく見える。舌体の尖端が舌尖で、側縁は舌縁と呼ばれる。舌根の表面（舌後面）には舌乳頭はないが、舌扁桃が存在するため、多くの低いイボ状の高まりがある（図Ⅰ-2-4）。

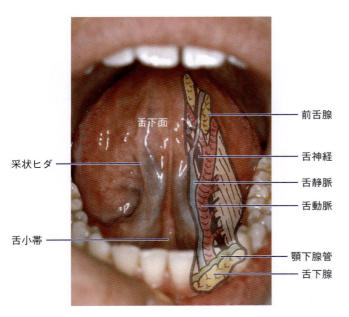

図Ⅰ-2-2　舌下面

　舌下面の表面構造を見る。半側では、舌下部も含めた粘膜下の血管・神経などが透過像で示されている。舌体の下面である舌下面は、舌乳頭のない表面の滑らかな被覆粘膜で覆われ、粘膜下を舌動・静脈と舌神経が走る。粘膜の表面構造として舌小帯や采状ヒダがある。采状ヒダは舌根両側から舌尖に向かう粘膜ヒダである。（本図は引用文献[4]より引用・改変）

14　第Ⅰ章　咀嚼・嚥下関連器官の構造とはたらき

図Ⅰ-2-3　臨床的に見た舌の区分

顔の正中断面で舌を見ている。舌体の上面の舌背は口蓋に面して水平方向を向くが、舌根は咽頭に面して垂直方向を向く。臨床的には、舌体のうち安静状態で硬口蓋に向き合う部は前舌、軟口蓋に向き合う部は後舌（奥舌）と呼ばれることが多い。舌の運動性は舌の区分によって異なり、舌根では可動性は少ないが、前舌では可動性が大きく、捕食に際して重要な役割を果たす。一方、後舌では可動性は前舌よりやや劣るものの、食塊の咽頭への輸送に際して重要な役割を果たす。

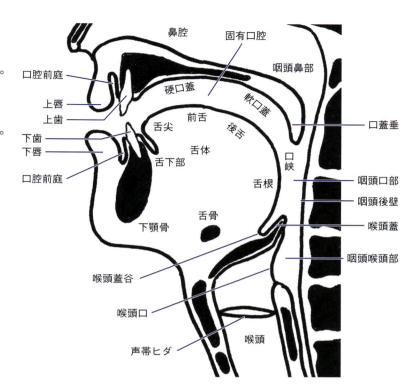

図Ⅰ-2-4　舌上面の後方部

舌根の表面構造、および有郭乳頭と葉状乳頭を見る。舌根では舌扁桃が見える。舌根の粘膜は後方で折れ返って喉頭蓋の前面に達する。喉頭蓋とは、喉頭の入口（喉頭口）の前壁上部から伸び出た舌状の突起（図Ⅰ-2-3）である。舌根のすぐ前方に接して有郭乳頭、舌縁の後部に葉状乳頭が見られる。成人ではこの２つの乳頭に味蕾がある。有郭乳頭は円形もしくは楕円形で、各側３・４個が一列にＶ字形に並ぶ。葉状乳頭は前後に平行に並ぶ４〜７条のヒダである。（本図は引用文献[4]より引用・改変）

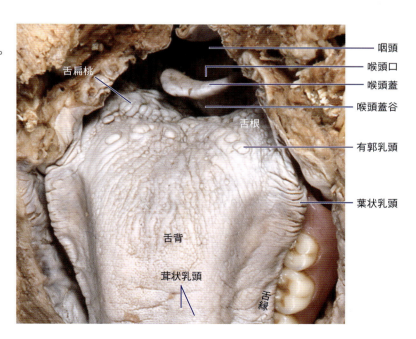

3. 鼻腔

　鼻腔は、肺に出入りする空気が通る気道の初部で、呼吸器系の一部をなす。口蓋を隔てて口腔の上方にあり、鼻中隔と呼ばれる隔壁（図Ⅰ-3-2）で左右に隔てられる。鼻腔は吸気を加温・加湿することで気道と肺を保護する。このため、鼻腔内面を覆う粘膜（鼻粘膜）は、温かい血液を通す血管や、粘液やサラッとした漿液を分泌する腺組織（杯細胞や鼻腺）に富む。また、鼻粘膜最表層の細胞の表面には線毛と呼ばれる微細な突起があり、一定方向に動いている。鼻粘膜の粘液で捕捉された細菌や塵埃は、粘液とともに線毛運動で咽頭に運ばれ、排出される。鼻腔は嗅覚にもかかわる。嗅覚器は鼻腔上部の鼻粘膜に限局して存在し、この部には嗅神経が分布する（図Ⅰ-3-1）。

図Ⅰ-3-1　顔の正中断面で見た鼻腔

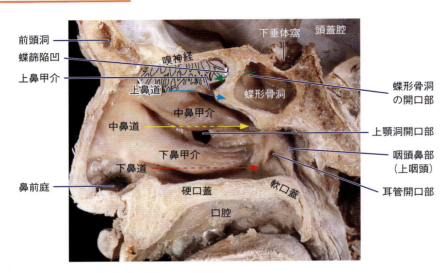

　鼻腔の表面構造を示す。鼻腔は、後方は咽頭の最上部（咽頭鼻部）に続く。鼻の孔（外鼻孔）に近い部が鼻前庭である。皮膚の続きで覆われて鼻毛が生え、キーゼルバッハ部位（この図では見えない）と呼ばれる易出血部位が鼻中隔の前端部にある。鼻前庭より奥では、鼻腔側壁から上・中・下の3つの庇（鼻甲介）が突出し、その陰に上・中・下の3つの狭い空隙（鼻道）がつくられる。鼻甲介と鼻中隔の間にも、総鼻道と呼ばれる縦に細長い鼻道がつくられるので、鼻腔は4つの鼻道に隔てられることになる（図Ⅰ-3-2）。中鼻甲介と下鼻甲介では鼻粘膜はとくに厚く、静脈は叢状を呈し、これに接する鼻道の空気は効率よく加温・加湿される。ときに鼻腔の役割を代行する口腔は大きな空洞にすぎず、このような効率のよい加温・加湿作用をもたない。鼻呼吸と口呼吸の大きな違いである。

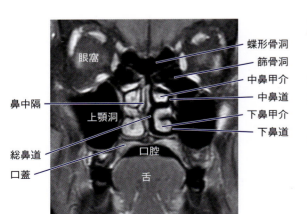

図Ⅰ-3-2　鼻腔とその周辺の前頭断MRI画像

　鼻腔が鼻甲介で隔てられた狭い空隙であることを見る。鼻腔周辺には、眼窩、蝶形骨洞、篩骨洞、上顎洞といった空洞が見られる。眼窩には眼球が入るが、他の3つは空気を含んで鼻腔と繋がり、副鼻腔と総称される。これ以外に前頭洞（図Ⅰ-3-3）も副鼻腔に含まれる。

図I-3-3　副鼻腔

　副鼻腔が鼻腔側壁に透過されている。副鼻腔は鼻腔周囲の骨にあく空洞で、狭い開口部で鼻腔と繋がる。内面を裏打ちする粘膜は鼻粘膜の続きである。副鼻腔は温かい湿った空気を貯える場所とされるが、その存在意義には諸説がある。

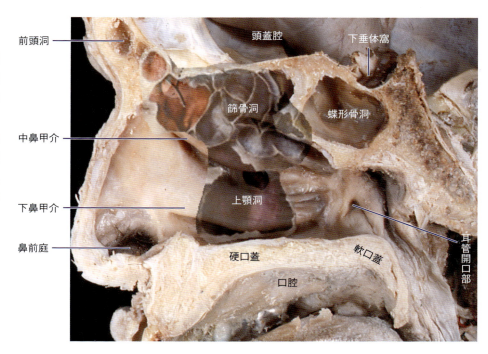

図I-3-4　副鼻腔の鼻腔への開口部

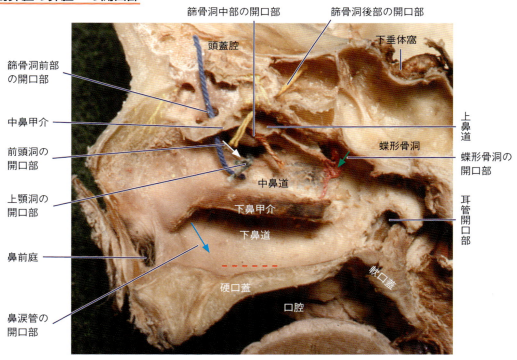

　鼻甲介が切除され、上鼻甲介の部では篩骨洞が開かれている。上鼻道には篩骨洞後部が、中鼻道には前頭洞、篩骨洞の前部と中部、および上顎洞が開口する。蝶形骨洞は鼻腔の最上後部にある後方への凹み（蝶篩陥凹）に開口する（図I-3-1）。鼻粘膜の炎症がこれらの開口部を介して副鼻腔粘膜に波及し、副鼻腔に膿が溜まることがある（副鼻腔炎、蓄膿症）。開口部が狭いことなどから排膿されにくく、慢性化することが多い。下鼻道には、涙の排出路である鼻涙管が開口する。泣くと鼻をすするのはこのためである。（本図は引用文献[4]より引用・改変）

3. 鼻腔　17

4. 口峡と咽頭

　口峡は口腔最後部の狭窄部で、後方は咽頭に連なる（図Ⅰ-1-3）。咽頭は、前方の鼻腔・口腔・喉頭と後方の脊柱の間にできる約12cmの筋性管で、下方は食道に続く（図Ⅰ-4-1）。気道の一部として、鼻腔または口腔と喉頭との間を出入りする空気の通路となり、また、発音の際には反響器の役割を果たす。消化器としては、飲食物を飲み込む際（嚥下時）に、咽頭壁を構成する筋（図Ⅱ-7-3）がはたらいて飲食物を食道に運ぶ。

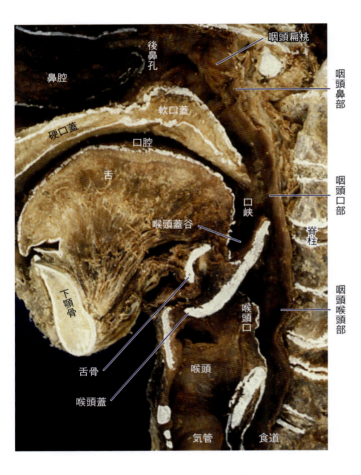

図Ⅰ-4-1　咽頭の区分

　顔の正中断面で咽頭の内面を見ている。咽頭は上方から鼻部、口部、喉頭部の3部に区分される。臨床的には、これら3部はそれぞれ上咽頭（鼻咽頭）、中咽頭、下咽頭とも呼ばれる。鼻部は後鼻孔を経て鼻腔に、口部は口峡を経て口腔に、喉頭部は喉頭口を経て喉頭にそれぞれ連絡する（図Ⅰ-4-3・4を参照）。口峡は臨床的には口部（中咽頭）に含められる。（本図は引用文献[4]より引用・改変）

図Ⅰ-4-2　ヒト咽頭での気道と食物路

　咽頭で気道と食物路が交叉する様子を示す。この交叉は他の哺乳類でも同様であるが、直立二足歩行に伴って喉頭が下降したぶん、交叉の生じる距離がヒトでは長い。このことが嚥下運動を複雑なものにし、誤嚥を生じる大きな要因となっている。咽頭鼻部は鼻腔とともに純粋な呼吸器系で、粘膜の性状（多列線毛円柱上皮）も鼻腔と同じである。これに対して、咽頭の口部と喉頭部では消化器系の役割が加わり、粘膜の性状（重層扁平上皮）は口腔や食道と同じである。

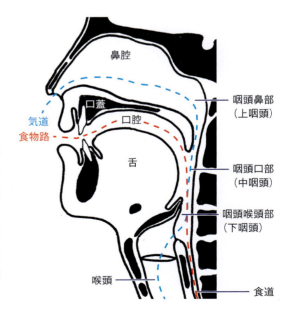

図I-4-3 咽頭のリンパ装置（扁桃）

咽頭の後壁を正中で開き、咽頭の内面を見ている。咽頭鼻部（上咽頭）や口峡の粘膜下には、咽頭扁桃、耳管扁桃、咽頭側索、口蓋扁桃、舌扁桃といった免疫担当性リンパ装置が存在する[3]。これらは鼻腔・口腔から咽頭への通路を囲むワルダイエル咽頭輪を形成し、粘膜面から侵入する抗原に備える。咽頭扁桃（図I-4-1）は咽頭の上端にあり、肥大する（アデノイド）と鼻呼吸を妨げ、口呼吸を誘発する。耳管扁桃は咽頭扁桃が側方に伸びたもので、咽頭側索は耳管咽頭ヒダ（図I-4-4も参照）に沿うリンパ組織である。口呼吸では、粘膜の乾燥が咽頭のリンパ装置を損傷する。（本図は引用文献[4]より引用・改変）

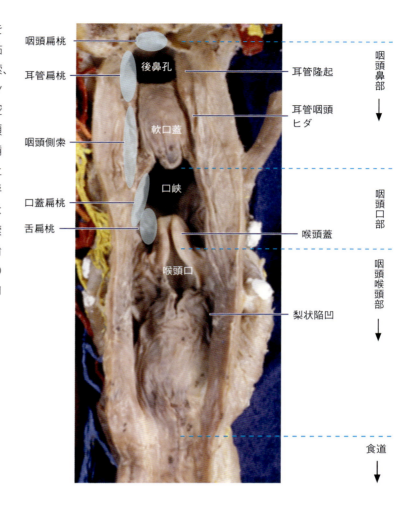

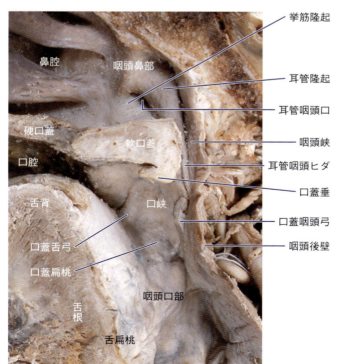

図I-4-4 咽頭鼻部（上咽頭）と口峡の側壁

咽頭鼻部と口峡の表面構造を顔の正中断面で見ている。咽頭鼻部には、耳管軟骨で生じる耳管隆起の下方に耳管の開口部（耳管咽頭口）がある。咽頭は耳管により中耳と連絡する。耳管は空気を通して鼓膜内外の気圧を同じにし、聴覚を正常に保つ。耳管粘膜の浮腫は空気の出入りを妨げ、耳閉感を生じる。アデノイドでは耳管咽頭口が閉ざされ、難聴の原因となる。咽頭鼻部と咽頭口部（中咽頭）の移行部が咽頭峡で、発声時や嚥下時に軟口蓋挙上により閉ざされる（鼻咽腔閉鎖：図I-10-4）。耳管隆起の下端から咽頭峡を下方に向かうのが耳管咽頭ヒダである。軟口蓋が口峡の上壁をなす。口峡の側壁には軟口蓋から下走する2本の粘膜ヒダが口蓋扁桃を挟む。前方のヒダが舌縁に向かう口蓋舌弓（前口蓋弓）、後方のヒダが咽頭側壁に向かう口蓋咽頭弓（後口蓋弓）である。（本図は引用文献[4]より引用・改変）

4. 口峡と咽頭

図Ⅰ-4-5　喉頭蓋谷

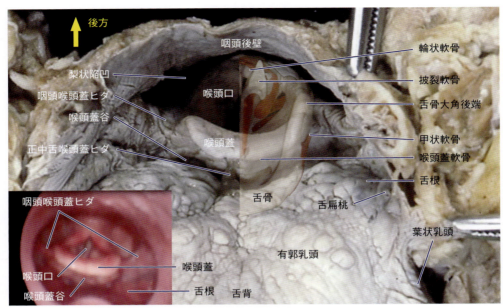

（左下の口腔内写真は、こうすけデンタルクリニックの山口康介氏の撮影による）

　口峡の下壁を上から見たものである。片側では粘膜下の舌骨や、喉頭の枠組みを作る喉頭蓋軟骨・甲状軟骨・披裂軟骨・輪状軟骨が透過像で示されている。口峡の下壁は、舌根と喉頭蓋の間の陥凹部である喉頭蓋谷で作られる。喉頭蓋谷の底面の前方には舌骨が存在する。喉頭蓋谷の正中を前後に走る粘膜ヒダが正中舌喉頭蓋ヒダである。喉頭蓋谷は、咽頭側壁と喉頭蓋側縁を繋ぐ咽頭喉頭蓋ヒダを越えて、喉頭口の側方にある梨状陥凹（図Ⅰ-4-3）に続く。喉頭蓋は、喉頭の入口である喉頭口の前壁が上方の突出したもので、内部に喉頭蓋軟骨を入れる。

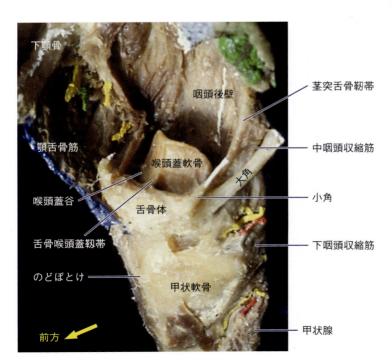

図Ⅰ-4-6　喉頭蓋谷の枠組み

　喉頭蓋谷を構成する舌骨と喉頭蓋軟骨の様子を示す。舌骨は"のどぼとけ"を作る甲状軟骨の直上にあり、嚥下時に甲状軟骨とともに上下に動く。喉頭蓋軟骨は喉頭口の前壁から伸び出る喉頭蓋（図Ⅰ-4-7）の基盤をなし、結合組織を介して甲状軟骨正中部の後面に連結する。舌骨と喉頭蓋軟骨の間に作られる陥凹が喉頭蓋谷で、粘膜下は脂肪組織で充たされ、喉頭蓋軟骨が弾性に富むのと相俟って、喉頭蓋の前後への動きを可能にする。舌骨と喉頭蓋軟骨は舌骨喉頭蓋靱帯で繋げられるが、これが粘膜面で正中舌喉頭蓋ヒダを形成すると考えられる。（本図は引用文献[4]より引用・改変）

図I-4-7 梨状陥凹

　咽頭喉頭部（下咽頭）の前壁にある梨状陥凹（梨状窩）を後方から見ており、片側では粘膜下の舌骨や喉頭蓋軟骨・披裂軟骨・甲状軟骨・輪状軟骨が透過像で示されている。梨状陥凹は喉頭口の側方で咽頭側壁との間にある粘膜の凹みで、甲状軟骨と輪状軟骨との間の凹みでもある。輪状軟骨を動かす筋はなく、甲状軟骨の上下・前後などへの動きが梨状陥凹の形状を変化させる。
（本図は引用文献[4]より引用・改変）

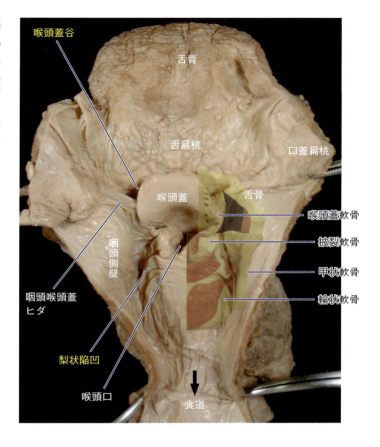

図I-4-8 喉頭蓋谷と梨状陥凹

　喉頭蓋を後方に倒して喉頭蓋谷が見えるようにし、喉頭蓋谷から梨状陥凹へ流動性の食塊が流れる様子が示されている。喉頭蓋谷と梨状陥凹が嚥下時の食塊の主要通路をなし、食塊はここを通って食道に送られるが、一部は、後方に反転した喉頭蓋（図III-1-1）を越えて喉頭蓋谷から食道に向かうと考えられる。（本図は引用文献[4]より引用・改変）

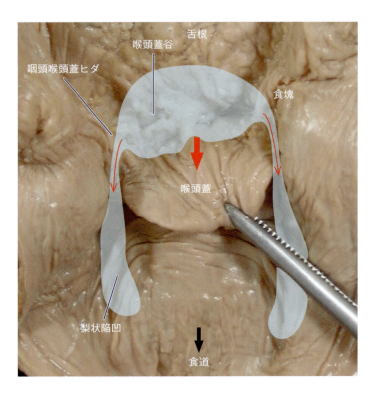

4．口峡と咽頭

5. 食道

　食道は直径1〜2cm、長さ約25cmの扁平な筋性の管で、嚥下された食塊や流動物を、頸部にある咽頭から胸腔を経て腹腔にある胃に運ぶ。食道の頸部にある部は頸部食道（図I-5-2）、胸腔の部は胸部食道（図I-5-1）、横隔膜を経て胃の噴門に至る短い部は腹部食道と呼ばれる。食道はふだん押しつぶされた状態にあるが、食塊などが通る際には押し広げられる。食塊は筋の収縮と重力の助けで胃に運ばれるが、流動性があるほど重力の助けは大きい。

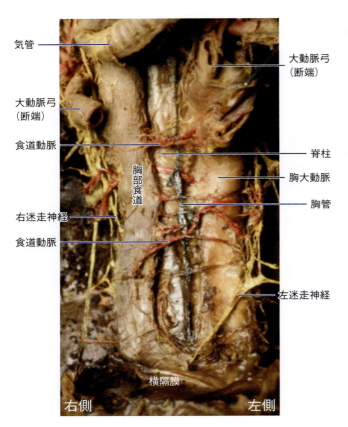

図I-5-1　胸部食道

　肺や心臓を除去後の後胸壁内面で胸部食道の全貌を見たものである。食道はいくぶん胸腔右側に押しやられている。大動脈交叉部では気管が上方に翻され、大動脈弓が離断され、断端が左右に開かれている。咽頭に続く食道入口部は喉頭の輪状軟骨下縁の高さにあり、頸部食道は前方の気管と後方の脊柱の間を通って胸腔に入る（図I-5-2）。胸部食道は、左右の肺に挟まれた縦隔内で気管・気管分岐部や心臓の後方にあり、脊柱の前方で胸大動脈の右側を下行する。ついで、食道は横隔膜の食道裂孔を貫いて腹部食道となり、胃の噴門に達する。食道には、食道入口部、大動脈交叉部、横隔膜貫通部の3ヵ所に生理的狭窄部位があり（図I-5-4）、通過障害を起こしやすい。食道入口部と下端には括約機能がある。食道入口部は呼吸に伴う空気の流入などを防ぎ、食道下端は胃内容の逆流を防ぐ。気管分岐の高さの大動脈交叉部では、食道は大動脈弓に近接し、誤飲時の同部での異物除去に際しては注意を要する。

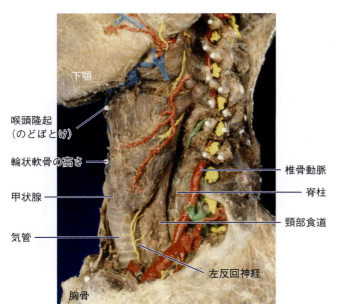

図I-5-2　頸部食道

　頸部側方の諸構造を除去し、頸部内臓と脊柱の左側面を見ている。側面では気管と食道の間を反回神経が縦走する。反回神経は迷走神経の枝で、右では鎖骨下動脈、左では大動脈弓の下方をくぐって上行し、喉頭に入る。反回神経は声帯を回転させる喉頭筋（図I-6-4）を支配する。反回神経は食道がんの手術時に障害される危険性がある。反回神経麻痺では声門閉鎖が阻害され、喉頭蓋による喉頭口閉鎖が破られると、唾液や食塊は一気に気管深部に入り込む[16]。（本図は引用文献[6]より引用・改変）

図Ⅰ-5-3 食道の筋

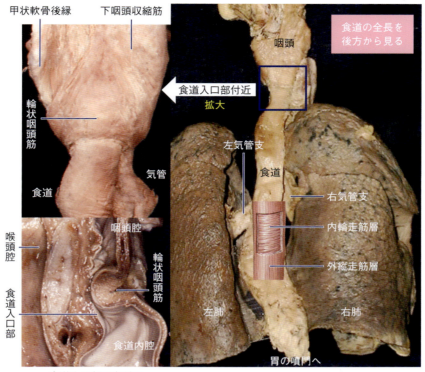

食道の筋構成を示す。食道の筋層は外縦走筋層と内輪走筋層に分けられる。食道入口部には下咽頭収縮筋下端の輪状咽頭筋（左上図）が存在する。左下図は同筋が食道入口部を括約する様子を示す（Column3の図2も参照：P.75）。同筋は普段は軽く収縮しているが、食塊通過時に弛緩し、通過直後に強く収縮して食塊の咽頭への逆流を防ぎ、また食塊を下に絞り出す[17]。

図Ⅰ-5-4 食道の蠕動運動

食塊が胃に運ばれる際の食道の蠕動運動を示す。蠕動運動では食道筋の収縮部位が胃に向かって移動していき、食塊は能動的に胃に送られる。最終的には食道下端が弛緩して食塊は胃に入るが、下端には明確な括約筋は認められず、この部の括約機能は生理的なものと考えられる[12]。

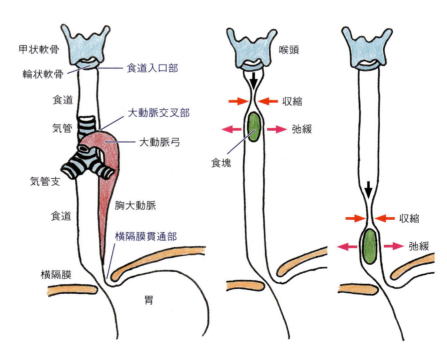

6. 喉頭

　喉頭は咽頭から気管・肺に向かう空気の取り入れ口で、喉頭口を介して咽頭喉頭部（下咽頭）に開く（図Ⅰ-4-5）。喉頭口の奥に声門がある。空気を通すこと（呼吸機能）以外の喉頭の役割は、嚥下時や嘔吐時などに異物が喉頭口に達すると反射的に声門を閉ざし、異物が気管・肺に入るのを防ぐことで、喉頭の括約機能と呼ばれている。異物は続く咳反射で喉頭口から吹き出される。もう一つの役割の発声機能は括約機能を利用した二次的なもので、閉ざされて狭められた声門に下から呼気を通し、声門の縁を振動させて音を出す。

図Ⅰ-6-1　喉頭の構造

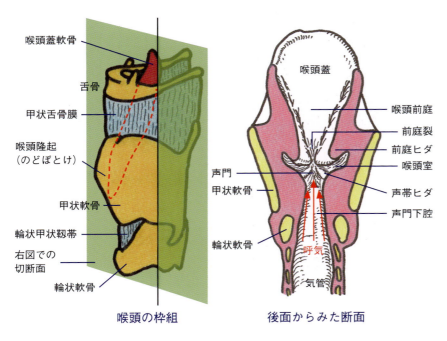

　左の図のように喉頭を前頭断し、内腔（喉頭腔）を後方から見ている。喉頭口の前壁から喉頭蓋が上方に突出する（図Ⅰ-4-5）。喉頭腔の側壁から、前庭ヒダ（室ヒダ）と声帯ヒダ（声帯）という上下二対の粘膜ヒダが張り出す。左右の声帯の間が声門（声門裂）である。喉頭腔はこれらのヒダを境に、喉頭前庭と声門下腔に分かれる。舌骨に吊り下げられた喉頭はいくつかの喉頭軟骨で囲まれた空間で、左図はその構成を示す。喉頭蓋の基盤をなす喉頭蓋軟骨、のどぼとけとして触知できる甲状軟骨、その下方に続く輪状軟骨が喉頭の枠組みを作る。（本図は引用文献[1]と[18]より引用・改変）

図Ⅰ-6-2　喉頭口と声門

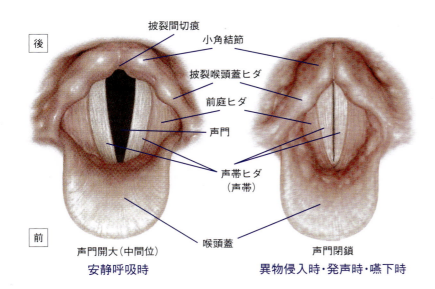

　喉頭口から声門を見ている。喉頭口の側壁は披裂喉頭蓋ヒダで作られる。左右の披裂喉頭蓋ヒダの後端の間が披裂間切痕である。声帯はやや白っぽく、前庭ヒダの奥から内側縁を覗かせる。声門の開閉は、左右の声帯が外側に回転（声門開大）するか、内側に回転（声門閉鎖）するかで生じる。声門は深呼吸時に最大に開大され、異物侵入時、発声時、および嚥下時に閉ざされる。安静呼吸時にはその中間の開き具合を示す。（本図は引用文献[8]より引用・改変）

図Ⅰ-6-3 声帯の回転の仕組み

喉頭軟骨による喉頭の枠組みを上から見たもので、舌骨と喉頭蓋軟骨は除去されている。甲状軟骨は後方の開いた楯状、輪状軟骨は指輪状を呈する。もう一つの喉頭軟骨である一対の披裂軟骨が、輪状軟骨の後方板状部の上縁に載る。甲状軟骨正中部と後方の披裂軟骨の間を繋ぐのが声帯靱帯で、声帯の内側縁をなす。披裂軟骨が輪状軟骨の上で回転し、それに伴って左右の声帯靱帯、すなわち声帯の間が開いたり閉じたりする。披裂軟骨の回転にかかわる筋が後輪状披裂筋や外側輪状披裂筋などの喉頭筋である。（本図は引用文献[11]より引用・改変。上の喉頭口の写真は、こうすけデンタルクリニックの山口康介氏の撮影）

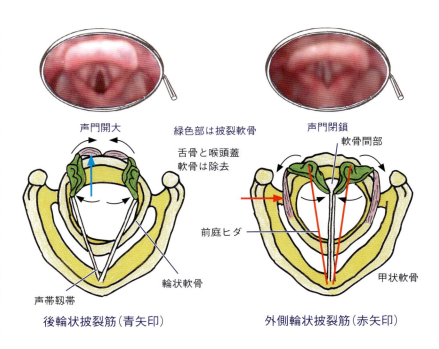

図Ⅰ-6-4 声帯を回転させる筋

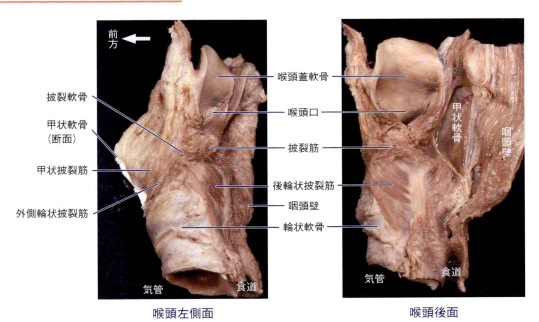

喉頭軟骨に付着する喉頭筋を剖出したもので、喉頭左側面（左）では甲状軟骨の左半部が外されている。後方から披裂筋、後下方から後輪状披裂筋、前方から甲状披裂筋、前下方から外側輪状披裂筋が披裂軟骨に集まる。披裂筋以外の筋は甲状軟骨や輪状軟骨と披裂軟骨との間を繋ぐ。右は咽頭・食道を後方から開いて喉頭後面から剖出したもので、後輪状披裂筋と披裂筋が見える。披裂筋は左右の披裂軟骨を繋ぐ。後輪状披裂筋（図Ⅰ-6-3）は声門を開き、外側輪状披裂筋（図Ⅰ-6-3）、甲状披裂筋（図Ⅰ-9-2）および披裂筋（図Ⅱ-6-4）は声門を閉ざす。（本図は引用文献[4]より引用・改変）

6. 喉頭　25

7. 唾液腺

　耳下腺、顎下腺、舌下腺といった大唾液腺から唾液は分泌されるが、これ以外に、口腔粘膜に付属して、粘膜下に多数の腺組織（小唾液腺）が存在する。唾液は1日に1～1.5L分泌され、咀嚼時に食塊と混ぜ合わされて、その通過を容易にするとともに、消化酵素を含んでデンプンの消化を助ける。唾液による口腔洗浄作用は大きく、その分泌が減少すると口腔は乾燥し、かつ汚れる。唾液には殺菌作用のある酵素や免疫グロブリンも含まれ、口腔を積極的に清潔に保つ。唾液は口腔の刺激により分泌されるため、口腔を使わないと唾液の分泌は減少する。

図I-7-1　大唾液腺の位置

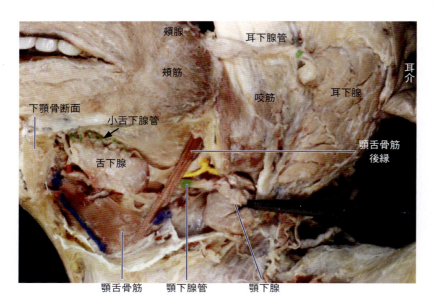

　大唾液腺の位置を示したもので、顎下腺と顎舌骨筋（後縁を除く）がそれぞれ後方と下方に翻され、下顎骨の下半は除去されている。最大の耳下腺は耳介の前下方の皮下にあり、前部は咬筋外面上に薄く広がるが、耳介の下後方にある後部は厚く、下顎骨後縁の後方で内側に入る。顎下腺は下顎骨後半部の直下（顎下部）の皮下にあり、上半部は下顎骨内面に接し、下半部が皮膚に接する。最小の舌下腺は舌下部で舌下ヒダの粘膜下にある（図I-1-5）。

図I-7-2　顎下腺管と舌下腺管

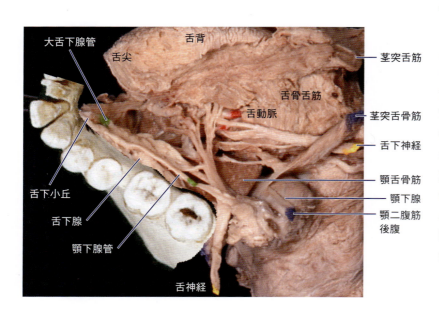

　舌下部（図I-1-5）の粘膜下の構造を下顎骨と舌の間を押し広げて見たものである。舌下部の底を作る筋が顎舌骨筋で、その後縁から顎下腺が顔を覗かせる。顎下腺後端の顎舌骨筋上の部から顎下腺管が前方に走り、舌下腺の舌側を経て舌下小丘に達する。舌下腺の前端から大舌下腺管も前方に走り、舌下小丘に達する。舌下腺の上縁から出た何本かの小舌下腺管は舌下ヒダに開口する（図I-7-1）。（本図は引用文献[4]より引用・改変）

図I-7-3　唾液の分泌部位

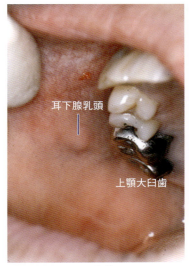
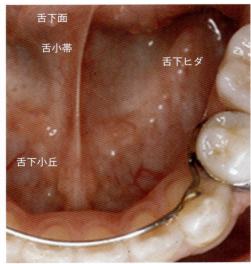

耳下腺乳頭

舌下小丘・舌下ヒダ

　耳下腺乳頭と舌下小丘・舌下ヒダを示す。耳下腺のさらさらした漿液性の唾液を運ぶ耳下腺管は、耳下腺前端から前方に向かい、咬筋のすぐ前方で向きを変え(図I-7-1)、頰の筋(頰筋)を貫いて、頰の内面で上顎第二大臼歯に対向する粘膜面の隆起(耳下腺乳頭)に開口する。顎下腺の粘りある唾液と舌下腺の粘り多い唾液は、顎下腺管や大・小の舌下腺管によって口腔に運ばれ(図I-7-2)、舌下小丘と舌下ヒダ粘膜面から口腔に分泌される。

図I-7-4　小唾液腺

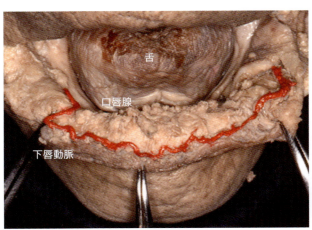
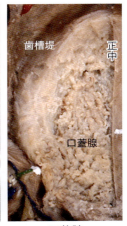

口唇腺

口蓋腺

　下唇や口蓋の粘膜を剥離し、小唾液腺の口唇腺や口蓋腺を剖出したものである。小唾液腺にはこの他に頰腺、舌腺、臼後腺(臼歯腺)がある。口唇腺は口裂周囲の上唇・下唇の口腔側にあり、口唇内面を舌でなぞると、口唇腺によるボコボコ感が感じ取れる。口蓋腺は硬口蓋後半部から軟口蓋にかけて広がる。頰腺は頰筋外面で耳下腺管貫通部付近に散在する(図I-7-1)。舌腺には、舌尖の舌下面にある前舌腺(図I-2-2)、および有郭乳頭や葉状乳頭の部にあるエーブネル腺と舌根にある後舌腺(図I-2-1)がある。臼後腺(図I-1-12)は臼後三角の粘膜下に存在する。小唾液腺は粘りある唾液を分泌するが、エーブネル腺の唾液は漿液性で、有郭乳頭や葉状乳頭の溝に溜った味物質液を洗い流す役割を果たす。(本図は引用文献[4]より引用・改変)

7. 唾液腺　27

8. 呼吸器官と呼吸機能

　鼻腔・咽頭・喉頭・気管・気管支・肺からなる呼吸器官（図I-9-1）は外呼吸にかかわる。外呼吸は肺で行われる。その他の呼吸器官は肺に出入りする空気を通すための気道で、吸気を加湿・加温・清浄化する。外呼吸では吸気中から酸素が血液中に取り込まれ、体内で生じた二酸化炭素は血液から呼気中に排出される。これに対して、末梢の細胞膜を介する同様なはたらきは内呼吸と呼ばれ、酸素が血液中から移動して細胞に取り込まれ、細胞で生じた二酸化炭素が細胞から移動して血液中に排出される。肺に空気を出し入れさせる筋が呼吸筋で、肋間筋と横隔膜がこれに相当する。

図I-8-1　気管・気管支と肺

　下気道を構成する気管と気管支、および外呼吸を営む肺を示す。前節で述べた鼻腔・咽頭・喉頭は上気道と呼ばれる。喉頭より続く気管は食道の前方を下行し（図I-5-2）、第5胸椎位（胸骨角の高さ）で左右の気管支に分岐し、肺に入る。右気管支のほうが太く、短く、傾斜が急で、気管に入った異物の多くは右気管支に入る。

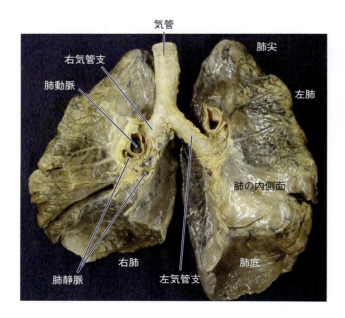

図I-8-2　肺での外呼吸の仕組み

　左図は、気管支が樹枝状に分岐しつつ肺に広がる様子、右上図は気管の構造、右下図は気管支の末端の様子を示す。気管は気管軟骨と結合組織性の輪状靱帯が交互に連なってできており、気管支も同様である。気管軟骨と気管支軟骨はC字形で、後壁は平滑筋を含む膜（膜性壁）でできており、径の調節が可能である。気管支は分岐するごとに葉気管支、区域気管支、細気管支と名を変え、末端で無数の膨らみ（肺胞）をもつようになる。肺胞の壁には肺動脈の終末が毛細血管となって分布する。気道を通ってきた空気は肺胞に達し、肺胞壁毛細血管の静脈血との間で酸素と二酸化炭素をやり取り（外呼吸）し、静脈血は酸素に富んだ動脈血となって肺静脈に向かう。（本図は引用文献[15]より引用・改変）

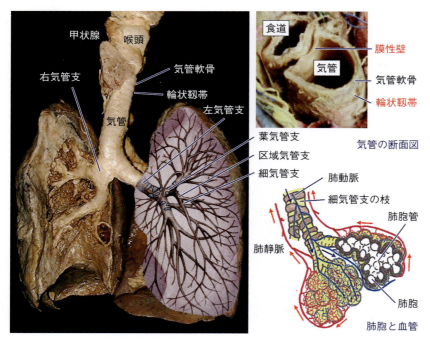

図Ⅰ-8-3　横隔膜による腹式呼吸

　胸腔内の胸部臓器と腹腔内の腹部臓器の境をなす横隔膜とその作用を示す。肺では気管支や血管の枝が剖出されている。横隔膜は胸腔に向かってドーム状の筋板で、収縮するとドームが下がって胸腔の容積が増加、胸腔内が陰圧となって肺に空気が入る（吸息）。腹部臓器は横隔膜で押し下げられ、腹部が膨れる。強制呼息時、腹壁の筋が収縮し、腹部臓器と弛緩した横隔膜を押し上げる。胸腔容積が減少、胸腔内が陽圧となって、肺の空気が押し出される。横隔膜による呼吸が腹式呼吸と呼ばれる所以である。
（本図は引用文献[6]より引用・改変）

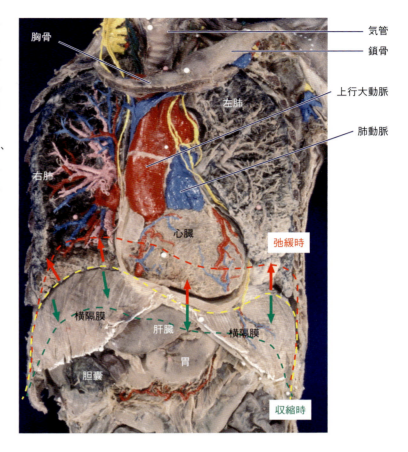

図Ⅰ-8-4　肋間筋による胸式呼吸

　胸部で上下に隣接する肋骨同士の間を充たす外肋間筋・内肋間筋とその作用を示す。外肋間筋は肋骨を挙上し、胸部を前方と両側方に膨らませる。胸腔容積は増加して吸息を生じる。強制呼息時には内肋間筋が収縮して肋骨を下制し、胸部は狭まる。胸腔容積は減少して呼息を生じる。肋間筋による呼吸は胸式呼吸と呼ばれる。肺と胸壁には弾性があり、安静呼息時には、その弾力により胸壁と肺の容積は元の状態に復する。したがって、腹式呼吸と胸式呼吸のいずれにおいても、安静呼息時には筋の作用を必要としない。

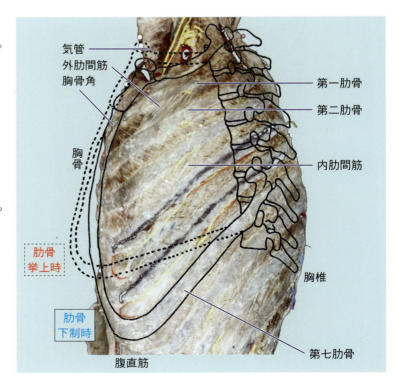

8. 呼吸器官と呼吸機能

9. 呼吸器官と発声・構音機能

　喉頭の発声機能では、閉ざされ狭められた声門に下から呼気を通し、声門を振動させて音を出す。呼気を使うのは、声帯の下面が漏斗状を呈し（図Ⅰ-6-1）、呼気が集束されて強い気流となり、声帯を強く振動させるからである。声帯で生じた音波は呼気とともに咽頭から口腔に運ばれ、言語音につくり替えられる。これが構音機能である。発声機能と構音機能が合わさって言語音が発音される。構音機能にかかわる解剖構造は嚥下機能にも共通する。したがって、言語音の発音訓練は嚥下機能訓練にも繋げることができる。

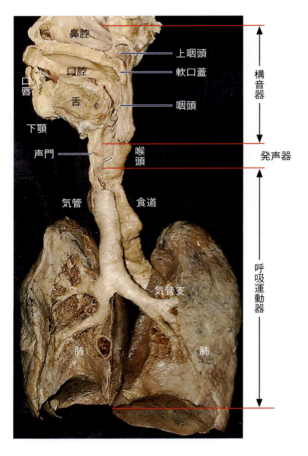

図Ⅰ-9-1　発声・構音機能の概要

　呼吸器系器官を発語器官としてみたもので、発語器官は呼吸運動器、発声器、構音器に区分される。呼吸運動器は発声に必要な呼気流を供給するもので、肺から気管までが対応する。発声器（喉頭）では呼気流をせき止め、声帯を振動させて音（喉頭原音）をつくり出す。構音器は喉頭原音を特徴ある語音に変換させるもので、舌、軟口蓋、口唇、下顎などが重要な役割を果たす。声門から口腔までの管腔は声道、上咽頭と鼻腔で形成される管腔は鼻道または側管と呼ばれる。

図Ⅰ-9-2　音の高さを調節する仕組み

　声帯の緊張調節にかかわる喉頭筋（輪状甲状筋と甲状披裂筋）を示す。声の高さは声帯の振動数で異なり、振動数が多いと高い声、少ないと低い声になる。振動数は声帯の長さや太さなどで決まり、声帯が長く太い男性では声は低く、短く細い女性では声は高いが、声の高さは、同一人物であっても、声帯の緊張度を変えることで調節できる。輪状甲状筋は、輪状甲状関節を軸に甲状軟骨を下方に倒して声帯を引き延ばし、声帯を緊張させて振動数を増加させる。声帯内部にある甲状披裂筋は収縮によって声門を閉ざし、また、声帯を緩めかつ太くさせて振動数を減少させる。（本図は引用文献[11]より引用・改変）

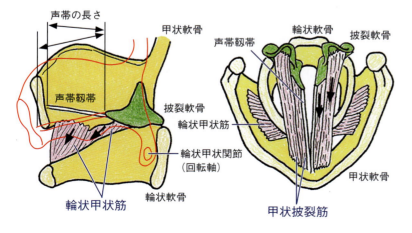

図I-9-3 母音と構音機能

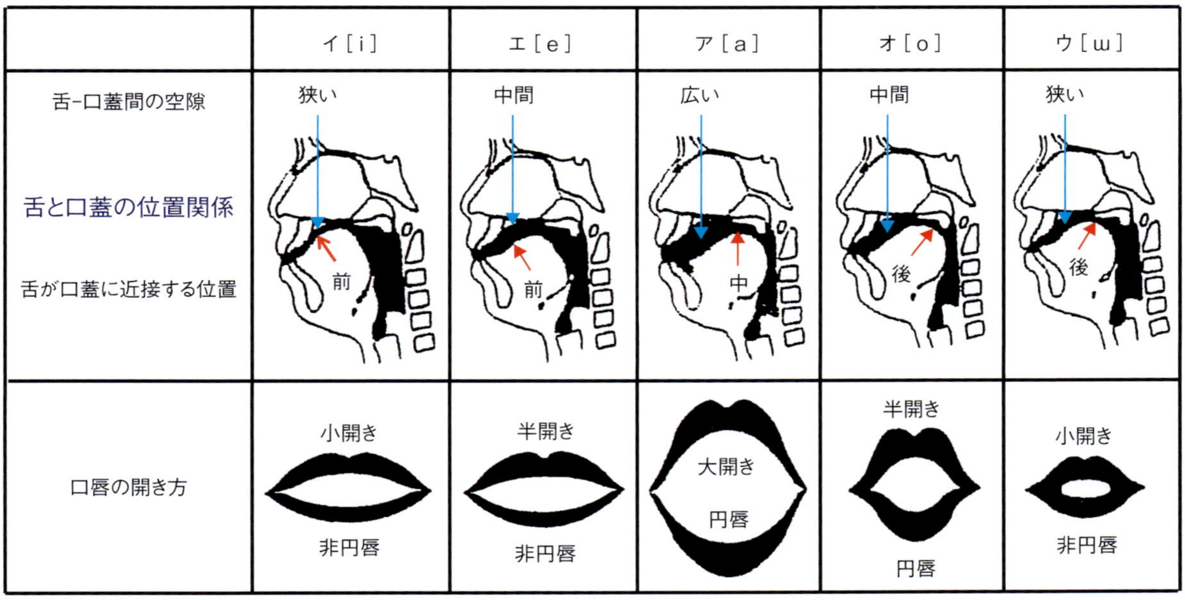

	イ [i]	エ [e]	ア [a]	オ [o]	ウ [ɯ]
舌-口蓋間の空隙	狭い	中間	広い	中間	狭い
舌と口蓋の位置関係 舌が口蓋に近接する位置	前	前	中	後	後
口唇の開き方	小開き 非円唇	半開き 非円唇	大開き 円唇	半開き 円唇	小開き 非円唇

　日本語母音の発音時の舌と口蓋の位置関係や口唇の開き方を示す。母音は声道での共鳴のみで生じる言語音で、声道の形は母音ごとに異なる。発声時に口蓋に最も近接するのが前舌の場合は前舌母音（[i]と[e]）、後舌の場合は後舌母音（[o]と[ɯ]）、両者の中間の場合は中舌母音（[a]）である。また、舌と口蓋の間の空隙が発音時に狭い場合は狭母音や高母音（[i]と[ɯ]）、広い場合は広母音や低母音（[a]）、中間の広さの場合は中広母音や中母音（[e]と[o]）と呼ばれる。（本図は引用文献10)より引用・改変）

図I-9-4 子音と構音機能

　日本語の子音発音時の構音点を示す。声道や鼻道での呼気流が下唇、舌、軟口蓋などの可動性構造で閉鎖されたり狭められたり、いわゆる気流操作されて生じる言語音が子音である。気流操作の生じる部が構音点である。子音は、構音点によって両唇音、歯音、歯茎音、硬口蓋音、軟口蓋音、声門音などに分けられるが、両唇音と声門音を除いて、舌が気流操作にかかわっており、発音訓練は舌の機能訓練に活用できる。たとえば、[カ、ク、ケ、コ]とその濁音といった軟口蓋音は、軟口蓋と後舌の間の気流操作で生じる。後舌を意識して動かすのはむずかしいが、軟口蓋音の発音を通して動きを訓練することは可能である。（本図は引用文献14)より引用・改変）

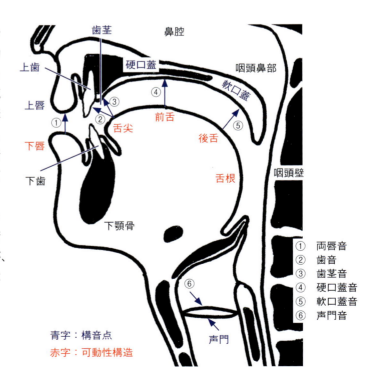

① 両唇音
② 歯音
③ 歯茎音
④ 硬口蓋音
⑤ 軟口蓋音
⑥ 声門音

青字：構音点
赤字：可動性構造

10. 咀嚼・嚥下の過程と関連筋

咀嚼から嚥下にわたる一連の動きは、頭頸部の多くの筋のシステム化された働きにより営まれる。咀嚼には、顎関節運動に直接かかわる咀嚼筋群や舌骨上筋群以外に、舌骨下筋群、舌筋、および口唇や頬の筋（表情筋群）が補助的に働く。咀嚼された食物は、舌の上で飲み込みやすい形に集められ（食塊形成）、咽頭から食道を経て胃に送られる（嚥下）。嚥下には舌筋、口蓋筋、咽頭筋、喉頭筋、食道筋といった消化器・呼吸器関連筋以外に、舌骨や喉頭の動きにかかわる舌骨上筋群や舌骨下筋群も重要な役割を果たす。

図I-10-1 摂食嚥下モデル

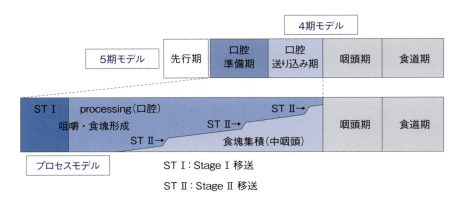

摂食嚥下モデルのうちの5期モデルとプロセスモデルを示す。なお、この部の記載は「摂食嚥下リハビリテーション第3版」[13] に基づく。5期モデルとは、食物を口に入れる（捕食）までの先行期を、もともとの4期モデルに加えたものである。4期モデルは、流動物を命令嚥下（口に含ませた液体を指示することで嚥下してもらうこと）したときの食塊の動きをもとに構築された概念である。嚥下に先立つ口腔準備期は、嚥下できる状態まで口腔内に流動物が保持される時期で、咀嚼の動きは生じない。口腔送り込み期には嚥下が開始され、流動物は咽頭に送り込まれる。プロセスモデルは咀嚼嚥下を理解するうえで必要な概念で、咀嚼嚥下とは、固形物などを自由に咀嚼しているときに生じる嚥下である。（本図は引用文献[13] より引用・改変）

図I-10-2 咀嚼時に生じる動き

咀嚼・食塊形成時に生じる動きがプロセスモデル（図I-10-1）に基づいて示されている。また、その関連筋も示されている。前歯で裁断された食物は、粉砕されるべくまず舌で臼歯部に運ばれる（Stage I 移送：図II-3-1）。食物を臼歯部で粉砕し、唾液と混ぜて食塊とする過程がProcessing（図II-3-2）である。準備できた食塊は、咀嚼中であっても、舌の動きと口蓋による絞り込み運動よって順次喉頭蓋谷に送られ（Stage II 移送：図II-3-3・4）、嚥下までそこに集積される。

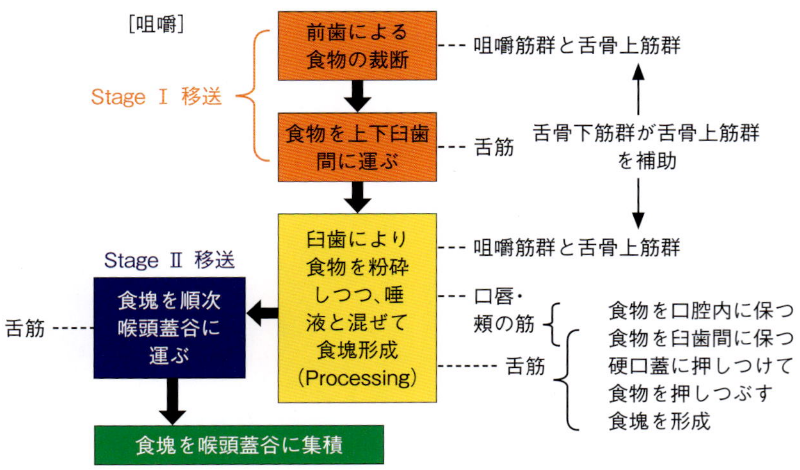

図Ⅰ-10-3　嚥下時に生じる動き

咽頭期以降の咽頭・食道での動きとその関連筋が示されている。ここでの動きは5期モデルとプロセスモデルで大きく異ならない。食塊を咽頭から食道に運ぶ咽頭期の動き（図Ⅲ-1-1も参照）は、口唇の閉鎖、舌背の口蓋への押しつけ、舌根の後・下方への移動、鼻咽腔閉鎖、舌骨・喉頭の挙上、喉頭蓋の後方反転、声門の閉鎖、咽頭の挙上、咽頭壁の収縮、食道入口部の開大である。食道期の動きとしては、食道の蠕動運動による食塊の胃への輸送が挙げられる。

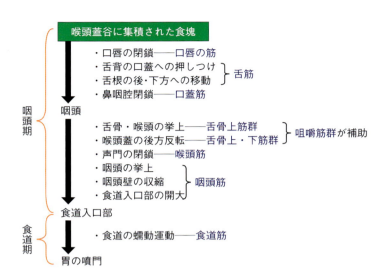

図Ⅰ-10-4　嚥下時、食物路は呼吸路・口腔から隔離される

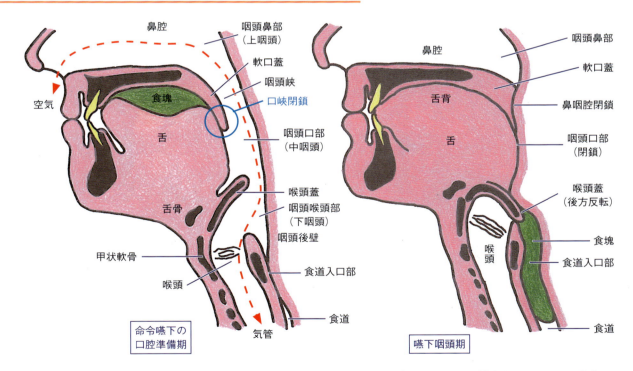

「命令嚥下の口腔準備期」と嚥下咽頭期の口腔・咽頭の状態を示す。口腔準備期には、鼻呼吸時（Column2の図2：P.61）と同様、口峡閉鎖（Column2の図1：P.61）によって口腔と咽頭は遮断され、空気はその後ろで鼻腔・咽頭・喉頭を通る。一方、嚥下咽頭期の咽頭では食道に向かう食物路のみが開かれ、鼻腔・喉頭・口腔への開口部はすべて閉鎖されている。こうして、食塊は安全かつ効率よく食道に送られる。閉鎖は、鼻腔と喉頭ではそれぞれ鼻咽腔閉鎖と喉頭蓋の後方反転、口腔では主として舌背の硬口蓋への押しつけによりなされる。（左図は引用文献[13]の記載に基づく）

10. 咀嚼・嚥下の過程と関連筋　33

11. 咀嚼・嚥下に関連する神経

　頭頸部の食物路からの感覚情報は三叉・舌咽・迷走の3脳神経に含まれる求心性（神経）線維（感覚線維）を介して脳に送られる。脳では感覚情報を解析して、嚥下に必要な運動指令を、三叉・顔面・舌下・舌咽・迷走の5脳神経と頸神経ワナに含まれる遠心性（神経）線維（運動線維）を介して咀嚼・嚥下関連筋に伝える（図Ⅰ-11-2）。頸神経ワナとは、第一から第四頸神経がつくる頸神経叢の枝の1つである。

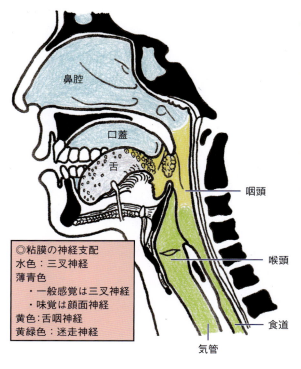

図Ⅰ-11-1　頭頸部の内臓管粘膜での感覚神経支配

　鼻腔、口腔、咽頭、喉頭、気管、食道の各内臓管の内面粘膜での感覚神経支配を示す。一般感覚に関しては、鼻腔、口腔、上咽頭の各粘膜では三叉神経の感覚線維、舌根、口峡、中咽頭の各粘膜では舌咽神経の感覚線維、下咽頭と食道、喉頭と気管の各粘膜では迷走神経の感覚線維がそれぞれ関与する。味覚に関しては、舌背の前2/3では、三叉神経の枝の舌神経に途中で合流してきた顔面神経の味覚線維、後1/3では舌咽神経の味覚線維がそれぞれ関与する。

図Ⅰ-11-2　摂食・嚥下の神経機構

　咀嚼・嚥下にかかわる感覚情報が中枢神経系で統合・解析され、運動指令として咀嚼・嚥下関連筋に達するまでの概要である。三叉・舌咽・迷走の各神経の感覚線維を介して中枢神経系に入った感覚情報は、感覚線維の終止核から視床を経由して大脳皮質に送られる。大脳皮質での統合・解析された情報は、嚥下中枢や咀嚼中枢で運動指令となり咀嚼・嚥下関連筋の運動線維起始核に達する。運動指令は、起始核から生じる三叉・顔面・舌下・舌咽・迷走の各神経や頸神経ワナの運動線維を興奮させ、その支配筋を動かす。咀嚼・嚥下で多くの運動（図Ⅰ-10-2・3）を短時間の間に順序よく合目的的に実行させるのが、調節中枢としての咀嚼中枢・嚥下中枢の役割である。

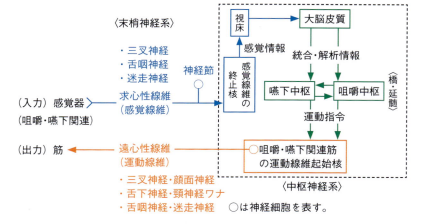

図Ⅰ-11-3　摂食・嚥下関連神経の役割（まとめ）

神経＼支配域	運動線維が支配する筋		副交感神経線維が支配する唾液腺	感覚線維が分布する粘膜域
三叉神経	咀嚼筋、顎二腹筋前腹、顎舌骨筋、鼓膜張筋、口蓋帆張筋			口腔粘膜（一般感覚）
顔面神経	表情筋、顎二腹筋後腹、茎突舌骨筋、アブミ骨筋		顎下腺、舌下腺	舌前2/3（味覚）
舌咽神経	茎突咽頭筋	咽頭神経叢を形成して口蓋筋（口蓋帆張筋以外）と咽頭筋（茎突咽頭筋以外）を支配	耳下腺	舌後1/3（一般感覚と味覚）、口峡と咽頭（一般感覚）
迷走神経	喉頭筋、食道筋			喉頭と食道
舌下神経	舌筋、オトガイ舌骨筋			
頸神経ワナ	舌骨下筋群			

青字は舌骨上筋群を示す。

　三叉・顔面・舌咽・迷走・舌下の各神経と頸神経ワナの役割をまとめたものである。咀嚼と嚥下は多くの筋の協調により行われる（図Ⅰ-10-2・3）。このうち、口唇と頬の表情筋は顔面神経、咀嚼筋は三叉神経、舌骨上筋群は三叉・顔面・舌下の3神経、舌骨下筋群は頸神経ワナ、舌筋は舌下神経により支配される。内臓筋的な口蓋筋（口蓋帆張筋を除く）と咽頭筋は舌咽神経と迷走神経が支配し、喉頭筋と食道筋は迷走神経が単独支配する。咀嚼と嚥下で重要な役割を果たす唾液の分泌は、顔面神経と舌咽神経の副交感神経線維により支配される。

図Ⅰ-11-4　橋と延髄を出入りする脳神経

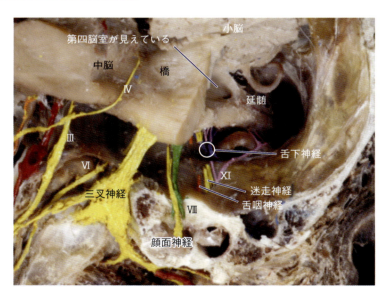

　三叉・顔面・舌咽・迷走・舌下の5つの脳神経が脳の一部である橋と延髄から出て、さらに末梢に向かうべく頭蓋底にあく孔に入る様子が示されている。橋・延髄にはこれらの神経の感覚線維終止核や運動線維起始核、さらに咀嚼中枢や嚥下中枢が集中しており（図Ⅰ-11-2）、この部の障害は咀嚼・嚥下を大きく妨げる（球麻痺）。咀嚼・嚥下には大脳皮質からの入力も不可欠で、この入力の障害も咀嚼・嚥下機能を妨げることになる（仮性球麻痺）。

12. 頭関節・頸椎の動きにかかわる筋

　頭頸部を支え・動かす筋が凝り固まって（拘縮して）うまく伸び縮みできず、正しい姿勢が取れない状況では咀嚼・嚥下はうまく行われない。たとえば頭部の前方突出肢位（図Ⅰ-12-2）では嚥下（図Ⅱ-5-8）が、頭部が後方傾斜した状態では咀嚼（図Ⅱ-1-12）がそれぞれしづらくなる。咀嚼・嚥下機能のリハビリに先立ち、筋の拘縮をやわらげる（緩解する）必要がある。頭頸部を支え・動かしているのは頸部の後面（うなじ）、および前面と側面の筋である。嚥下の直接訓練や実際の食事に先立ち、肩から頸部を暖めたりマッサージしたりするのは、筋の拘縮緩解が目的である。

図Ⅰ-12-1　頭関節と頸椎

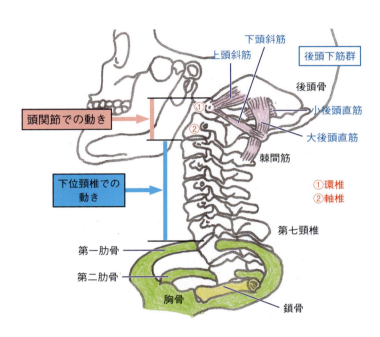

　頭頸部の骨格を示す。脊柱の頸の部分をつくる椎骨が頸椎（7個ある）で、上端に頭が載る。第一・第二頸椎（環椎・軸椎）と頭の底の骨（後頭骨）との間の関節が頭関節で、頭の前後・側方への動きや回旋はこの関節で行われる。隣接する頸椎間は椎間関節と椎間円板で繋げられ、わずかながら前後・側方への動きと回旋が生じるが、すべての頸椎の動きが合わさると大きな動きとなる。頭頸部の骨格の動きは、頭関節での動きとそれより下位の頸椎（以下、下位頸椎）での動きの2つに大きく分けられる。（本図は引用文献[2]より引用・改変）

図Ⅰ-12-2　頭部の前方突出肢位

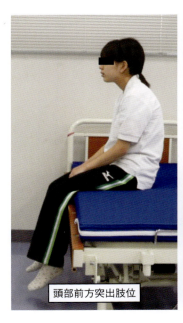 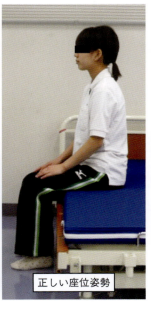

　左図は頭部前方突出肢位での座位姿勢、右図は正しい座位姿勢を示す。頭部前方突出肢位では、下位頸椎は前方に屈曲（前屈）して猫背状態となり、頭を前方に向けるべく、頭関節は下位頸椎に対して後方に屈曲（後屈、伸展）されている（図Ⅱ-5-8）。正しい姿勢にするには下位頸椎は後方に伸ばされ、頭関節は前方に曲げられる必要があるが、正しい姿勢の保持には、頭関節や下位頸椎の動きにかかわるすべての筋が等しく適度な緊張状態にあることが求められる。一方、これらの筋の緊張維持には、筋の起始部をなす胸郭や脊柱が安定していなければならず、胸郭や脊柱の安定には骨盤の正しい支持が不可欠で、そのためには足底は接地されている必要がある。（本図は引用文献[5]より引用・改変）

図 I-12-3　頸椎周辺の筋

　頭関節の部で頭・顔面部・前頸部（頸部内臓を含む）を頸椎から分離し、残された頸椎の部（上肢は鎖骨・肩甲骨とともに外されている）を側面（上図）と前面（下図）から見たものである。頭や胸骨・鎖骨・肩甲骨に付着していた浅層の筋は、頸部側面では胸鎖乳突筋と肩甲挙筋、後面では僧帽筋が除去され、側面の筋として前・中・後の斜角筋、および後面の深層筋として頭・頸の板状筋や頭半棘筋が見えている。前面では頸椎前面を縦走する椎前筋（頭長筋や頸長筋）が見えている。頭頸部の動きは前屈（屈曲）、後屈（伸展）、側方に曲げる（側屈）、左右に回す（回旋）に分けられる（図 I-12-7）。前屈と後屈は、頸椎前面と側面、および後面の筋がそれぞれ左右同時にはたらく場合（両側作用）に、側屈はこれらの筋が片側だけはたらく場合（片側作用）に生じる。回旋は、これらの筋のうち内外斜め方向に走る筋の片側作用により生じる。

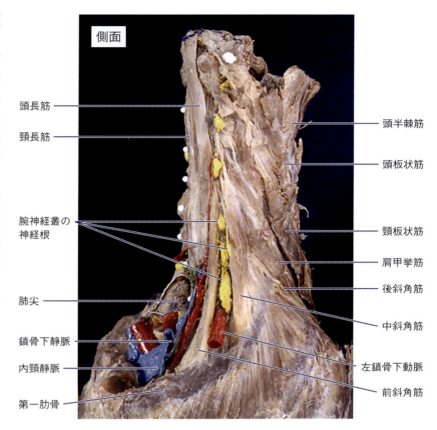

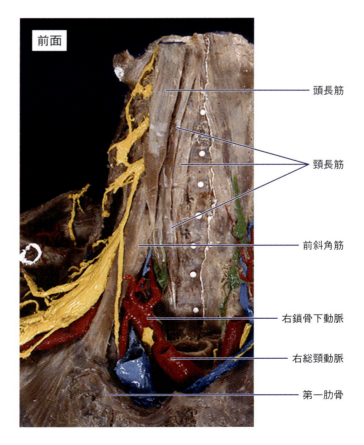

図Ⅰ-12-4　頸部前面と側面の浅層の筋

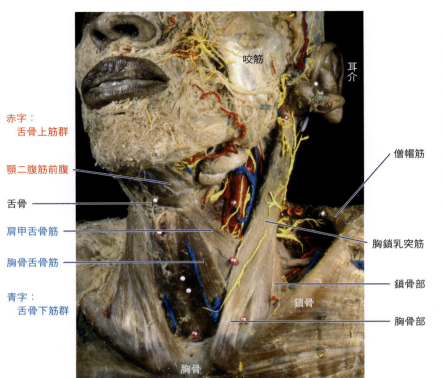

　頸部前面の浅層筋と側面の浅層にある胸鎖乳突筋が示されている。頸部前面の筋は、下顎骨の下方にある舌骨を境に、これより上位の舌骨上筋群と下位の舌骨下筋群に分けられる。舌骨上筋群は舌骨と下顎骨・頭蓋を繋ぎ（図Ⅱ-5-3）、舌骨下筋群は舌骨と胸骨・鎖骨・肩甲骨を繋ぐ（図Ⅱ-5-1・2）。胸鎖乳突筋は、耳の後ろで触れる骨の突起（乳様突起）と胸骨・鎖骨の間を内外斜め方向に繋ぐ大きな筋（図Ⅰ-12-5）で、その浮き彫りは体表から容易に見てとることができる。（本図は引用文献[6]より引用・改変）

図Ⅰ-12-5　胸鎖乳突筋の作用

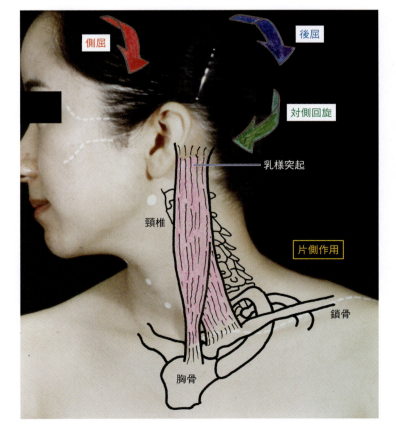

　胸鎖乳突筋の片側作用を示す。胸鎖乳突筋は頭頸部を対側回旋させる強力な筋で、同時に頭を同側に傾け（側屈）、また後方に傾けて（後屈）、顔を斜め上に向けさせる。一方、頸椎と交叉する胸鎖乳突筋の両側作用（図Ⅱ-5-8）はユニークである。一般的には、頭関節を大きく後屈させる筋は間接的に下位頸椎も後屈させる（図Ⅰ-12-8）が、胸鎖乳突筋は頭関節には後屈、下位頸椎には前屈に働き、オトガイを上げ、後頭部を前下に引いて首をすくめさせる。この動きは頭部前方突出肢位につながり、この筋の拘縮は頭部を同肢位にする可能性をもつ。

図Ⅰ-12-6　頭関節と下位頸椎の前屈にかかわる筋

舌骨上・下筋群と椎前筋群・斜角筋群の頸椎に対する作用が示されている。舌骨上・下筋群は頸椎の前方にあり、頭蓋と舌骨と胸骨・鎖骨・肩甲骨の間を上下方向に繋ぐ（図Ⅰ-12-4）。下顎骨や舌骨の運動にかかわり、咀嚼・嚥下にとって重要な筋群であるが、両筋群は頸椎から離れている分、より長い"てこ"のアームをもつ。両筋群は頭部と頸椎の強力な屈筋となり得るが、このためには、両筋群の同時収縮で生じる開口を、咀嚼筋群の同時収縮で阻止する必要がある。椎前筋群は頸椎前面を縦走する（図Ⅰ-12-3下）もので、中位頸椎の前外側部から後頭骨に達する頭長筋と、上位胸椎から全頸椎にわたる椎骨間を繋ぐ頸長筋が含まれる。頭長筋は頭関節の、頸長筋は下位頸椎のそれぞれ前屈にかかわる。両側作用で下位頸椎を前屈させるものとして、他に斜角筋群（図Ⅰ-12-3上）がある。前斜角筋、中斜角筋、後斜角筋の3筋があり、頸椎の前外側部と第一・第二肋骨の間に張る。斜角筋群には吸息補助の作用もある。（本図は引用文献[2]より引用・改変）

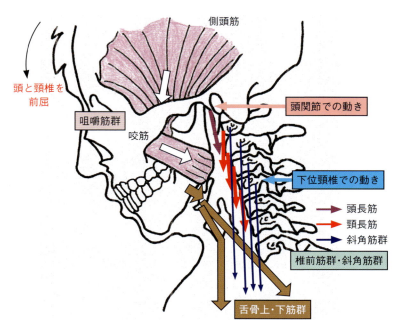

図Ⅰ-12-7　頭関節と下位頸椎の運動にかかわる筋

		作用部位と作用方向	関与する筋〔（　）内は参照図を示す〕
両側作用	前屈	頭関節	頭長筋（図Ⅰ-12-3）、前頭直筋
		下位頸椎	胸鎖乳突筋（図Ⅰ-12-4）、頸長筋・斜角筋（図Ⅰ-12-3）
	後屈	頭関節	胸鎖乳突筋（図Ⅰ-12-4）、僧帽筋（図Ⅰ-12-9）、頭板状筋（図Ⅰ-12-10）、頭最長筋（図Ⅰ-12-11）、頭半棘筋（図Ⅰ-12-11）、後頭下筋群（図Ⅰ-12-1）
		下位頸椎	肩甲挙筋（図Ⅰ-12-10）、頸板状筋（図Ⅰ-12-11）、頸最長筋・頸腸肋筋、頸半棘筋
片側作用	回旋	同側回旋　頭関節	頭板状筋（図Ⅰ-12-10）、頭最長筋（図Ⅰ-12-11）、下頭斜筋（図Ⅰ-12-1）
		下位頸椎	肩甲挙筋（図Ⅰ-12-10）、頸板状筋（図Ⅰ-12-11）
		対側回旋　頭関節	胸鎖乳突筋（図Ⅰ-12-4）
		下位頸椎	頸半棘筋・多裂筋
	側屈	外側頭直筋・上頭斜筋（図Ⅰ-12-1）を含め、頭と頸につく筋の大部分が同側に側屈する作用をもつ

頸椎周辺の筋を頭関節または下位頸椎に対する作用ごとにまとめたものである。舌骨上・下筋群は頸椎から離れた位置にあり、作用も下顎骨や舌骨に対するものが主であるので、ここには含めていない。他の多くの体幹筋と同様、頸椎周辺の筋は、左右両側が同時に作用する場合と片側のみ作用する場合で生じる作用が異なり、両側作用では前屈と後屈、片側作用では回旋と側屈が生じる。回旋は同側回旋と対側回旋に分けられる。同側回旋は筋の収縮側と同じ側へ回旋した場合、対側回旋は反対側へ回旋した場合で、たとえば右側の筋が収縮して右側に回旋した場合が同側回旋で、左側に回旋した場合が対側回旋である。

図Ⅰ-12-8　頭関節と下位頸椎の後屈にかかわる筋

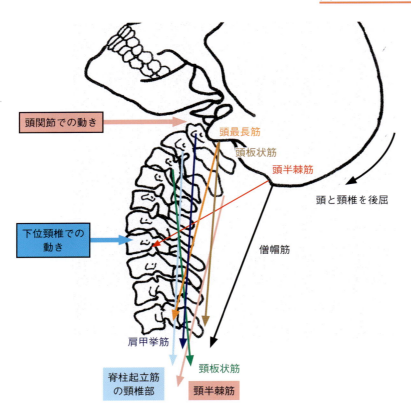

頭関節を大きく後屈させる筋と下位頸椎を後屈させる筋が示されている。胸鎖乳突筋（図Ⅰ-12-5）を除いていずれも頸部後面（うなじ）にあり、概して頭関節にかかわる筋が浅層かつ上位に、下位頸椎にかかわる筋が深層かつ下位に存在する。頭関節を大きく後屈させる筋として、ここでは体表から順に僧帽筋（図Ⅰ-12-9）、頭板状筋（図Ⅰ-12-10）、頭最長筋と頭半棘筋（図Ⅰ-12-11）が示されている。一方、下位頸椎を後屈させる筋としては、体表から順に肩甲挙筋（図Ⅰ-12-10）、頸板状筋（図Ⅰ-12-11）、脊柱起立筋の頸椎部（頸最長筋、頸腸肋筋）、および頸半棘筋が存在する。（本図は引用文献[2]より引用・改変）

図Ⅰ-12-9　胸鎖乳突筋と僧帽筋

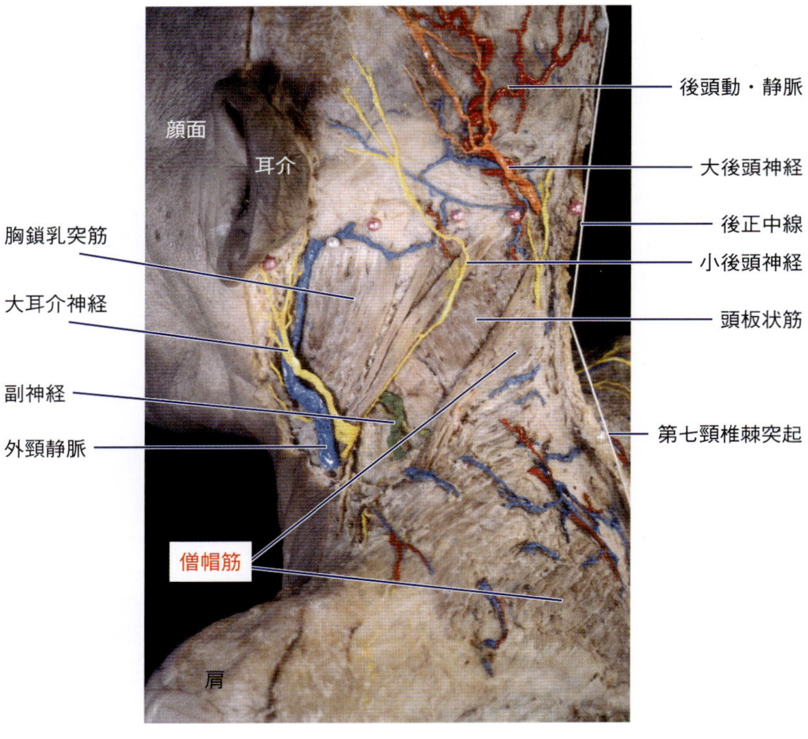

頸部後面の最浅層の筋を示す。頸部後面の皮下には胸鎖乳突筋と僧帽筋が分布する。温熱・マッサージ効果は及びやすいが、胸鎖乳突筋は側頸部に、僧帽筋は肩・背部にそれぞれ分布域を広げるため、これに対応して、暖める部位やマッサージ部位を広げる必要がある。なお、僧帽筋は肩甲骨に作用する筋であるが、肩甲骨が固定されていれば頭部の後屈にもはたらく。（本図は引用文献[6]より引用・改変）

図Ⅰ-12-10　頭板状筋と肩甲挙筋

　胸鎖乳突筋と僧帽筋が除去されている。頭板状筋が頭蓋付着部から斜めに下内側に向かい、その向きは胸鎖乳突筋（図Ⅰ-12-9）の走行に直交する。両筋はともに乳様突起に付着するが、胸鎖乳突筋が頭を対側回旋させるのに対し、頭板状筋が同側回旋であるのは、この走行の違いを反映する。肩甲挙筋は頭板状筋の下外側を並行して走る。肩甲挙筋は肩甲骨挙上筋であるが、肩甲骨が固定された状態では下位頸椎にも作用し、両側作用でこれを後屈させる。（本図は引用文献6)より引用・改変）

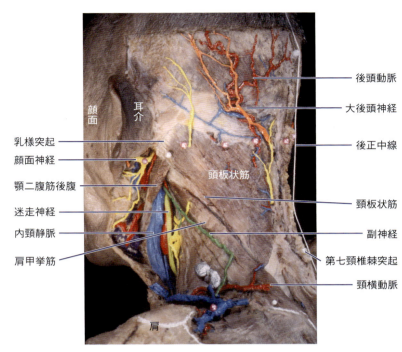

図Ⅰ-12-11　頭半棘筋、頭最長筋、および頸板状筋

　さらに、頭板状筋と肩甲挙筋が除去されている。頸板状筋が上位頸椎付着部から斜めに下内側に向かい、片側作用では下位頸椎を同側回旋させる。頭最長筋はその下をくぐって乳様突起に達する。頸板状筋の下から出現して頭蓋付着部に向かう頭半棘筋は、頭関節を後屈させる強大な筋である。後頭部に分布する後頭動・静脈は、乳様突起のすぐ下方で頭最長筋や頭板状筋の下をくぐって後頭部に出現する。また、頸部後面に分布する深頸動・静脈は頭半棘筋の直下に広く分布する。したがって、温熱・マッサージ効果がこれらの筋にまで及んで、これらの筋の緊張が緩解されれば、血流の改善効果も得られる可能性がある。

　頭半棘筋を除去すると、後頭下筋群（大後頭直筋、小後頭直筋、上頭斜筋、下頭斜筋）が軸椎、環椎、後頭骨の間を繋ぐ（図Ⅰ-12-1）のが見られる。後頭下筋群の作用は頭関節に限局し、下位頸椎には及ばない。後頭下筋群は多くの伸展受容器をもち、眼球運動や他の背部筋の動きと協調すべく、頭関節の動きを細かく制御する9)。なお、椎前筋群に含まれる前頭直筋と外側頭直筋も、後頭骨と環椎の間に張って後頭下筋群と同様の位置を占めており、後頭下筋と同じ機能的意義をもつと考えられる。（本図は引用文献6)より引用・改変）

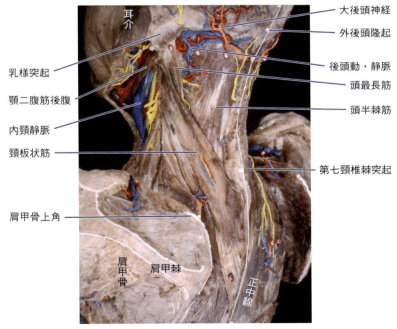

●引用文献

1) 日野原重明, 阿部正和, 浅見一羊, 関 泰志, 坂井建雄, 熊田 衛：系統看護学講座専門基礎分野　解剖生理学　人体の構造と機能①（第6版）. 医歯薬出版, 東京, 2001.

2) Kapandji AI：Physiologie articulaire 3［塩田悦仁　訳：カパンジー機能解剖学　Ⅲ　脊椎・体幹・頭部　原著第6版. 医歯薬出版, 東京, 2008］.

3) 鳥山 稔　編集：言語聴覚士のための基礎知識　耳鼻咽喉科学. 医学書院, 東京, 2002.

4) 北村清一郎　編著：臨床家のための口腔顎顔面解剖アトラス. 医歯薬出版, 東京, 2009.

5) 北村清一郎, 柿木隆介, 井上 誠, 金尾顕郎, 黒岩恭子：なぜ「黒岩恭子の口腔ケア&口腔リハビリ」は食べられる口になるのか. デンタルダイヤモンド社, 東京, 2013.

6) 北村清一郎, 熊本健三　編著：鍼灸師・柔道整復師のための局所解剖カラーアトラス　改訂第2版. 南江堂, 東京, 2012.

7) 森本俊文　監修：口腔の生理からどうして？を解く. デンタルダイヤモンド社, 東京, 2007.

8) 森本俊文　監修：新・口腔の生理からどうして？を解く. デンタルダイヤモンド社, 東京, 2012.

9) Myers TW：Anatomy train. Myofascial meridians for manual and movement therapists.［板場英行, 石井慎一郎　訳：アナトミー・トレイン —徒手運動療法のための筋筋膜経線　第2版. 医学書院, 東京, 2012］.

10) 中野雄一：言語聴覚士のための講義ノート　音声系肺・喉頭・咽頭・口腔科学. 考古堂, 新潟, 2010.

11) Norton NS：Netter's head and neck anatomy for Dentistry.［前田健康　監訳：ネッター頭頸部・口腔顎顔面の臨床解剖学アトラス（原著第1版）. 医歯薬出版, 東京, 2012］.

12) 小川鼎三, 山田英智, 養老孟司：内臓学, 分担解剖学3　感覚器学・内臓学　改訂11版, 金原出版, 東京, 1982.

13) 才藤栄一, 植田耕一郎　監修：摂食・嚥下リハビリテーション　第3版. 医歯薬出版, 東京, 2016.

14) 斎藤純男, 日本語音声学入門【改訂版】. 三省堂, 東京, 2014.

15) 坂井建雄, 岡田隆夫：系統看護学講座専門基礎分野　解剖生理学　人体の構造と機能①（第9版）. 医歯薬出版, 東京, 2014.

16) 舘村 卓：臨床の口腔生理学に基づく摂食・嚥下障害のキュアとケア（第2版）. 医歯薬出版, 東京, 2017.

17) 山田好秋：よくわかる摂食・嚥下のメカニズム　第2版. 医歯薬出版, 東京, 2013.

18) 全国歯科衛生士教育協議会　監修：最新歯科衛生士教本　歯・口腔の構造と機能　口腔解剖学・口腔組織発生学・口腔生理学. 医歯薬出版, 東京, 2011.

第II章

咀嚼・嚥下器官の
動きと筋・嚥下

北村清一郎（森ノ宮医療大学　保健医療学部）

伊藤直樹（北海道・伊藤歯科医院）

山口康介（佐賀県・こうすけデンタルクリニック）

道脇幸博（武蔵野赤十字病院　特殊歯科・口腔外科）

1. 咀嚼と筋

　咀嚼には咀嚼筋群、舌骨上筋群、舌骨下筋群、舌筋、および口唇・頬の筋が関与する（図Ⅰ-10-2）。咀嚼筋群はおもに閉口、舌骨上筋群は開口にはたらき、協同して食物を前歯で裁断し、臼歯で粉砕する。舌骨下筋群は開口に際して舌骨を動かないようにし、舌骨上筋群のはたらきを助ける。舌筋は食物・食塊の輸送にかかわるとともに、硬口蓋に押しつけて食物を押しつぶし、臼歯が粉砕した食物を唾液と混ぜて食塊にする（食塊形成）。また、粉砕中は口唇・頬の筋と協力し、食物を臼歯間に保つ。口唇・頬の筋にはさらに、咀嚼時に食物を口腔内に保つ役割もある。

図Ⅱ-1-1　口唇・頬の筋の役割

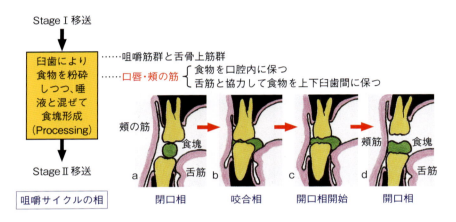

　咀嚼時の口唇・頬の筋の役割を示す。これらの筋は咀嚼時に食物が口腔外に出ないようにする。また、頬の筋は舌筋と協力して食物を上下臼歯間に保ち、臼歯が食物を粉砕するのを助ける。上の図はその概要で、StageⅠ移送で上下臼歯間に運ばれた食物（a）を、両筋が壁となって粉砕中に頬側・舌側に落ちないようにし（b）、舌筋は舌側にこぼれた食物を唾液と混ぜ（c）、咬合面に戻し（d）、再び粉砕する。（本図は引用文献[1]より引用・改変）

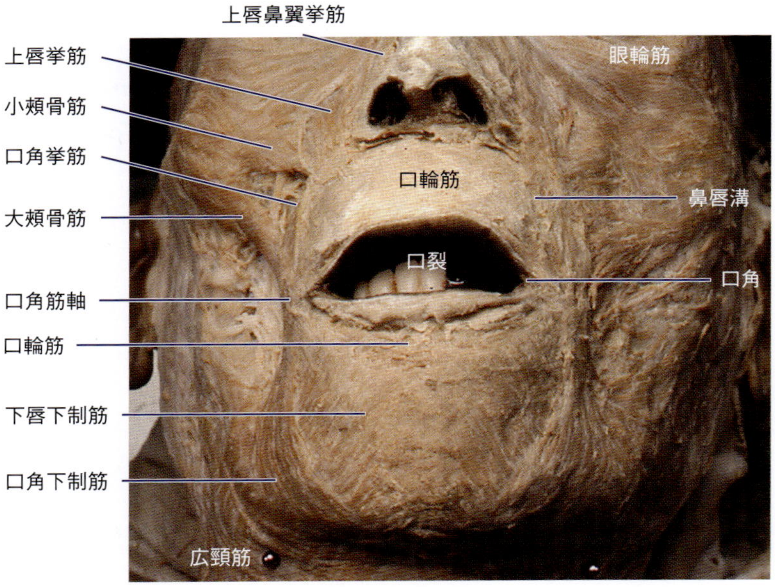

図Ⅱ-1-2　口唇・頬の浅層の筋

　顔面の皮膚を剥ぎ、口唇・頬の浅層の筋を剖出したものである。これらは、頭・眼瞼・鼻部の皮下の筋とともに表情筋と総称される。いずれも骨から起こって皮膚につく皮筋で、おもに顔面の皮膚を動かす。目、耳、鼻、口（口裂）などの動きや開閉のために発達したもので、ヒトでは顔の表情形成にもかかわる。（本図は引用文献[4]より引用）

図II-1-3　口唇・頬の深層の筋

口輪筋と頬筋を残して表層の筋と下顎骨の後部が除去されている。口唇・頬の筋は、口唇から頬深部にかけて口腔を輪状に取り巻く深層の筋（口輪筋と頬筋）と、口裂両端（口角）の外側や鼻唇溝（ほうれい線）から放射状に広がる浅層の筋（図II-1-2）で構成される。浅層の筋が口角の外側で集束する部位は口角筋軸（モダイオラス）と呼ばれる。表層の筋は口角や口唇を上方、側方、または下方に動かす。また、口角筋軸を歯列に押しつけ、口裂の閉鎖と相まって食物が口腔外にこぼれるのを防ぐ。

深層の筋である口輪筋と頬筋は一続きで口輪筋—頬筋複合体をなし、上顎と下顎の歯槽骨の大臼歯部（図中の＊）と、その後端を上下に繋ぐ翼突下顎縫線から生じた頬筋の筋束は、口角を経て口輪筋に入る（図III-2-4も参照）。頬筋は頬壁を支え、頬をすぼめて歯列に押しつける。頬筋は翼突下顎縫線より後方で上咽頭収縮筋に続く。口輪筋は口裂を囲み、頬筋を主体とし、これに上唇・下唇に集まる浅層の筋が加わって形成される（図II-1-2、III-2-2・3）。口輪筋は口裂を閉ざし、強く収縮すると口をとがらせる。内面で歯列と接する口輪筋と頬筋は、口腔機能に密接に関連する。

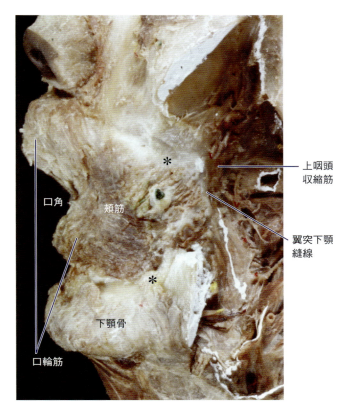

図II-1-4　顔面神経が表情筋を支配する

表情筋を支配する顔面神経の枝（側頭枝、頬骨枝、頬筋枝、下顎縁枝、頸枝）を剖出したものである。顔面神経は耳下腺周縁から頬の皮下に出現する。寒冷刺激や外傷などで損傷されやすく、表情筋の麻痺を生じることがある。（本図は引用文献[6]より引用・改変）

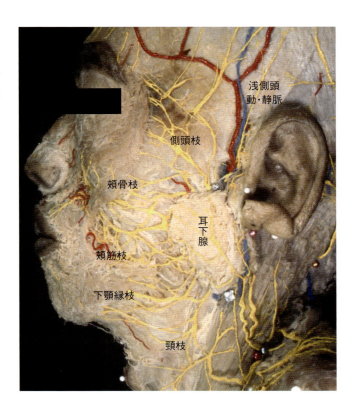

1. 咀嚼と筋　45

図Ⅱ-1-5　浅層の咀嚼筋群

耳下腺を除去し、浅層の咀嚼筋群である咬筋と側頭筋を顔面後部で剖出している。深層の咀嚼筋群には外側翼突筋と内側翼突筋がある（図Ⅱ-1-7）。咀嚼筋群は頭蓋と下顎骨を繋ぎ、下顎骨と舌骨を繋ぐ舌骨上筋群と協力して顎関節の運動にかかわる（図Ⅱ-1-10・11）。表情筋と同様、浅層の咀嚼筋群は体表から温熱効果やマッサージ・ストレッチ効果が及びやすい。頬部では、表情筋をほじって顔面動脈(顔面静脈は除去)が剖出されている。こめかみの皮下を浅側頭動・静脈が上行する（図Ⅱ-1-4）。顔面を暖めると顔面神経や顔面の血管にも容易に温熱効果が及ぶ。（本図は引用文献[6]より引用・改変）

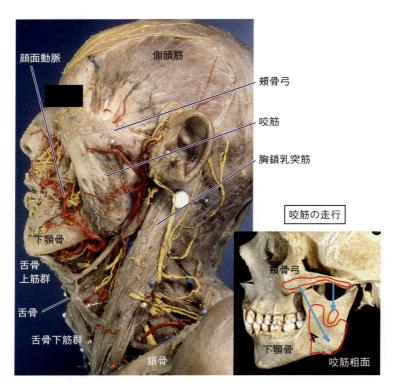

図Ⅱ-1-6　側頭筋

頬の骨の一部（頬骨弓）を咬筋とともに除去して側頭筋全体を剖出している。頬の後ろを指で触れて顎を噛みしめると、咬筋の動きが触れられる。同様に、こめかみの部では側頭筋の動きが触れられる。咬筋は頬骨弓と下顎骨後部（下顎枝）下半の外面（咬筋粗面）との間に張る（図Ⅱ-1-5）。側頭筋は扇状で、側頭部と下顎枝の前方上部（筋突起）の間を繋ぐ。咬筋と側頭筋、および内側翼突筋（図Ⅱ-1-7）で重力に抗して下顎骨をつり上げている。居眠りをすると口が開くのは、これらの筋がゆるむからである。（本図は引用文献[6]より引用・改変）

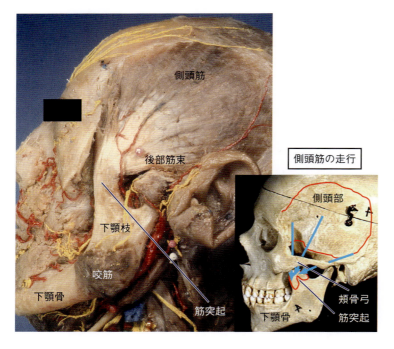

図Ⅱ-1-7　深層の咀嚼筋群

下顎枝の上半部の前部を除去して外側翼突筋と内側翼突筋を剖出している。これらの筋を体表から触れるのは難しいが、内側翼突筋は口腔内から触れられるかもしれない。これらの筋は、側頭骨下面にある側頭下稜や上顎骨の後ろに接する蝶形骨翼状突起から生じる。外側翼突筋は上頭と下頭からなり、上頭は後方に、下頭は後上方に向かい、下顎骨の後方上部（関節突起）に達する。内側翼突筋は下後方に走り、下顎枝下半の内面につく。

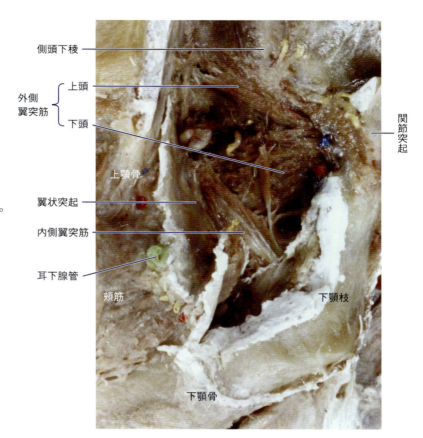

図Ⅱ-1-8　顎関節

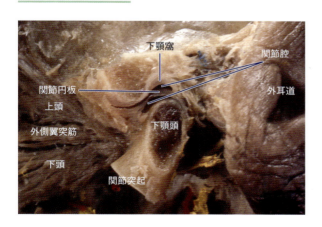
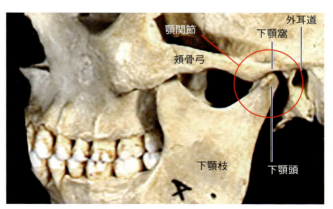

顎関節を外側から見ている。顎関節は頭蓋で唯一の関節で、下顎骨の関節突起上端（下顎頭）と、耳の孔（外耳道）のすぐ前の側頭骨の凹み（下顎窩）との間に形成され（右図）、その動きは、外耳道に指を入れて顎を開け閉めすると容易に触れられる。左図では顎関節の外側部分を削除し、関節の断面を剖出している。下顎頭と下顎窩の間（関節腔）に、軟骨でできた関節円板がはさまり、関節腔を上下に分ける。関節円板をもつのが顎関節の特徴で、顎の開け閉めに応じて関節円板が前後に動く（図Ⅱ-1-10・11）。外側翼突筋の上頭は関節円板に、下頭は関節突起に付着する。（本図は引用文献[6]より引用・改変）

図Ⅱ-1-9　咀嚼筋群による顎関節・下顎骨での動き

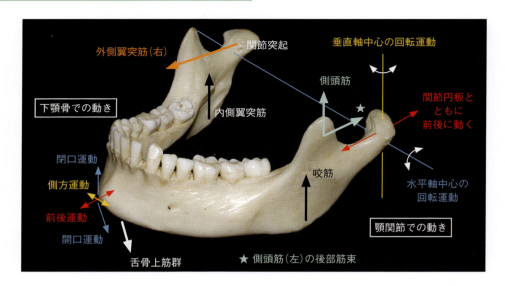

　顎関節での動きとそれに伴う下顎骨での動き、およびこれらの動きにかかわる咀嚼筋群の作用を示す。顎関節では、水平軸を中心に下顎頭が回転する下顎骨の閉口・開口運動、垂直軸を中心として下顎頭が回転する下顎骨の側方運動、関節円板とともに下顎頭が前後に動く下顎骨の前後運動の3つの運動が可能である。開口運動には舌骨上筋群と舌骨下筋群がかかわる（図Ⅱ-1-10）。閉口運動（図Ⅱ-1-11）には下顎骨を上方に引く（挙上する）咬筋（図Ⅱ-1-5）、側頭筋（図Ⅱ-1-6）、内側翼突筋（図Ⅱ-1-7）が関与する。水平方向に走る側頭筋後部筋束（図Ⅱ-1-6）は下顎骨を後方に引き、外側翼突筋（図Ⅱ-1-7）は下顎骨を前方に引く。側方運動は対側同士の側頭筋後部筋束と外側翼突筋の同時作用による。たとえば、左側頭筋の後部筋束が下顎骨の左側を後方に固定し、同時に右外側翼突筋が右の下顎頭を前方に引くと、下顎骨のオトガイ部は左側方に動く。また、他の咀嚼筋が弛緩した状態で両側の外側翼突筋が同時作用すると関節突起は前方に倒れ、舌骨上筋群による開口作用を補助する。

図Ⅱ-1-10　開口運動時の筋群間での相互作用と関節円板の動き

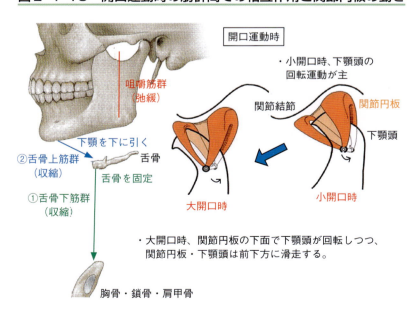

　咀嚼筋群・舌骨上筋群・舌骨下筋群間での開口運動時の相互作用と、開口運動に伴う関節円板の動きが示されている。舌骨上筋群には下顎骨を下に引く作用と舌骨を上に引く作用がある。開口時には、まず舌骨下筋群が収縮して舌骨を動けないようにし、次いで舌骨上筋群（顎二腹筋前腹とオトガイ舌骨筋、図Ⅱ-5-1）が収縮して下顎骨を下に引いて開口させる。このとき、咀嚼筋群は弛緩している。開口開始時は関節円板・下顎頭は後退位をとって下顎窩内にあり、開口当初の小開口時には関節円板・下顎頭は動かず、下顎頭の後方回転運動が主である。しかし開口度が大きくなると、関節円板の下面で下顎頭が後方に回転しつつ、関節円板・下顎頭が前下方に滑走するようになる。（本図は引用文献[5]より引用・改変）

図Ⅱ-1-11　閉口運動時の筋群間での相互作用と関節円板の動き

開口運動時の相互作用と関節円板の動きである。閉口時、咀嚼筋群が収縮して下顎骨を上方に引く。このとき舌骨上筋群と舌骨下筋群は弛緩している。関節円板の下面で下顎頭が前方に回転しつつ、関節円板・下顎頭は後退し、下顎頭は下顎窩の中に戻るようになる。

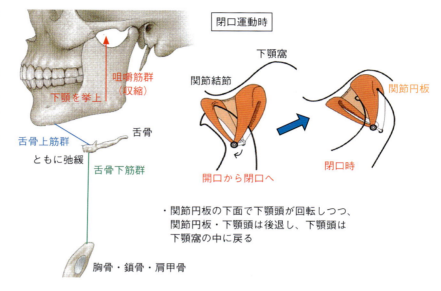

図Ⅱ-1-12　頭位と顎関節の動き

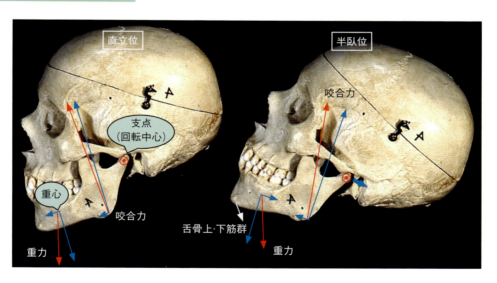

頭部の直立位と半臥位での重力が顎関節に及ぼす影響[13]を説明したものである。直立位では、下顎骨にかかる重力は開口を助ける。また、重力も咬合力も前方に向くベクトルをもつことから、関節円板・下顎頭が前下方に動くことを助け、下顎骨を大きく開口させる（図Ⅱ-1-10）。一方、半臥位では、後方に向くベクトルをもつ重力によって下顎頭は関節窩で後方位をとるようになる。この状態では小さな開口しか行われず、大きく開口させるためには、後方ベクトルに抗して関節円板・下顎頭を前下方に滑走させなければならない（図Ⅱ-1-10）。また、頭部伸展位では舌骨上筋群と舌骨下筋群は引き伸ばされて反射的に収縮状態となり、閉口運動を妨げる方向にはたらく（図Ⅱ-1-10）。（本図は引用文献[13]より引用・改変）

北村清一郎（森ノ宮医療大学　保健医療学部）

2. 舌の動きと筋

舌は口腔と咽頭の双方に属し、咀嚼、嚥下、発音、呼吸などさまざまな機能に関与しているが、そのはたらきは三次元的に配置された多くの筋によって支えられている。

舌の基本的な筋構成

舌を構成する筋は、内舌筋と外舌筋に大別される。内舌筋は横舌筋、垂直舌筋、上縦舌筋、下縦舌筋から構成されており、舌の内部に筋が終始する（図Ⅱ-2-1）。外舌筋は舌外から舌内へと走行し、下顎骨内面のオトガイ棘からはオトガイ舌筋、頭蓋底の茎状突起からは茎突舌筋、舌骨からは舌骨舌筋が入り込む。その他にも軟口蓋からは口蓋舌筋、咽頭からは上咽頭収縮筋が入り込んでいる（図Ⅱ-2-2）。一般に内舌筋は舌の変形にかかわり、外舌筋は舌の移動にかかわるとされているが、オトガイ舌筋や茎突舌筋の一部の筋束は舌内部に向かい、舌の変形にも関与する[1,6]。舌の変形や移動は、内舌筋と外舌筋が協調して行われると考えるのが妥当である。

舌の基本構造と部位による特異性、役割分担

舌の中心部では横舌筋や垂直舌筋など、走行

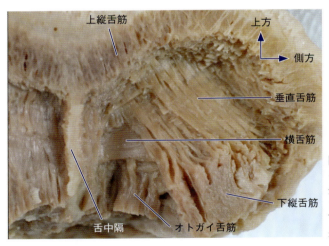

図Ⅱ-2-1　内舌筋の走行（前額断面）。ここでは、舌の前額断面を後方から見ている。舌内部では横舌筋と垂直舌筋が交互に筋層を作り、さらに前下方よりオトガイ舌筋が入り込む。上縦舌筋は舌背粘膜下を縦走し、下縦舌筋は舌下面を縦走する（奥羽大学歯学部 生体構造学講座の斉藤 博先生のご厚意による）

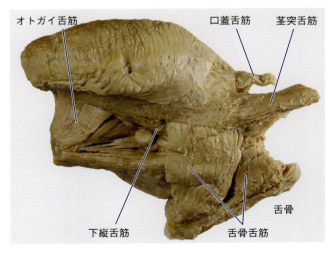

図Ⅱ-2-2　外舌筋の走行（側面）。茎突舌筋、舌骨舌筋、オトガイ舌筋は舌外から舌内へ走行する。茎突舌筋は舌尖に向かう筋束のほかに、舌正中に向かう筋束がある（図Ⅲ-1-3・4も参照のこと）

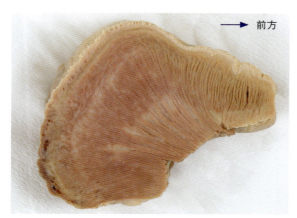

図Ⅱ-2-3 舌の矢状断面（全体）。舌の中心部では薄い筋層が重なり合う層状構造が舌尖部から舌根部まで続く（奥羽大学歯学部 生体構造学講座の斉藤 博先生のご厚意による）

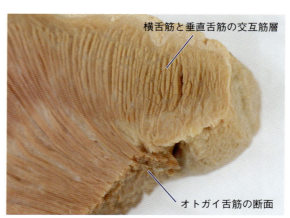

図Ⅱ-2-4 舌の矢状断面（拡大、舌前方部）（奥羽大学歯学部 生体構造学講座の斉藤 博先生のご厚意による）

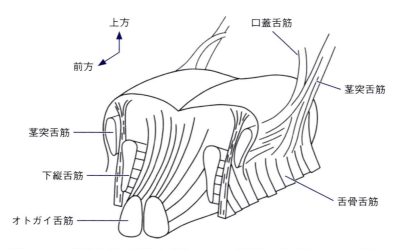

図Ⅱ-2-5 舌後方部の筋構成（図では、上縦舌筋、横舌筋、垂直舌筋を除く）。舌後方部では、下顎骨からはオトガイ舌筋、舌骨からは舌骨舌筋、頭蓋底からは茎突舌筋、軟口蓋からは口蓋舌筋、咽頭からは上咽頭収縮筋が入り込む（奥羽大学歯学部 生体構造学講座の斉藤 博先生のご厚意による）

の異なる筋がそれぞれ薄い筋層を作り、重なり合っている。いわばミルフィーユのような層状構造が舌尖から舌根部まで続いており、これは舌全体に共通した基本構造である（図Ⅱ-2-3・4）。

ただ、舌の前方部分は自由端となっており、大きな可動域をもつのに対して、後方部分では外舌筋や軟口蓋、咽頭からの筋が入り込み、周囲器官と構造的な繋がりが強い。そのため、舌前方部では異物の探索や排除、咀嚼の際に食塊を歯の上に載せたりといった自由な運動に適しているのに対して、後方部分では口蓋や咽頭とともに食塊を移送したり、呼吸路を確保したりといった周囲器官との協調動作に適している（図Ⅱ-2-5）。

舌の変形と移動

舌筋の収縮が舌の変形に及ぼす効果はかなり

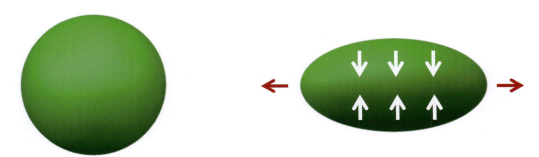

図Ⅱ-2-6　水の入った風船の変形。水の入った風船を上下方向に潰すと体積は変わらないため水平方向に広がる

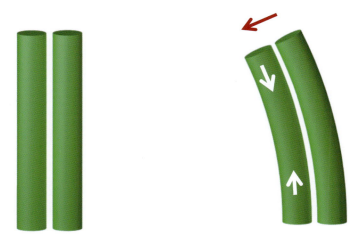

図Ⅱ-2-7　隣接する筋束の変形。対を成す筋の片側のみが収縮すると収縮した筋の方向に湾曲する

複雑である。舌は水を入れた風船のようなものであり、筋が収縮しても体積はほぼ一定とする考え方[2]がある。この考えによれば、筋が収縮して舌がある方向に縮むと、体積を保つために他の方向に代償性に膨張することになる。たとえば、横舌筋と垂直舌筋が同時に収縮すれば体積を一定に保つため舌は前後方向に伸びようとする（図Ⅱ-2-6）。

　舌を構成する筋の多くは左右一対となっており、この対を成す筋が同時に収縮すれば筋の走行に沿った短縮が起こるが、片側のみの筋が収縮すると筋全体は収縮した筋の方向に湾曲する（図Ⅱ-2-7）。左右の筋群の緊張バランスを調節することで、舌を屈曲させたり、舌尖部を動かしたりといった動きが可能となる。舌は舌骨という台車に載ったような構造（図Ⅲ-4-3）となっており、舌骨の動きに影響を受ける。そのため、実際の舌の変形や移動は舌筋と舌骨の動きを担う舌骨上下筋群の協同作業と考えるべきである。とくに、嚥下の際には舌骨はその居所を大きく変化させるため影響が大きい。

舌における腱様組織の役割

　舌は、手足に見られるような骨格をもたないが、舌背粘膜の直下には舌腱膜、正中面には舌中隔が存在する。これらは舌が過剰に変形することを制限し、損傷を防ぐと同時に、横舌筋や垂直舌筋などの筋の起点ともなっている（図Ⅱ-2-8〜10）。

　とくに、舌腱膜には横舌筋、垂直舌筋、オト

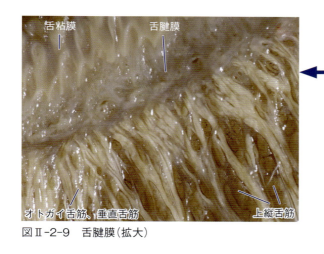

図Ⅱ-2-9　舌腱膜（拡大）

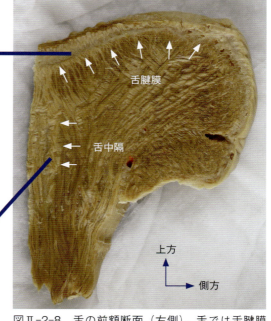

図Ⅱ-2-8　舌の前額断面（左側）。舌では舌腱膜と舌中隔が骨格と同様の役割を担っている

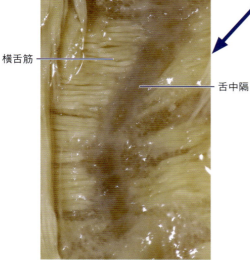

図Ⅱ-2-10　舌中隔（拡大）。舌中隔は横舌筋の起点となっている

ガイ舌筋、舌骨舌筋など多くの筋が入り込み、すぐ上にある舌背粘膜の繊細な制御に貢献している（図Ⅱ-2-9）。

舌背は食物の経路や気道の一部となっており、食物の移送や呼吸、発音において重要な役割を果たしている。

舌内部に骨格をもたないことは、狭い空間で柔軟な動きを行ううえでは有利であるが、不要な動きを抑制するため、多くの筋を動員する必要がある。たとえば、舌尖を前上方に動かすような動作では、上縦舌筋の収縮のみでは舌尖は後退してしまうため、同時にオトガイ舌筋を収縮させるか、横舌筋と垂直舌筋を収縮させることで、舌尖の後退を防ぐ必要がある。

伊藤直樹（北海道・伊藤歯科医院）

3. 咀嚼・食塊形成時の舌の動き

　図Ⅰ-10-2は、咀嚼・食塊形成時に生じる動きをプロセスモデル（図Ⅰ-10-1）に基づいて示したもので、その動きは「StageⅠ移送」、「Processing」、および「StageⅡ移送」の3つに分けられる。これらの動きは舌によるところが大きい。

図Ⅱ-3-1　StageⅠ移送

　StageⅠ移送時の舌の動きを示す（図Ⅶ-3-31・32も参照）。StageⅠ移送とは、口に入れられ（捕食され）前歯部で裁断・捕食された食物を、Processingのために舌背上にのせて臼歯部上に運ぶことをいう。捕食直後の開口とともに、舌全体が後下方へ動きつつ外側に回転し、舌背の食物が下顎臼歯部の咬合面にのせられる（プルバック運動）[2]。（本図は引用文献[2]の図を参考に製作）

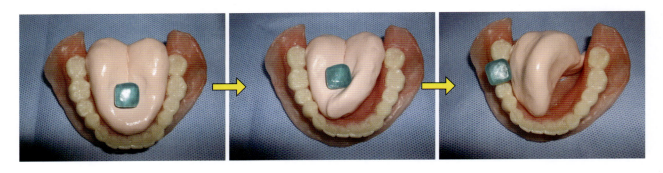

図Ⅱ-3-2　Processing 時の舌の動き

　Processing 時の舌の動きを示す（図Ⅶ-3-33も参照）。Processing とは、捕食した食物を粉砕し、唾液と混ぜ合わせて嚥下しやすい食塊とする過程で[2]、咀嚼を必要としない食物を舌でつぶし、唾液と混ぜて食塊にすることも含まれる[3]。

　Processing 時の舌の動きは「準備相」、「ねじれ相」、「保持相」、「選別相」、「食塊形成相」の順に5相に分けられる[1]。準備相では、舌はスプーン状となって食物を舌背に集める。ねじれ相では、食物をのせた舌前部がねじれて舌背が歯の側面に接し、食物が下顎臼歯の咬合面に移される。保持相では、噛んだとき（咀嚼サイクルの咬合相）に咬合面から食物が舌側にすべり落ちるのを防ぐべく、舌はねじったまま歯の側面に押しつけられる。その一方で、頬側に押し出された食物を頬が舌側に押して咬合面に戻す（図Ⅱ-1-1）。

　選別相は、咬合相が終わって開口相の開始時から始まる。上・下顎間に頬が入り込んで食物を舌側に向けて押す。次いで、舌は急速に動いて咀嚼された食物と咀嚼不十分な食物を選り分け、前者は舌縁上に集められ、後者は再び咬合面にのせられる。

　食塊形成相では、舌は一側から他側へ交互運動を行い、咀嚼された食物と唾液を混ぜ合わせて食塊とする。咬合面にのせられた咀嚼不十分な食物には、さらに咀嚼が続けられる。（本図は引用文献[1]の図を参考に製作）

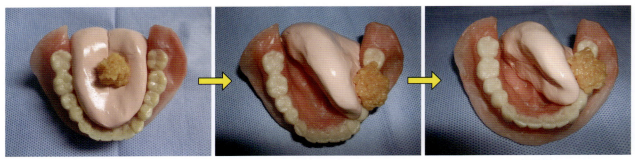

a：準備相　　　　　　　　b：ねじれ相　　　　　　　　c：保持相

図Ⅱ-3-3　StageⅡ移送

　StageⅡ移送時の舌の動きを示す（図Ⅶ-3-34も参照）。StageⅡ移送とは、Processingによって作られた食塊が閉口中に舌背にのせられ、舌と口蓋によって後方へ絞るように送り込まれることをいう。この舌の動きはSqueeze back motion（絞り込み運動）と呼ばれ、舌尖が口蓋前部にしっかり当たってアンカー（支点）をなし、舌と口蓋の接触面積は食塊を押しつつ徐々に後方へと拡げられていく[2]。また、StageⅡ移送は嚥下直前だけでなく、咀嚼途中でも順次必要に応じて起こる[2]。（本図は引用文献[2]の図に基づく）

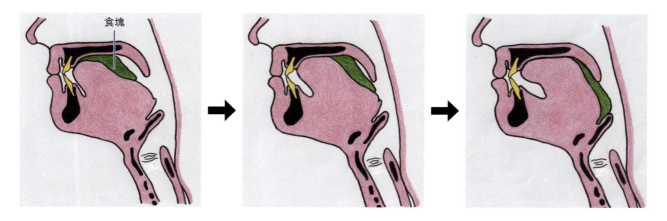

図Ⅱ-3-4　StageⅡ移送で運ばれる食塊

　StageⅡ移送のVE画像（嚥下内視鏡画像）である。舌背上にのせられた食物（a）が、Processingを通して粉砕、食塊形成がなされ（b）、StageⅡ移送で喉頭蓋谷に集積（bolus aggregation）される様子（c）が示されている。この後、嚥下が生じると、喉頭蓋は後方に倒れて喉頭口を閉ざし、食塊は喉頭蓋上やその側方を経て下咽頭に送られる（Column 1も参照：P.60）。

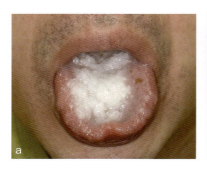 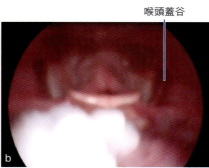 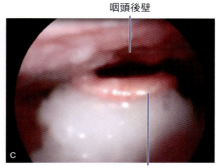

山口康介（佐賀県・こうすけデンタルクリニック）

4. 鼻咽腔閉鎖機能と筋

　鼻咽腔閉鎖機能とは、軟口蓋を挙上してその後端を咽頭後壁に押しつけ、咽頭の鼻部（上咽頭）と口部（中咽頭）の空間を隔離し、嚥下時や発声時に食物や空気が鼻腔に漏れないようにする（図Ⅰ-10-4）ことをいう。鼻咽腔とは咽頭鼻部の空間のことで、この機能で閉ざされる空間（咽頭鼻部の一部）は、Gray's Anatomy[10] では pharyngeal isthmus（咽頭峡）と記されている。鼻咽腔閉鎖機能は咽頭鼻部・口峡（図Ⅰ-4-4）の粘膜下にある口蓋筋（図Ⅱ-4-2・3）のはたらきによる。口蓋の後部は、上記の部から入った口蓋筋が基盤をなし（図Ⅱ-4-4）、軟口蓋と呼ばれる。

図Ⅱ-4-1　発音時と嚥下時の鼻咽腔閉鎖機能

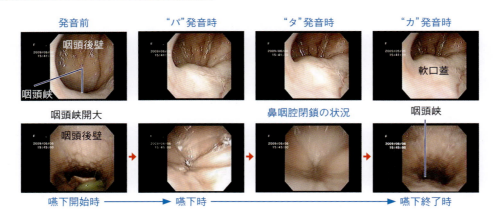

　咽頭峡の閉鎖状況が発音時（3子音発音：咽頭峡を前上方から見ている）と嚥下時（経時変化：咽頭峡を上方から見ている）で比較されている。咽頭峡の閉鎖状態は発音時と嚥下時で異なる。発音時には咽頭峡は軟口蓋の挙上によりおもに前方から閉ざされるが、嚥下時では咽頭側壁・後壁の内方移動も加わり、咽頭峡は四方から締め付けられるように閉ざされる。発音時に比べ、嚥下時では咽頭峡のより完全な閉鎖が求められるためと考えられる。（本図は伊藤直樹氏のご厚意による）

図Ⅱ-4-2　正中で切断された顔面の内側面で口蓋筋の全貌を見る

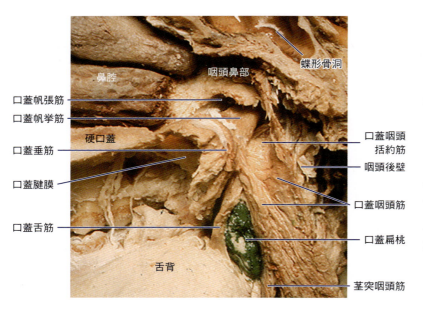

　咽頭・口峡から軟口蓋にわたる粘膜が剥離され、口蓋筋の全貌が剖出されている。咽頭鼻部には口蓋帆挙筋と、その前方の外側寄りに口蓋帆張筋が存在する。口蓋帆挙筋は挙筋隆起（図Ⅰ-4-4）をなしつつ軟口蓋に入る。正中の近傍で同筋の鼻腔面上を口蓋垂筋が後走し、口蓋垂に入る（図Ⅱ-4-7も参照）。口峡では、口蓋扁桃をはさんで前方に口蓋舌筋、後方に口蓋咽頭筋が見える。咽頭峡では口蓋咽頭括約筋が水平に走って咽頭後壁に達する。

図Ⅱ-4-3　口蓋筋の配列と作用

顔面の内側（a）、口腔の前外側のやや上方（b）と前方（c）から口蓋筋の配列を見ている。口蓋帆張筋は下方に走って後、鋭角的に向きを変えて口蓋腱膜となり、軟口蓋前半部に入って正中で対側の口蓋腱膜と合する。口蓋帆張筋の収縮は口蓋腱膜を緊張させる（図Ⅲ-4-2も参照）。口蓋帆挙筋は外上方から口蓋帆に入り、正中で対側の同名筋と合してハンモック様を呈する。口蓋帆挙筋の収縮は口蓋帆を上に挙げる。口蓋舌筋と口蓋咽頭筋は口蓋帆を下に下げ、また口峡を狭める。口蓋咽頭括約筋は咽頭峡の側壁・後壁を内腔側に寄せ、口蓋垂筋は口蓋垂を後上方に挙げる。（本図は引用文献[2]より引用・改変）

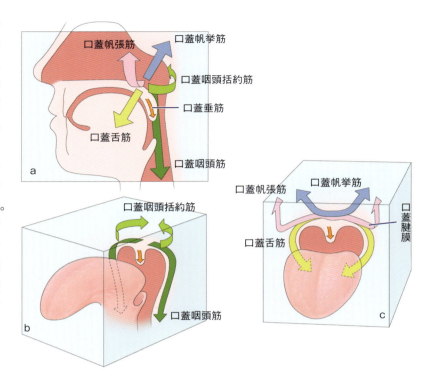

図Ⅱ-4-4　口腔から見た口蓋筋

口蓋の基盤構造（硬口蓋で骨、軟口蓋で口蓋筋）が剖出されている。口蓋舌筋と口蓋咽頭筋はそれぞれ口蓋舌弓と口蓋咽頭弓（右図）の粘膜下にある。口蓋腱膜（口蓋帆張筋）と口蓋舌筋が口峡初部を占める。口蓋筋ではこの2筋が筋紡錘をもち[7]、ストレッチ刺激が有効である。この2筋は食塊の接触で反射的に収縮する。口蓋帆張筋の収縮は口蓋腱膜を緊張させて舌圧を維持し（図Ⅲ-4-2）、また、軟口蓋反射（図Ⅲ-3-3）の誘発を助ける（図Ⅲ-4-1中央）。ついで、口蓋舌筋の収縮は挙上した軟口蓋に後舌を接触させ（図Ⅲ-4-1右端）、口腔と咽頭が遮断（口峡が閉鎖）されて咽頭期が始まる[13]。（本図は引用文献[5]より引用・改変。右図は伊藤直樹氏のご厚意による）

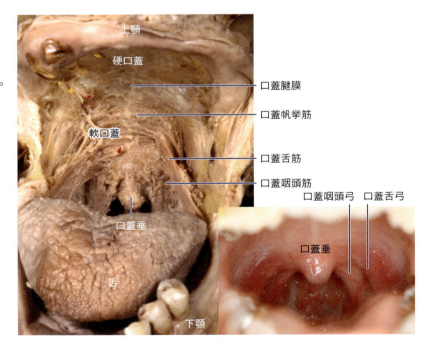

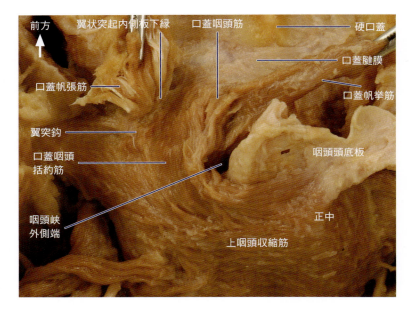

図Ⅱ-4-5　口蓋咽頭括約筋

鼻腔・咽頭鼻部の天井を除去し、口蓋腱膜後縁から咽頭峡の側壁を経て後壁に達する口蓋咽頭括約筋を鼻腔側から見ている。嚥下時の鼻咽腔閉鎖の特徴は咽頭峡の側壁・後壁の内腔側への動きを伴うことである（図Ⅱ-4-1）。口蓋咽頭括約筋は後壁の正中部で対側の同名筋と合して咽頭峡を後方から取り巻き、収縮すると、咽頭峡の側壁を内側に、後壁を前方に寄せて咽頭峡をすぼませる。同筋は嚥下時の鼻咽腔閉鎖に大きくかかわると考えられる。上咽頭収縮筋はこの部の高さ（翼突咽頭部）では口蓋咽頭括約筋の外周にあり、翼状突起内側板下端の翼突鈎とその直上の内側板後縁から生じ、咽頭峡後壁で口蓋咽頭括約筋と混在しつつ後壁正中に達する。翼突咽頭部の収縮は後壁を前方に寄せるが、起始部が骨部で固定されるため、側壁を内側に寄せることはできない。（本図は引用文献[11]より引用・改変）

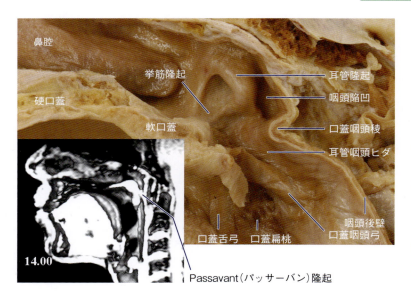

図Ⅱ-4-6　口蓋咽頭括約筋とパッサーバン隆起

咽頭峡側壁で軟口蓋と咽頭後壁を繋ぐ粘膜隆起（口蓋咽頭稜）の明瞭な例を内側から示す。口蓋咽頭稜は咽頭陥凹の下縁をなし、陥凹が顕著な例で明瞭であった。咽頭陥凹は咽頭鼻部側壁の後部に見られることのある凹みで、口蓋咽頭括約筋は口蓋咽頭稜の粘膜下で口蓋咽頭稜と同じ走行を示した。パッサーバン隆起（左下写真：武蔵野赤十字病院の道脇幸博氏提供）は、鼻咽腔閉鎖時に咽頭峡後壁から側壁にかけて横走する粘膜ヒダで、口蓋裂患者でよく見られる。パッサーバン隆起と同様の走行を示す筋は口蓋咽頭括約筋のみで、Gray's Anatomy[10]では同筋をパッサーバン筋とも呼んでいる。口蓋咽頭稜はパッサーバン隆起に対応し、パッサーバン隆起は口蓋咽頭括約筋によって形成されると思われる。（本図は引用文献[11]より引用・改変）

図Ⅱ-4-7　口蓋垂筋と鼻咽腔閉鎖機能

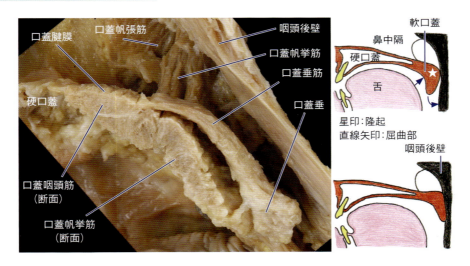

　軟口蓋正中部で、口蓋垂筋が口蓋腱膜後縁から口蓋帆挙筋の鼻腔面上を後方に走り、口蓋垂に達する様子を示す。口蓋垂筋は口蓋帆挙筋から剥がされている。口蓋垂筋の口腔面は、口蓋腱膜から続く密な結合組織で覆われ、そこに含まれる腺組織は遠位にいくにつれて増加する。したがって、口蓋垂筋の収縮は軟口蓋鼻腔側正中面をより隆起させる。右図は鼻咽腔閉鎖時の軟口蓋の動きを示す。鼻咽腔閉鎖時、挙上された軟口蓋は屈曲、咽頭峡後壁に達する隆起が背側面に生じる(右上図)。屈曲は口蓋帆挙筋、隆起は口蓋垂筋の作用による。次いで、口蓋垂は上後方に引かれて後壁に押しつけられ、軟口蓋と後壁の接着面積が増える（右下図）。これは口蓋垂筋の作用である。（本図は引用文献[12]より引用・改変）

図Ⅱ-4-8　耳管咽頭ヒダと鼻咽腔閉鎖機能

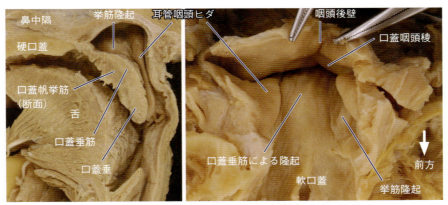

内側から見ている　　　　　　　　　鼻腔側から見ている

　左図は、耳管隆起から生じた粘膜ヒダ（耳管咽頭ヒダ：図Ⅰ-4-4）が咽頭峡側壁を下行する様子を示す。このヒダは脂肪組織に富んで柔軟性をもつ。右図は、閉鎖状態の咽頭峡を鼻腔側から見たもので、咽頭峡後壁から側壁を横走する口蓋咽頭稜が、正中部で軟口蓋粘膜下の口蓋垂筋に、側方部で耳管咽頭ヒダに面している様子を示す。嚥下時、口蓋帆挙筋の収縮で挙上してくる前壁（軟口蓋）と、口蓋咽頭括約筋の収縮で内腔側に膨隆してくる側壁・後壁（口蓋咽頭稜、パッサーバン隆起）により咽頭峡は閉ざされるが、正中部では、口蓋垂筋の収縮が軟口蓋粘膜をさらに隆起させて後壁への押しつけを強め、側方では、柔軟な耳管咽頭ヒダが軟口蓋と後壁・側壁の間に挟み込まれ、いずれも咽頭峡の閉鎖度を高める。口蓋垂の腺組織から押し出された分泌物は閉鎖の気密度をさらに高める。（右図は引用文献[11]より引用・改変）

北村清一郎（森ノ宮医療大学　保健医療学部）

Column 1　stageⅡ移送後の食塊の下咽頭への送り込み

StageⅡ移送（図Ⅱ-3-3）で運ばれた食塊は、嚥下反射が生じるまで喉頭蓋谷に蓄積される（図Ⅱ-3-4）。咽頭側壁と喉頭蓋側縁基部を咽頭喉頭蓋ヒダが繋ぐ（**図1**）。上・中の咽頭収縮筋の間から咽頭内面に入った茎突咽頭筋（図Ⅱ-7-3）の一部筋束は、このヒダの粘膜下を下行しつつ結合組織に置き換わり、喉頭蓋軟骨の側縁に達する（Column3の図1：P.75）[4]。

喉頭蓋とその両方向に延びる咽頭喉頭蓋ヒダが堰となり（図1）、喉頭蓋谷の食塊が下咽頭（咽頭喉頭部）に入るのを防ぐ（図Ⅱ-3-4）。咽頭喉頭蓋ヒダは喉頭蓋より低く、喉頭蓋谷から両側にかけて階段状に梨状陥凹に続く[2]。液体と固形物の入り混じる二相性食物では、蓄積された食塊の液体部分が、嚥下前にヒダを越えて梨状陥凹に達することがある[3]。たとえば、こうして梨状陥凹に達した食塊が、披裂間切痕（図Ⅰ-6-2）などを経て喉頭口に侵入する（Column5の図1a：P.84）と、嚥下前誤嚥が生じる。

舌骨・喉頭の挙上で嚥下咽頭期が始まると、喉頭蓋は後方に反転して喉頭口を覆い、食塊は反転した喉頭蓋や咽頭喉頭蓋ヒダを越えて下咽頭に運ばれる（図Ⅰ-4-8）。反転の仕組みとして甲状軟骨の挙上が挙げられる（図Ⅱ-6-2）が、喉頭蓋が反り返るように喉頭口を覆う様子（図Ⅲ-1-1）の説明には不十分である。食塊を押し出してきた舌根（Column4の図2の咽頭期開始時：P.83）や、前方に膨隆してきた咽頭壁（図Ⅲ-1-1）が、甲状軟骨の挙上で後方に傾いた喉頭蓋を喉頭口に押し付けていると考えられ、舌根の押し出し力が弱いと、食塊が喉頭蓋谷に残留しやすいとされている[1]。

図2は、喉頭蓋谷粘膜下での喉頭蓋軟骨と周囲構造との連結を示す。赤線は、嚥下反射が生じた際の舌骨と喉頭蓋軟骨の状態である。舌骨―喉頭蓋軟骨間を舌骨喉頭蓋靱帯が繋ぐ。嚥下反射が生じると、茎突咽頭筋が左右の咽頭喉頭蓋ヒダを介して喉頭蓋を外やや後方に引くが、舌骨も前上方に移動することから舌骨喉頭蓋靱帯が緊張し、喉頭蓋軟骨の粘膜上に突出する部の基部が固定され、突出部が押し倒されて反り返るのを容易にしていると考えられる。紙片の中央を指で挟んで固定すると、紙片の指より上の部が折り曲げられやすくなるのと同じ原理である。

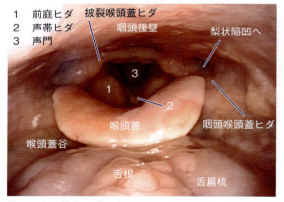

図1　喉頭蓋谷と咽頭喉頭蓋ヒダ（武蔵野赤十字病院の道脇幸博氏のご厚意による）

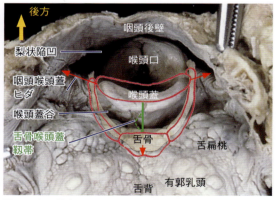

図2　喉頭蓋谷とその周辺の粘膜下の構造

【引用文献】

1) Dejaeger E, Pelemans W, Ponette E, Joosten E：Mechanisms involved in postdeglutition retention in the elderly. Dysphagia, 12：63-67, 1997.
2) 福村直毅：咽頭・喉頭の立体構造．医療・看護・介護で役立つ嚥下治療エッセンスノート．福村直毅（編），全日本病院出版会，東京，22-25, 2015.
3) 松尾浩一郎：プロセスモデルを考慮した摂食・嚥下リハビリテーション．Monthly Book MEDICAL REHABILITATION 摂食嚥下障害リハビリテーションABC（出江紳一編集企画），全日本病院出版会，東京，44-50, 2017.
4) 角田佳折：ヒト咽頭挙筋群の起始・走行ならびに停止に関する肉眼解剖学的研究．四国歯誌，20(1)：13-26, 2007.

北村清一郎（森ノ宮医療大学保健医療学部）

Column 2　口峡閉鎖・鼻呼吸と口呼吸

口蓋筋のもう1つの役割は口峡閉鎖で、下垂してくる口蓋垂と内側に寄って来る口蓋舌弓・口蓋咽頭弓により口峡は狭められ（**図1**）、口蓋垂が後舌に接することで口峡は閉ざされ、口腔と咽頭は遮断される（**図2**）。両口弓を構成する口蓋舌筋と口蓋咽頭筋の収縮による（図Ⅱ-4-3）。

吸気を加温・加湿すべく、側壁から突出する3つの鼻甲介と中央の鼻中隔により、鼻腔はいくつかの狭い空隙に隔てられる（図Ⅰ-3-1・2）。呼吸時、空気は狭い空隙を通らねばならず、通気抵抗は口腔の倍[1]である。口唇・口腔が開いていれば、空気は抵抗の小さい口腔を流れる（口呼吸）。したがって、口唇・口峡を閉ざし、空気が口腔を通らないようにして鼻呼吸を保持している（図2）。通気抵抗は、呼気時に胸腔内圧が上昇した際、その圧に抵抗して気道内圧を保持するとともに、呼気の流速を減速させて、下気道末梢部の閉塞や無気肺を防ぐ。

流動物嚥下の口腔準備期には口峡は閉ざされ、鼻呼吸を保持しつつ、食塊は口腔に保持される（図Ⅰ-10-4左）[3]。一方、咀嚼嚥下では、開口状態にあるStageⅠ移送時には口峡は閉じているが、咀嚼時やStageⅡ移送時には口峡は閉じていない（Column4の図1：P.83、図Ⅱ-3-3）[2]。鼻呼吸が妨げられないのは、口唇や舌尖が口腔を閉ざしているからと考えられる。なお、咽頭期の開始時（図Ⅲ-4-1右端）、口蓋舌筋の収縮が鼻咽腔閉鎖で挙上した軟口蓋に後舌を挙上・接触させ、口腔と咽頭を遮断する[5]。咽頭期（図Ⅲ-1-1）の舌背による口腔閉鎖を完遂させる動作であるが、これも口峡閉鎖の一型と考えられる。

何らかの理由で鼻呼吸が妨げられると、代償作用として口呼吸が生じる。**図3**は成人健常者の口呼吸時のMRI画像である。両側鼻前庭に綿球がつめられているにかかわらず咽頭峡は閉ざされている。これは、口蓋舌筋と口蓋咽頭筋をゆるめて口峡を開大するための動作である。口唇と口峡は開き、舌は低位となって気道としての口腔空間が拡げられている。口呼吸の常態化はさまざまな弊害を生じる。通気抵抗の低さは口すぼめ呼吸で対応できるが、乾燥した吸気が咽頭粘膜下の扁桃組織を障害し、成長・発育期では、舌圧による鼻上顎複合体の発育刺激が低下して不正咬合の要因となるなどである。

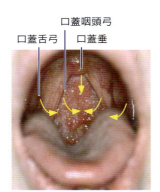

図1　口峡閉鎖

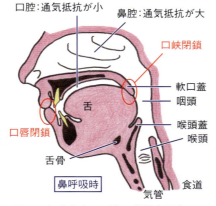

図2　鼻呼吸時の口腔・咽頭を正中断面でみる（引用文献[4]を参考）

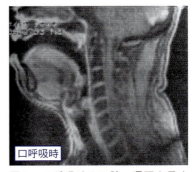

図3　口呼吸時の口腔・咽頭を示すMRI画像（引用文献[4]より引用）

【引用文献】
1) 間島雄一, 板倉康夫：鼻呼吸障害の呼吸系への影響　鼻呼吸障害と気道抵抗. JOHNS 12（5）：663-665, 1996.
2) 松尾浩一郎：プロセスモデルを考慮した摂食・嚥下リハビリテーション. Monthly Book MEDICAL REHABILITATION 摂食嚥下障害リハビリテーションABC（出江紳一編集企画）, 全日本病院出版会, 東京, 44-50, 2017.
3) 松尾浩一郎, Palmer JB：摂食嚥下のモデル. 摂食・嚥下リハビリテーション　第3版. 才藤栄一, 植田耕一郎（監）, 医歯薬出版, 東京, 96-105, 2016.
4) 西村忠郎：口呼吸の解剖―口腔・咽頭の形態を中心に―. JOHNS 12（5）：651-654, 1996.
5) 舘村卓：臨床の口腔生理学に基づく摂食・嚥下障害のキュアとケア（第2版）. 医歯薬出版, 東京, 2017.

北村清一郎（森ノ宮医療大学保健医療学部）

5. 舌・舌骨・喉頭複合体の動きと嚥下

"のどぼとけ"に触れながらつばを飲み込むと、喉頭が上に挙がるのがわかる。喉頭は舌骨に吊り下げられ、舌骨の上には舌が載る。嚥下では、口腔から咽頭にわたる空間が拡げられたり狭められたりして、機能が営まれており、舌・舌骨・喉頭は複合体（図Ⅱ-5-6）として、口蓋や咽頭後壁に対して動かされている（図Ⅱ-5-7）。動きの要は舌骨で、動かすのは、舌骨を中心に放射状に配列する舌骨上筋群と舌骨下筋群（図Ⅱ-5-2）である。舌骨上筋群は舌骨下筋群と協同して開口運動に働き（図Ⅱ-1-10）、閉口運動に働く咀嚼筋群（図Ⅱ-1-11）とともに咀嚼にかかわる。嚥下に際しても3つの筋群は互いに関連してはたらくが、相互関連の様相は運動ごとに異なる（図Ⅱ-1-10・11とⅡ-5-4）。

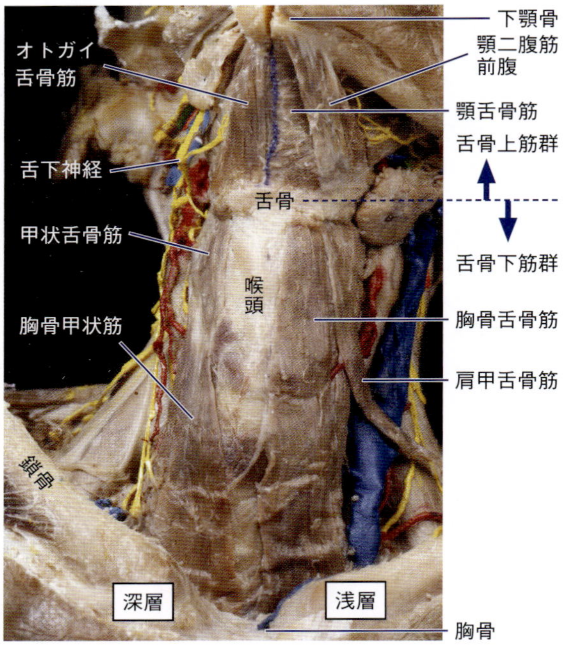

図Ⅱ-5-1　舌骨上筋群と舌骨下筋群を前方から見る

頸部左側で舌骨上・下筋群の浅層の筋、右側で深層の筋を見ている。舌骨より上方の舌骨上筋群では、浅層に顎二腹筋前腹と顎舌骨筋、深層にオトガイ舌骨筋がある。これらは下顎骨と舌骨の間を繋ぎ、下顎骨を下に引く（下制する）か、舌骨を上に挙げる（挙上する）が、筋束の走行からすると、顎舌骨筋は下顎骨よりは舌骨への作用が主と考えられる。舌骨より下方の舌骨下筋群では、浅層に胸骨舌骨筋と肩甲舌骨筋、深層に甲状舌骨筋と胸骨甲状筋がある。浅層の胸骨舌骨筋は舌骨と胸骨・鎖骨を繋ぎ、舌骨を下制する。深層筋は甲状軟骨に付着し、協同すると舌骨を下制するが、別々に作用すると甲状軟骨を上げ下げする（図Ⅱ-6-3）。（本図は引用文献5)より引用・改変）

図Ⅱ-5-2　舌骨上筋群と舌骨下筋群を側方から見る

下顎骨の後部と腕が外され、側方から観察可能な舌骨上筋群の顎二腹筋後腹と茎突舌骨筋、および舌骨下筋群の肩甲舌骨筋の全貌が見えている。肩甲舌骨筋は舌骨と肩甲骨を繋いで舌骨を後下方に引く。（本図は引用文献4)より引用・改変）

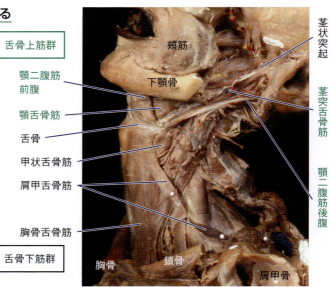

図Ⅱ-5-3　舌骨上筋群を拡大して見る

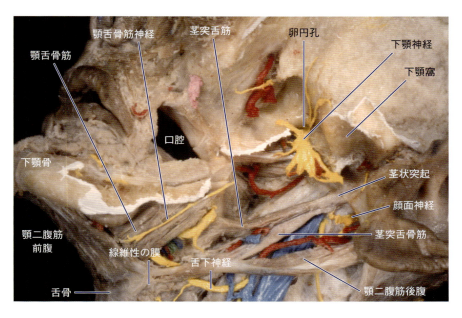

　舌骨上筋群の走行をよく見るため、下顎骨後部を大きく削除している。顎二腹筋後腹と茎突舌骨筋が頭蓋と舌骨を繋ぎ、舌骨を後上方に引く。顎二腹筋後腹は前腹と中間腱で繋がって顎二腹筋をなし、中間腱は線維性の膜で舌骨と連結する。舌骨上筋群の神経支配は複雑で、顎二腹筋後腹と茎突舌骨筋は顔面神経、顎二腹筋前腹と顎舌骨筋は三叉神経の枝（顎舌骨筋神経）、オトガイ舌骨筋は舌下神経（図Ⅱ-5-1）が支配する（図Ⅰ-11-3）。（本図は引用文献5)より引用・改変）

図Ⅱ-5-4　咀嚼筋群・舌骨上筋群・舌骨下筋群の相互関連

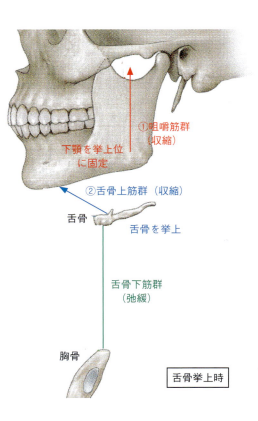

　舌骨挙上時の筋群間の相互関連を示す。舌骨上筋群には下顎骨下制と舌骨挙上の２つの作用があるが、一方の作用時には他方の作用を止めておく必要がある。下顎骨下制時（開口、図Ⅱ-1-10）には舌骨下筋群が収縮して舌骨を下制位に固定して挙上されないようにし、ついで舌骨上筋群が収縮して下顎骨を下制する。この時、咀嚼筋群は弛緩している。舌骨挙上時には、咀嚼筋群が収縮して下顎骨を挙上位に固定して下制されないようにし、ついで舌骨上筋群が収縮して舌骨を挙上する。このとき、舌骨下筋群は弛緩している。（本図は引用文献5)より引用・改変）

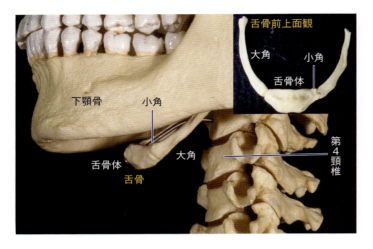

図Ⅱ-5-5 ヒトの舌骨

ヒトの舌骨（右上の図）が下顎骨の下方に位置する様子を側方から見ている。舌骨は頭蓋から遊離した状態にあり、筋や靱帯により下顎骨や頭蓋底に吊り下げられている。したがって、舌骨が骨・軟骨性構造（茎状突起など）を介して頭蓋と連結する他の動物と異なり、ヒトの舌骨は運動の自由度が高い。（本図は引用文献[5]より引用・改変）

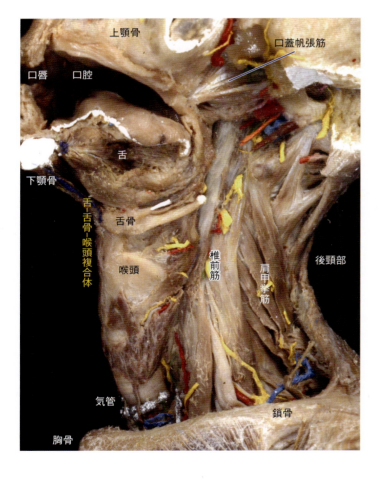

図Ⅱ-5-6 舌・舌骨・喉頭複合体

周辺の筋も含めた頸椎と、その前方に縦方向に連なる頸部内臓を示す。舌骨の上に舌が載り、下に喉頭が吊り下げられており、一塊となって舌・舌骨・喉頭複合体を構成する。嚥下時、舌・舌骨・喉頭複合体は口蓋や咽頭後壁に対して動かされ、口腔・咽頭腔の嚥下諸期でのさまざまな様態（図Ⅱ-5-7）が作られる。この動きの要になるのが、運動の自由度の高い舌骨で、舌骨を動かすのは、舌骨を中心に放射状に配列する舌骨上筋群と舌骨下筋群（図Ⅱ-5-2）である。（本図は引用文献[5]より引用・改変）

図II-5-7　嚥下各期における舌・舌骨・喉頭複合体

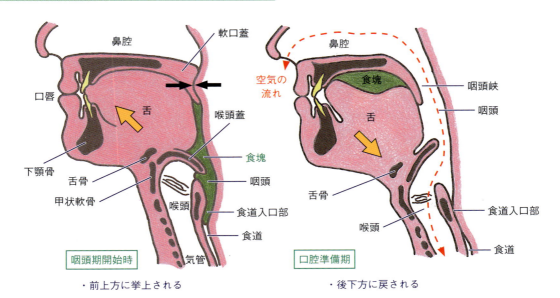

嚥下動態に対応して舌・舌骨・喉頭複合体が動いていることが示されている。たとえば、嚥下咽頭期（左図）には、舌・舌骨・喉頭複合体は上前方に挙上され、口腔は閉ざされ、後方の咽頭に食塊を容れる空間ができる。嚥下に必要な諸反射が誘発される（図III-5-1）とともに、咽頭峡は閉ざされ（鼻咽腔閉鎖）、呼吸は止まる。命令嚥下の口腔準備期（右図）には、舌骨・喉頭複合体は後下方に動いて口腔に食塊を容れる空間ができ、咽頭峡も開かれて、閉ざされた口峡の後ろでは呼吸が可能となる。このように、舌・舌骨・喉頭複合体は嚥下動態に対応した動きを示しており、その動きを妨げることは嚥下を妨げる。（右図は引用文献[9]の記載に基づく）

図II-5-8　頭部の前方突出肢位と舌・舌骨・喉頭複合体

頭部の前方突出肢位が舌・舌骨・喉頭複合体に及ぼす影響が示されている。前方突出肢位では、下部頸椎の前屈に加えて、頭関節の伸展（後屈）が生じる。前方突出肢位は胸鎖乳突筋の収縮時の頭・頸椎の姿勢でもある。頭関節が後屈されると、後屈で伸張された胸骨舌骨筋や肩甲舌骨筋が反射的に収縮し、舌・舌骨・喉頭複合体の上前方への動きが妨げられる。上肢・肩甲骨が下方に引かれた状態では、それにより伸張された肩甲舌骨筋の反射的収縮が、同様に舌・舌骨・喉頭複合体の上前方への動きを妨げる。摂食嚥下支援に際して、前方突出肢位の補正、胸鎖乳突筋の拘縮の緩解、肘の固定が求められる所以である。なお、本図では、胸骨舌骨筋や肩甲舌骨筋の収縮に引き続く舌骨上筋群の収縮が下顎骨を下制し、また後方に引く様子も示されている。（本図は引用文献[8]より参考）

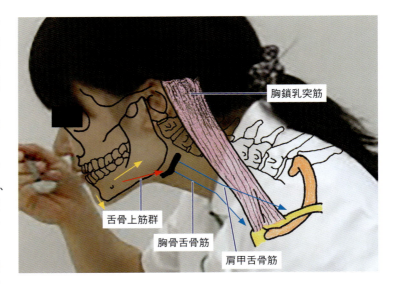

北村清一郎（森ノ宮医療大学　保健医療学部）

6. 気道防御と嚥下

　嚥下時、食塊が鼻に漏れたり、気管に入ったりすることがある。鼻に漏れるのを防ぐのが鼻咽腔閉鎖機能（図Ⅱ-4-1）である。気管に入るのが誤嚥で、誤嚥を防ぐ機構として嚥下性無呼吸、声門閉鎖（図Ⅰ-6-2）、喉頭前庭（図Ⅰ-6-1）の閉鎖、喉頭蓋の後方反転（図Ⅲ-1-1）の4つが挙げられる（図Ⅱ-6-1）。前2つは同時に生じると考えられる。後ろ3つはこの順序に生じ[3]、喉頭前庭閉鎖に際して空気を、侵入しかかった食塊とともに咽頭に押し戻す。嚥下性無呼吸とは、嚥下時に呼吸を一時的に停止させ、吸気による下気道への食塊の吸引を防ぐものである。

図Ⅱ-6-1　嚥下時の喉頭閉鎖

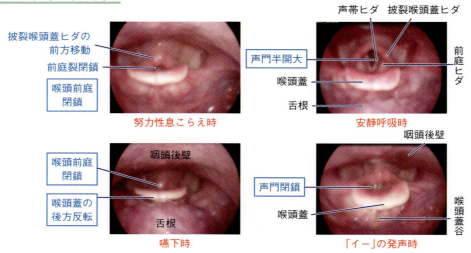

　種々動作時の喉頭閉鎖状況を内視鏡像で見たもので、こうすけデンタルクリニック（佐賀県）の山口康介氏の撮影による。安静呼吸時、声門は最大開大時の半分程度に開かれるが、発声時、声門は閉鎖される。努力性息こらえとは、重いものを持ち上げるときのように、体幹を安定させ腹圧を高める動作で、吸気を胸腔内に保持しようとするものである。努力性息こらえ時には、声門閉鎖に加えて喉頭前庭も閉鎖される。喉頭前庭の閉鎖には、披裂喉頭蓋ヒダ（図Ⅰ-6-2）の前方移動と前庭裂の閉鎖の同時に起こる2つの要素が含まれる。前庭裂とは左右前庭ヒダ間の隙間である（図Ⅰ-6-1）。嚥下時には、さらに喉頭蓋の後方反転で喉頭口も閉ざされるが、画像が真っ白になって嚥下の瞬間は観察できない。この画像は、嚥下直前で喉頭蓋が倒れていく様子を示している。

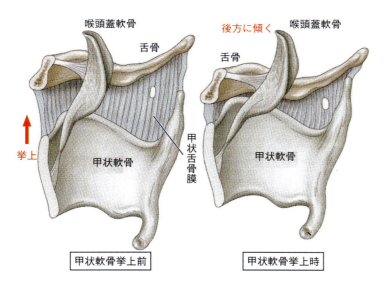

図Ⅱ-6-2　喉頭蓋後方反転の仕組み

　甲状軟骨が挙上されると、喉頭蓋の基盤をなす喉頭蓋軟骨が後方に倒れる様子を示す。喉頭蓋軟骨は基部で甲状軟骨の正中部内面に固着し、舌骨とはゆるく繋げられているため、甲状軟骨が挙上されると、基部が持ち上げられ、喉頭蓋軟骨は後方に傾く[14]。また、舌根の後下方への動きなどが喉頭蓋をさらに押し倒している（図Ⅲ-4-1右端）ことも考えられるが、詳細はColumn1を参照。このとき、StageⅡ移送で喉頭蓋谷に蓄積された食塊も下咽頭に押し出される。（本図は引用文献[5]より引用）

図Ⅱ-6-3　甲状軟骨を挙上する筋

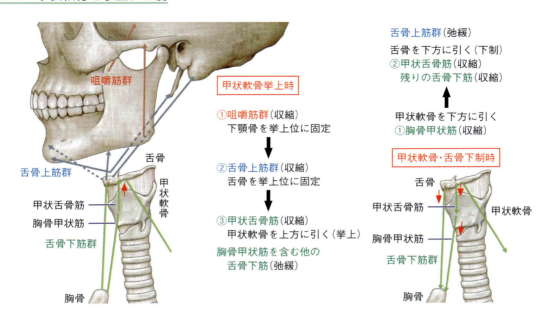

　甲状軟骨の動きにかかわる筋システムが示されている。甲状軟骨には、舌骨下筋群に属する甲状舌骨筋と胸骨甲状筋が付着する（図Ⅱ-5-1）。舌骨上筋群の収縮で舌骨が挙上位に固定されている（左図）と、甲状舌骨筋の収縮は甲状軟骨を上方に引く。このとき、咀嚼筋群は収縮し、他の舌骨下筋は弛緩している。胸骨甲状筋の収縮は甲状軟骨を下方に引く（右図）。この状態で甲状舌骨筋や残りの舌骨下筋が収縮すると、舌骨は下方に引かれる。このとき、舌骨上筋群は弛緩している。（本図は引用文献[5]より引用・改変）

図Ⅱ-6-4　前庭裂の閉鎖にかかわる筋

　喉頭筋の1つの披裂筋の作用を示す。声門閉鎖にはおもに外側輪状披裂筋がかかわる（図Ⅰ-6-3右）が、この場合、声門の左右披裂軟骨間の部（軟骨間部）は閉ざされない。披裂筋は横披裂筋と斜披裂筋からなる（左図）。付着部位と走行から見て（左図）、横披裂筋は、声帯靱帯のつく披裂軟骨下半部を正中に寄せ、軟骨間部を閉ざす（右上図）。斜披裂筋は、前庭ヒダの基盤の前庭靱帯がつく披裂軟骨上部を正中に寄せ、前庭裂を閉ざす（右下図）。すなわち、外側輪状披裂筋と横披裂筋は協同して声門をしっかり閉ざし、さらに斜披裂筋が収縮して前庭裂も閉ざすと考えられる。披裂喉頭蓋ヒダが前方に移動する機序は不明であるが、喉頭前庭粘膜下にも拡がる甲状披裂筋（図Ⅰ-6-4）が何らかの役割を担っている可能性がある。

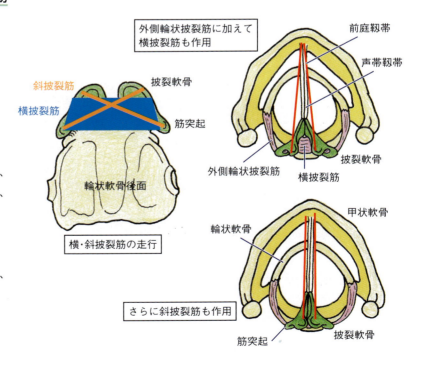

北村清一郎（森ノ宮医療大学　保健医療学部）

7. 中咽頭と下咽頭での動きと嚥下

咽頭の位置と形態

　咽頭は半円柱状の筒であり、上方は鼻腔と口腔に通じ、下方では喉頭と食道に通じる（図Ⅱ-7-1、図Ⅰ-4-1・3も参照）。鼻腔からの空気も、口腔からの食物も、両方が咽頭に到り、そして分かれ、空気は喉頭から気管を経て肺に、食物は食道を経て胃に送られる。咽頭は、気道であると同時に、食物の通り道（消化管）でもある。

　咽頭を考える際には、咽頭の壁（咽頭壁）と咽頭壁がつくる半円柱状の空間（咽頭腔）の両者を勘案する必要があるが、両者は混同されることも多い。ここでは、咽頭壁と咽頭腔を区別し、両者を総称するときは咽頭と記述する。

　咽頭は、鼻腔に近い側（頭側）から上咽頭、中咽頭、下咽頭に分けられる（図Ⅱ-7-2、図Ⅰ-4-1）。

　鼻腔の奥（背側）が上咽頭である。上咽頭の前壁は軟口蓋の鼻腔面、側方は咽頭側壁、後方は咽頭扁桃を含む咽頭後壁、上壁は咽頭天蓋である（図Ⅰ-4-4）。上咽頭腔は、鼻腔に通じるので鼻咽腔と呼ぶことがあり、そのために上咽頭は鼻咽頭とも呼ばれる。

　口腔の背側が中咽頭である。中咽頭の前壁は舌根と喉頭蓋の舌根面、側壁は口蓋扁桃を含む咽頭側壁、後方は咽頭後壁、上壁は軟口蓋の口腔面と上咽頭腔である（図Ⅰ-4-1）。中咽頭腔と上咽頭腔は連続していて、両者の間には明確な境界はない。

　下咽頭は、中咽頭の下方（尾側）の呼称で、前壁は喉頭蓋の咽頭面、側方と後方は咽頭の側壁と後壁である（図Ⅰ-4-1）。下咽頭の上壁は存在せず、下咽頭腔と中咽頭腔は連続している。下咽頭は、喉頭と食道の分岐部でもある。下咽頭腔の腹側（前側）は喉頭口（後述）と連続し、背側（後側）は下方（尾側）で食道腔に連続する。背側下端は洋梨状に膨らんでいるので、梨状陥凹または梨状窩ともいう（図Ⅰ-4-3）。梨

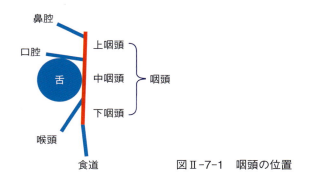

図Ⅱ-7-1　咽頭の位置

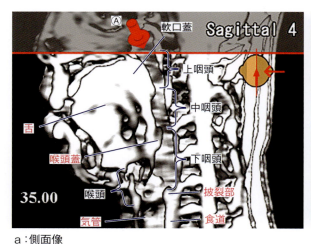

a：側面像

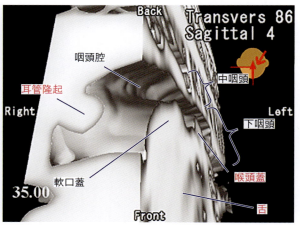

b：頭側斜め方向からの俯瞰像

図Ⅱ-7-2 a、b　中咽頭と下咽頭の位置と形態（cineMRIの立体構築像、安静時）。Ⓐは図2bの視点方向

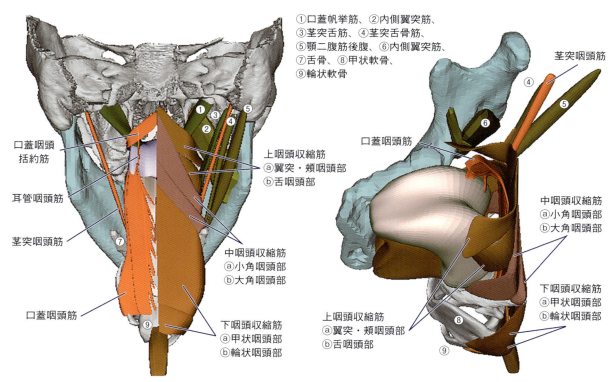

a：咽頭の背側面観。左側は咽頭収縮筋群を非表示
b：咽頭の斜上方面観。左側は咽頭挙筋群を非表示
図Ⅱ-7-3 a、b　咽頭部の筋骨格系（頚椎と後頭骨は非表示）

状窩は食道腔に通じ、両者の境界は食道入口部や上部食道括約部などと呼ばれる。食道入口部は呼吸時にはおおむね閉じているが、嚥下の食道相（後述）には短時間開放され、開放中に食塊が下咽頭腔から食道腔内に移送される。

喉頭口は、下咽頭と喉頭の境界部で、喉頭蓋の咽頭面と披裂部を繋ぐ披裂喉頭蓋ヒダに囲まれている（図Ⅰ-6-2）。喉頭口の下方は、喉頭前庭、喉頭室、声門と続く（図Ⅰ-6-1）。声門は、左右の声帯の間のⅤ字状の隙間のことであり、声門の下方が気管である。

咽頭部の筋骨格系

咽頭は、気道と消化管を兼ねている（図Ⅰ-4-2）。呼吸時には空気の通路として咽頭腔を広げ、嚥下時には食物を食道に送るために咽頭腔を閉じる。この相反する運動を可能にしているのは、咽頭壁を構成する咽頭筋である。咽頭筋は、咽頭挙筋と咽頭収縮筋に分類される（図Ⅱ-7-3 a、b）。

咽頭挙筋は、咽頭壁を上方に牽引する筋で、口蓋咽頭筋と茎突咽頭筋、耳管咽頭筋である。それぞれの起始は異なり、口蓋咽頭筋が軟口蓋、茎突咽頭筋が茎状突起、耳管咽頭筋が耳管軟骨であるが、停止はすべて咽頭壁である。咽頭挙筋が収縮すると咽頭壁は上方に牽引され、結果的に咽頭腔は短縮する。

咽頭収縮筋は、咽頭壁を内方に寄せて咽頭腔を狭くする筋で、上咽頭収縮筋、中咽頭収縮筋、そして下咽頭収縮筋に分けられる（図Ⅱ-7-3 a、b）。咽頭収縮筋の停止はすべて頚椎前面の正中部にある咽頭縫線であるが、起始部はそれぞれ異なる。上咽頭収縮筋の起始部は、上方から翼状突起と翼突下顎縫線、顎舌骨筋線ならびに横舌筋である（図Ⅲ-5-4）。したがって、上咽頭収縮筋は、上方から下方に向かって口腔を抱きかかえるように走行している。中咽頭収縮筋の起始部は舌骨であるが、小角から起始する小

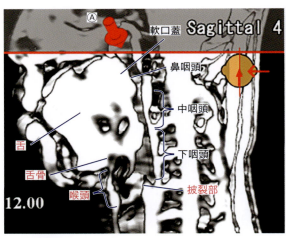 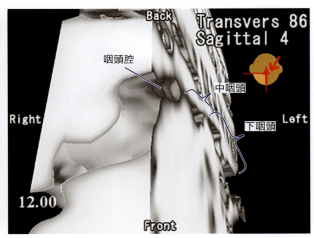

a：側面像　　　　　　　　　　　　　　b：頭側斜め方向からの俯瞰像

図Ⅱ-7-4 a、b　cineMRIの立体構築像でみる嚥下開始時（嚥下の口腔相）の咽頭の動き。側面像から、軟口蓋の挙上と披裂部の前方移動、喉頭挙上が始まっていることがわかる。俯瞰像では、鼻咽腔を中心に咽頭腔は狭くなり始めている。Ⓐは図4bの視点方向

角咽頭部と大角から起始する大角咽頭部に分かれる。どちらの筋も走行は扇型で、扇の要が舌骨（小角と大角）である。下咽頭収縮筋は、甲状軟骨から起始する甲状咽頭部と、輪状軟骨から起始する輪状咽頭部に分かれる。甲状咽頭部の形態は、直角三角形に似て、咽頭縫線にある同筋の停止部が隣辺、同筋の停止の最上端から甲状軟骨に向かうラインが斜辺に相当する。甲状咽頭部の筋の走行としては、上方から下方に向かって斜走角度がゆるくなり、下端部は水平に近くなる。下咽頭収縮筋の輪状咽頭部の中央部はほぼ水平に走行するが、上端は上方に凸、下端は下方に凸である。

嚥下の口腔相の咽頭の動き

嚥下の口腔相は、舌の送り込み運動と軟口蓋の挙上でスタートし、続いて舌骨と甲状軟骨、輪状軟骨が前上方に動き始める（図Ⅲ-4-1も参照）。嚥下運動中のcineMRIを使って、嚥下口腔相の中咽頭と下咽頭を見てみよう（図Ⅱ-7-4 a、b）。

軟口蓋が挙上すると、軟口蓋に起始がある口蓋咽頭筋は上方に受動的に牽引されるので、筋には受動的な張力が生じ、停止部である咽頭壁は上方に牽引される。茎突咽頭筋の収縮のタイミングは不明であるが、口蓋咽頭筋によって咽頭壁に生じた変化は、近接部位に停止する茎突咽頭筋が収縮する刺激になると思われる。

舌骨が上方へ動くと、舌骨小角と大角に起始する中咽頭収縮筋も一緒に移動し筋の走行が変わり、同筋の舌骨から上方の筋束は、起始から停止までの距離が短くなる。筋体の体積は不変と考えると、筋が短くなると筋束は太くなる。一方、同筋の舌骨から下方の筋束は、舌骨挙上によって牽引され筋束は細くなる。同様に、甲状軟骨が挙上すると、下咽頭収縮筋甲状咽頭部の起始から停止までの距離は短くなり、同筋の筋束はおおむね太くなる。同筋の輪状咽頭部は、上方に牽引されて筋束は細くなる。

嚥下の口腔期のcineMRIの立体再構築画像を安静時である図Ⅱ-7-2 a、bと比較すると、軟口蓋と舌骨ならびに喉頭の上方移動と、上咽頭と中咽頭部での咽頭腔の狭小化が確認できる。咽頭腔の狭小化には、咽頭の側壁と後壁の膨らみも関与している。したがって、この時期から咽頭挙筋と咽頭収縮筋は、受動的にせよ活動を開始していると思われる。

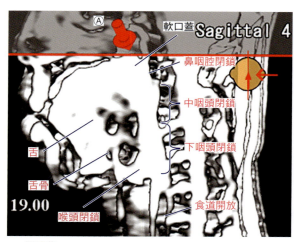
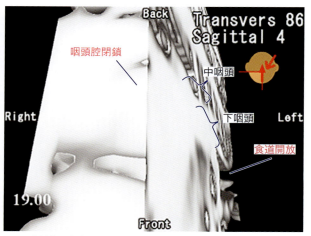

a：側面像　　　　　　　　　　　　　　　　　　　　b：頭側斜め方向からの俯瞰像

図Ⅱ-7-5 a、b　嚥下の咽頭相〜食道相への移行期の cineMRI（図Ⅱ-7-4から462msec 後）。側面像では、咽頭腔は完全に閉鎖している。俯瞰像でも同様である。食道相への移行期でもあるため、食道腔は開放している。Ⓐは図5bの視点方向

嚥下の咽頭相〜食道相への移行期の咽頭の動き

嚥下の過程がさらに進むと、食塊は舌の推進力で中咽頭腔に運ばれる。軟口蓋は挙上して上咽頭腔（鼻咽腔）を閉鎖し、舌と軟口蓋は接して中咽頭腔と口腔を遮断する。中咽頭腔内の食塊は、咽頭壁の推進力と重力の補助によって下方に向かい、下咽頭腔の下端（梨状窩）に到る。この過程を嚥下の咽頭相という。

嚥下の咽頭相（**図Ⅱ-7-5**）と口腔相（図Ⅱ-7-4）を比較すると、舌骨と喉頭は、さらに前上方に移動し、咽頭腔は閉鎖されている。咽頭腔の閉鎖の詳細な過程を画像で確認することはできないが、咽頭挙筋と咽頭収縮筋の活動によるものと思われる。

嚥下の咽頭相において食塊を下方に移送する仕組みは、以下のように考えられる。軟口蓋が挙上して上咽頭腔を閉鎖し、舌と硬・軟口蓋が接して口腔と中咽頭腔を遮断し、さらに声帯と仮声帯ならびに喉頭蓋によって下咽頭腔と喉頭を遮断した状態で、中咽頭腔の上端から下方に向かって咽頭腔を閉鎖していくと、食塊は下咽頭腔に向かう。食塊にかかる重力がこれを補助するので、食塊は比較的早く梨状窩に達する。

食塊が梨状窩に達すると、食道入口部が開大して食塊は食道腔内に移動する過程に連続する。この過程を嚥下の食道相という。食道入口部は食塊が通過するときだけ開大するが、その仕組みに関与するのは、下咽頭収縮筋輪状咽頭部（輪状咽頭筋）の弛緩である。輪状咽頭筋の起始は輪状軟骨側面、停止は咽頭縫線である。嚥下以外の時間では、輪状咽頭筋が収縮しているので、食道入口部は輪状軟骨側に押し付けられるようにして閉じている（Column3の図2：P.75）。嚥下の食道相になると、輪状咽頭筋は弛緩するので、食道入口部が開大しやすくなる。これ以前の嚥下開始直後から、輪状軟骨は前上方に移動しているため、輪状咽頭筋が弛緩すると食道入口部は、解き放たれたように開大する（Column3も参照：P.75）。この仕組みのため、輪状咽頭筋を上食道括約筋と呼ぶことがある。

道脇幸博（武蔵野赤十字病院　特殊歯科・口腔外科）

8. 加齢に伴う咀嚼・嚥下関連器官の変化

　加齢変化の特徴は、①個体差が大きいこと、②同一個体内でも臓器による差があること、③生活習慣の影響を受けること、④生理的変化（老化）と慢性疾患（老人病）の峻別が容易ではないことである。①～④を区別した研究は少なく、今後の課題であるが、ここでは、咀嚼・嚥下関連器官に器質的な異常がない被検者を例にして、加齢変化について述べる（図Ⅱ-8-1 a～c）。なお頸椎に関する記述は、割愛する。

舌骨と喉頭（甲状軟骨や輪状軟骨）の下垂

　嚥下関連器官の加齢変化のおもな特徴は、舌骨[2]と喉頭[1]の下垂とそれに伴う軟組織の位置と形態の変化である。

　発育・成長と加齢による舌骨の位置の変化を、CT矢状断像で見てみよう。下顎骨下縁を基準にすると、9ヵ月男児の舌骨は、下顎骨下縁よりも上方に位置する。25歳男性では、舌骨は下顎骨下縁と同じ位置で、第4頸椎相当部である。78歳男性の舌骨は、下垂して下顎骨下縁から離れ、第5頸椎相当部に位置している。

　甲状軟骨は、甲状舌骨膜や甲状舌骨筋によって舌骨と連結している（図Ⅱ-5-6）ので、舌骨の下垂に伴って下降する。甲状軟骨は、喉頭の枠組みをつくる軟骨で、内部に披裂軟骨や声帯ならびに筋組織を擁し、喉頭蓋の基部は甲状軟骨内面にある（図Ⅱ-8-2 a、b）。したがって、甲状軟骨が下降すると、披裂軟骨や声帯などの喉頭内組織ならびに喉頭蓋も下降する。

　輪状軟骨は、輪状甲状筋と輪状甲状関節によって甲状軟骨と連結している（図Ⅱ-8-2 b）ので、甲状軟骨とともに下降する。

　また、輪状軟骨と甲状軟骨の連結が筋と関節の両者によるのに対し、甲状軟骨と舌骨の間には関節構造がない（図Ⅱ-8-2 a、b）。そのため、甲状軟骨と輪状軟骨の間では顕著な加齢変化はみられないのに対し、舌骨と甲状軟骨の間では互いの距離が増え、両者が離れる傾向にある。

口腔の空間容積の増加

　CT矢状断像で25歳の健常男性と78歳男性の口腔容積を比較すると、78歳男性のほうが口腔の空間容積が大きい。この点にも、舌骨の下垂が影響していると考えられる。

　舌骨は、どの骨とも嵌合や関節構造をもたない唯一の骨である（図Ⅱ-5-5）。筋や靱帯によっ

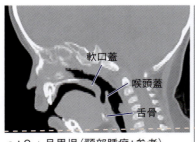

a：9ヵ月男児（頸部腫瘍：参考）

下顎骨下縁の高さを示す基準線

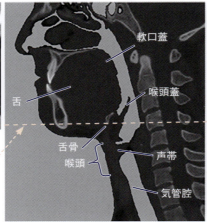

b：25歳男性（健常）

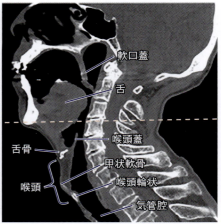

c：78歳男性（脳卒中による嚥下障害患者）

図Ⅱ-8-1 a～c　口腔～咽頭、喉頭のCT矢状断像

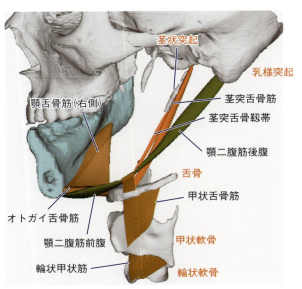
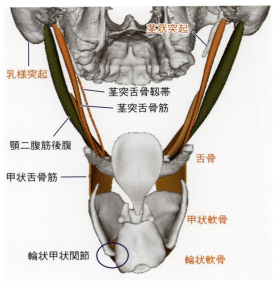

a：左側筋群と右顎舌骨筋の側面像。左下顎骨は非表示　　b：舌骨上筋群と舌骨下筋群の正面像。下顎骨は非表示
図Ⅱ-8-2a、b　舌骨、甲状軟骨と輪状軟骨を支持する筋群

て前方を下顎骨、後方を側頭骨に連結され、いわばハンモック状に吊り下がる（図Ⅱ-8-2a）。ハンモックの位置を保つ筋や靭帯が伸びると、舌骨は下垂していく。舌骨は舌の支持体であり、舌は舌骨上に座するようにある（図Ⅲ-4-3）ので、舌骨が下垂すると舌も下降する。

舌は口腔最大の器官であり、青年時は口腔の空間を充満しているが、舌骨が下垂すると舌も下降し、結果的に口腔の空間容積は増大する。

ここでは、舌骨の下垂の波及として、口腔の空間容積の増大について述べたが、口腔の空間容積には、舌などの軟組織の体積の増減も関与する。軟組織の体積の増減に関与する因子は、体重、運動能、栄養状態、そして加齢変化（筋の萎縮）と考えられるが、渉猟した範囲では、各因子の影響を考慮した研究はみられない。そのため、軟組織器官の体積による空間容積の変化に関する検討は省略する。

咽頭の空間容積の増加

CT矢状断で比較すると、78歳男性の咽頭の空間容積は増加している。舌骨の下垂によって舌根と喉頭蓋の間（喉頭蓋谷）の容積が広がるため、中咽頭の空間が上下方向に拡大する。さらに喉頭が下降するため、下咽頭の空間容積は上下方向に増加する。このとき、空間の幅径はそれほど減少しないため、総和として中咽頭と下咽頭の空間容積は増加する。すなわち、加齢によって舌骨と喉頭が下垂する結果、咽頭の空間容積は増加すると考えられる。

運動の変化

筋の加齢変化の特徴は、筋線維数の減少による筋肉量の減少（萎縮）であり、青年期に比べると俊敏性や最大筋力は低下する。しかし、人体は本来余力をもった構成であるため、どのくらいの筋萎縮であれば機能障害が出現するかについては、あきらかでない。また、渉猟した範囲では、咀嚼・嚥下に関連する筋肉の萎縮に関する報告はみられない。

咀嚼・嚥下機能に関する研究では、加齢によって舌骨や喉頭の安静時の位置は下降するが、挙上量を増やして最大挙上位を保ち、結果的に嚥下機能は維持されていると述べられている[1,2]。舌骨や喉頭の下降という不利を、挙上量の増加という余分な運動を追加することで、代償して

いると考えられる。しかし、疫学調査では高齢になると誤嚥性肺炎が増加する。加齢変化によって余力が低下した高齢者に、慢性病などの因子が加わることで代償能の範囲を超えるため、咀嚼・嚥下障害が起こるものと考えられる。

舌骨と甲状軟骨、輪状軟骨が下垂する仕組みの解剖学的考察

舌骨は、舌を支持するU字型の骨である。下顎骨と頸椎の間に浮かぶようにあり、どの骨とも嵌合や関節構造をもたない（図Ⅱ-5-5）。舌骨を骨と連結しているのは、筋と靱帯である（図Ⅱ-8-2a、b）。

舌骨は、前方では、オトガイ舌骨筋と顎二腹筋前腹によって下顎骨のオトガイ棘と繋がり、さらに顎舌骨筋によって下顎骨顎舌骨筋線に連結する。後方では、茎突舌骨筋と茎突舌骨靱帯によって側頭骨の茎状突起に、顎二腹筋後腹によって側頭骨乳様突起に連結する。これらの筋を総称して舌骨上筋群（図Ⅱ-5-1・3）という。しかし、舌骨上筋群だけでは、舌骨はその位置を保てない。拮抗する下制筋が必要である。舌骨を下制する筋を舌骨下筋群と総称する。胸骨舌骨筋や肩甲舌骨筋、甲状舌骨筋である（図Ⅱ-5-2）。このようにして、舌骨は舌骨上筋群と下筋群によって、いわばハンモック状に位置を制御されている。

甲状軟骨と輪状軟骨も他の骨とは関節構造をとらない。甲状軟骨は甲状舌骨筋と甲状舌骨膜によって舌骨と連結し、輪状軟骨は輪状甲状筋と輪状甲状関節によって甲状軟骨と連結してい

る（図Ⅱ-8-2a、b）。すなわち、甲状軟骨と輪状軟骨は、舌骨にぶら下がったような状態であり（図Ⅱ-5・6）、その位置の保持を舌骨に依存している。甲状軟骨には、喉頭蓋や披裂軟骨、声帯なども付着しているため、輪状軟骨を含む喉頭全体が舌骨にぶら下がっていることになる。舌骨と喉頭には下方（重力方向）に力が掛かるので、舌骨上筋群が舌骨と喉頭をハンモック状に吊り上げて支えている（図Ⅲ-5-3）。

発育・成長期では、舌骨の位置が高いうえに、筋力も増大するので、舌骨上筋群の筋力は十分な余力をもって舌骨を保持していると考えられる。しかし、加齢に伴って筋が萎縮して筋力が低下すると、舌骨と喉頭には下降する傾向が生じる。

したがって、加齢に伴う舌骨と甲状軟骨、輪状軟骨の下垂は、その解剖学的な制約から生じると考えられる。

なお、舌骨が他の骨と嵌合や関節構造をとらないために、舌骨の可動性は高い。このため、舌骨に支持される舌（図Ⅲ-4-3）の可動範囲は広く、運動の巧緻性にも優れている。舌の良好な運動性は、咀嚼・嚥下ならびに発音機能にとって必須である。高齢期に向かっては、舌骨の可動性を保持しつつ、舌骨を下降させない年齢の重ね方が求められている。

道脇幸博（武蔵野赤十字病院　特殊歯科・口腔外科）

Column 3　梨状陥凹と食道入口部

　図1は喉頭蓋谷から梨状陥凹（図Ⅰ-4-7）にわたる部の粘膜下の筋を示す。梨状陥凹の直下に食道入口部がある。咽頭挙筋群の茎突咽頭筋と口蓋咽頭筋の合流筋束が、梨状陥凹を取り巻く咽頭粘膜の粘膜下や甲状軟骨に停止する[4]。

　喉頭蓋谷と梨状陥凹は嚥下時の飲食物の主要通路をなす（図Ⅰ-4-8）。咽頭挙筋群は咽頭を挙上して梨状陥凹周辺の粘膜を動かし、咽頭収縮筋群による食塊送り込み運動と協力して飲食物を食道入口部に送る。咽頭挙上能が弱まると、梨状陥凹に食塊が残留しやすくなることが報告されている[1]。

　咽頭収縮筋群（図Ⅱ-7-3）は、下咽頭収縮筋の輪状咽頭部（以下、輪状咽頭筋）以外は、嚥下時に収縮して食塊の移送にかかわる。輪状咽頭筋は、食道の上括約筋として普段は収縮して食道入口部を閉ざし（**図2**）、食道に空気などが入り込まないようにしているが、飲食物通過時には弛緩して食道入口部を通るのを許す（図Ⅰ-10-4右）。しかし、輪状咽頭筋が弛緩しても、飲食物が通るスペースをつくるためには、舌骨・喉頭が上前方に挙上されていることが必要である[5]。図2の赤線は挙上後の喉頭後壁の位置を示す。食道入口部の空間が拡がるのがわかる。飲食物は弛緩した輪状咽頭筋を押し拡げつつ入口部を通過していく。やはり、ここでも下顎骨は挙上位に固定されていることが必要となる（図Ⅱ-5-4）。

　嚥下が生じて飲食物が下咽頭に送られてきても、食道入口部が十分に開かない、あるいはタイミングよく開かないと、食塊は食道にうまく運ばれず、食塊はやはり梨状陥凹に残留することになる。やがて呼吸が再開すると残留した食塊が誤嚥されることになる（嚥下後誤嚥）。

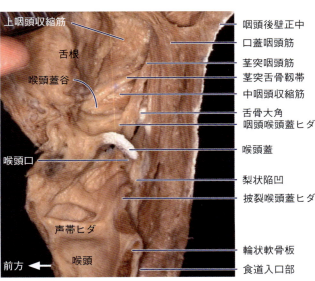

図1　梨状陥凹周辺の筋を正中断面で見る（引用文献[2]の図を改変）

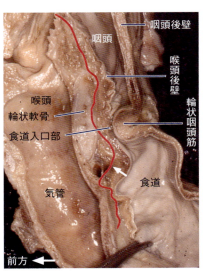

図2　食道入口部の開大と舌骨・喉頭の挙上（引用文献[3]の図を改変）

【引用文献】
1) Dejaeger E, Pelemans W, Ponette E, Joosten E : Mechanisms involved in postdeglutition retention in the elderly. Dysphagia, 12：63-67, 1997.
2) 北村清一郎　編著：臨床家のための口腔顎顔面解剖アトラス．医歯薬出版，東京，2009．
3) 北村清一郎，柿木隆介，井上　誠，金尾顕郎，黒岩恭子：なぜ「黒岩恭子の口腔ケア＆口腔リハビリ」は食べられる口になるのか．デンタルダイヤモンド社，東京，2013．
4) 角田佳折：ヒト咽頭挙筋群の起始・走行ならびに停止に関する肉眼解剖学的研究．四国歯誌，20(1)：13-26, 2007．
5) 山田好秋：よくわかる摂食・嚥下のメカニズム　第2版．医歯薬出版，東京，2013．

北村清一郎（森ノ宮医療大学　保健医療学部）

9. 摂食・嚥下器官の動きと誤嚥

　嚥下時の器官は、食塊を口腔から咽頭を経て食道に移送すること（食塊移送）と、移送中の食塊が喉頭内に入らないようにすること（誤嚥防止）の、2つの目的を同時に果たすために運動している。この器官の動きは連続的なものであるが、便宜上は大まかに3つに分けることができる。食塊を口腔から咽頭に移送する運動である口腔期、食塊を咽頭内で移送しつつ誤嚥を防止する運動である咽頭期、最後が食塊を食道から胃に移送する運動である食道期である（表1）。

　口腔期の運動

　図Ⅱ-9-1に、口腔期の器官の位置と状態を示す。

　液体の嚥下と咀嚼を伴う嚥下では、口腔期における食塊の位置が異なるが、液体嚥下が基本型なので、ここでは液体嚥下を中心に述べる。

　液体嚥下の場合は、食塊を舌背上に載せてさらに舌背中央部の一部に窪みを作り、この窪みに食塊を集める（図Ⅰ-10-4左も参照）。このとき、軟口蓋は、下方に垂れて舌根部の舌背と接し、食塊が咽頭に不随意に落下したり散乱するのを防止している。

　舌背中央部の窪みに十分な量の食塊が集まると、舌は食塊を咽頭に移送するための波状運動（進行波的波状運動）を開始する。食塊が集まっている窪みの後方に新たな窪みを作ったら、前方の窪みを膨らませて凸に変える。このようにして、順に窪みを後方に移動させながら、また窪みの前方部は順に膨らませて口蓋と舌背が接する状態を維持する。この間、舌背の側縁は、挙上して上顎歯の口蓋側の歯茎部歯肉に接している。その結果、後方の咽頭側にのみ食塊の通路ができる。こうして、舌背中央部にて、前から後ろに向かって窪みを伝播させることで食塊を咽頭側に移送する。舌の波状運動の開始を口腔期（図Ⅰ-10-1の口腔送り込み期）の開始としている。

　軟口蓋は、下方に垂れて口蓋垂が舌根部の舌背に接し、食塊が咽頭側に落下するのを防止していたが、舌の波状運動開始と同時期に挙上を始める。軟口蓋の挙上によって、口腔と咽頭が開通して食塊が咽頭に移送される通路が拡大する。この後、軟口蓋は、さらに挙上して鼻咽腔を閉鎖し、食塊が鼻腔側に漏れないようにする。

　ほぼ同時期に舌骨と喉頭（甲状軟骨と輪状軟骨など）が、挙上を開始する。この時期の舌骨

表1　嚥下時の器官の運動のまとめ

	口腔期	咽頭期	食道期	呼吸期
目的	・食塊を咽頭に移送する	・誤嚥防止 ・食塊を食道に移送する	・食塊を食道内から胃に移送する	・呼吸の再開
主たる動き	・舌の進行波的波状運動	・喉頭閉鎖と咽頭腔閉鎖	・食道の蠕動運動	・気道の再開通
付随する動き	・軟口蓋が挙上を開始 ・舌骨と喉頭が挙上を開始	・舌根と口蓋が接して口腔と咽頭を遮断 ・軟口蓋が挙上し咽頭壁と共同で鼻咽腔閉鎖 ・喉頭蓋が反転して喉頭と咽頭を遮断 ・咽頭壁の挙上と収縮 ・声帯と仮声帯が喉頭内で気管と喉頭を遮断	・食道入口部が開大	・声帯と仮声帯が復位（気管と喉頭の開通） ・喉頭蓋が復位（喉頭口と咽頭腔の開通） ・軟口蓋の復位（鼻咽腔の開通） ・舌骨と喉頭の復位（口腔と咽頭腔の開通と食道入口部の閉鎖）

（実際の嚥下運動では、前の期から次の期への移行は連続的である）

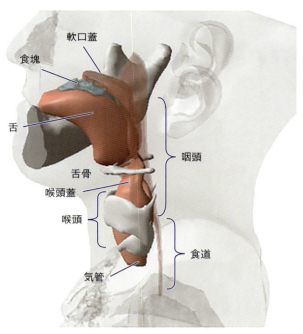
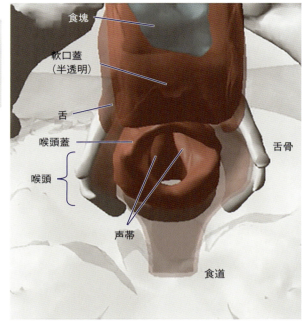

図Ⅱ-9-1　口腔期の器官の位置と状態（Swallow Vision®）

と喉頭の挙上は、後述する咽頭期の時期の挙上とは異なり比較的ゆっくりした運動である。

口腔期では以下の筋が働いていると考えられる。舌背の波状運動の中心はオトガイ舌筋、舌側縁の挙上は口蓋舌筋で、内舌筋（垂直舌筋、横舌筋、縦舌筋）は補助的に働いている。舌骨の挙上には舌骨上筋群、喉頭の挙上には甲状舌骨筋と輪状甲状筋が作用する。

咀嚼を伴う場合は、十分に咀嚼して飲み込める状態になった部分（食塊）は、口腔内に保持せずに舌の進行波的波状運動（stageⅡ移送：図Ⅱ-3-3）によって喉頭蓋谷まで送り、ここに貯留することが可能である。液体嚥下で食塊が口腔の舌背上にとどまっているのとは異なり、咀嚼を伴う場合は、口腔期において食塊が口腔の舌背上から咽頭の喉頭蓋谷まで広がっていることが特徴である（図Ⅱ-3-3の右端）。なお、口腔期、咽頭期、食道期での器官の動きそのものには、液体嚥下の場合と差異はないとされている。

咽頭期の運動

図Ⅱ-9-2に、咽頭期の器官の位置と状態を示す。

口腔期に続くのは咽頭期である。各器官は、誤嚥を防止しながら食塊を食道内に移送するという2種類の機能を果たすために協調している。

1．食塊を食道まで移送する

食塊後端が咽頭に達したときには、舌根が挙上して軟口蓋と接し、口腔と中咽頭を遮断する（Column4の図2の咽頭期開始時も参照：P.83）。口腔期で挙上を開始していた軟口蓋は、上咽頭側壁や後壁と接する位置まで挙上し、上咽頭壁と協調して鼻咽腔（上咽頭腔）を閉鎖している。すなわち、鼻腔と咽頭は遮断されている。

口腔期で挙上を開始していた舌骨と喉頭は最高点に達する。咽頭壁も挙上し、さらに咽頭腔は上方から下方（食道方向）に向かって収縮していく。中咽頭腔では、喉頭蓋が反転し、舌根が後方に牽引されるので、舌根と咽頭側壁なら

9．摂食・嚥下器官の動きと誤嚥　77

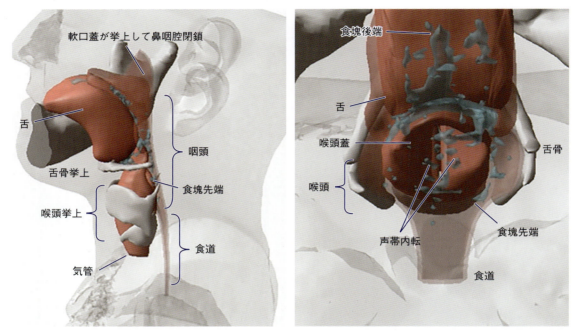

図Ⅱ-9-2　咽頭期の器官の位置と状態（Swallow Vision®）

びに後壁が接して、中咽頭腔を封鎖する。下咽頭腔では、咽頭壁の挙上によって梨状陥凹の陥凹部（空間）が見かけ上消失し、反転した喉頭蓋と下咽頭後壁ならびに側壁が接して下咽頭腔を閉鎖する。

こうして咽頭腔を上方から下方に封鎖していくことで、食塊を食道入口部まで移送すると考えられる（Column 6 も参照：P.92）。食塊にかかる重力も有効に働く。

咽頭期での食塊移送に関与する筋のうち咽頭部については、以下のように考えられる。咽頭の挙上には茎突咽頭筋と口蓋咽頭筋ならびに耳管咽頭筋、咽頭壁の収縮には上咽頭収縮筋と中咽頭収縮筋と下咽頭収縮筋、舌根の後方牽引には茎突舌筋が作用している（図Ⅱ-7-3）。喉頭蓋の反転に関与する仕組みについては、諸説があり、見解が一致していない。

2．誤嚥防止

食塊が咽頭腔にある間は、呼吸は停止している。喉頭蓋は反転して喉頭口を覆って喉頭腔と咽頭腔を遮断する。喉頭内では、声帯と仮声帯がともに内転して、喉頭腔を気管腔から遮断する。気管側から喉頭を見上げると、喉頭腔には声帯と仮声帯、さらに喉頭蓋という3つの扉があり、咽頭期の間は、3つの扉のすべてが閉じられていることになる（図Ⅱ-6-1も参照）。披裂部は前内方に移動して、喉頭腔内の閉鎖を容易にする。

作用している筋については、声帯と仮声帯の内転に、声帯筋、甲状披裂筋、外側輪状披裂筋、そして披裂筋（横披裂筋、斜披裂筋）が関与している。

食道期の運動

図Ⅱ-9-3に、食道期の器官の位置と状態を示す。

食塊の先端が梨状窩（梨状陥凹）に達すると食道入口部が開き、食塊が食道内に流入する。このときを食道期の開始とする。

咽頭期の後半、食塊の先端が下咽頭末端に達すると、食道入口部が開く。咽頭期では、口腔と鼻腔、そして喉頭腔と咽頭腔が遮断され、食

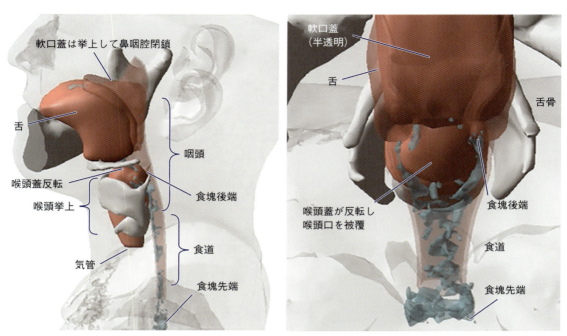

図Ⅱ-9-3　食道期の器官の位置と状態（Swallow Vision®）

塊の上方に位置する咽頭腔は閉鎖され、食塊は咽頭腔内で押しつぶされた状態で移送されている。そのなかで、食道入口部が開くので食塊は勢いよく食道腔内に流れ込む。咽頭壁からの下方圧、重力、そして食道腔が開放されることによる負圧が関与していると考えられる。

食塊の後端が食道入口部を通過し終わると、食道入口部は再び閉じる（Column4の図2の食道期も参照：P.83）。誤嚥のリスクがなくなるので、食道期は継続したまま呼吸期（後述）に移行する。一方、食道の蠕動運動はその後も数秒間続き、食塊の後端が胃内に入った時点で終了する。この時点が食道期の終了、つまり、嚥下の終了となる。

食道入口部の開大には、前準備として舌骨と喉頭の挙上が必要であり、その状態で下咽頭収縮筋輪状咽頭部（輪状咽頭筋）が弛緩する結果、食道入口部が開大すると考えられている。

呼吸期

嚥下中は呼吸を停止しているので、食塊の後端が食道入口部を通過すると、早急に呼吸を再開する（Column4の図2の食道期も参照：P.83）。呼気で再開する者と吸気で再開する者があることが知られているが、相違の理由はあきらかでない。

呼吸を再開するために、嚥下中に遮断していた気道を再開放する。気管と喉頭の遮断は、声帯と仮声帯の外転によって開放し、喉頭と咽頭の遮断は喉頭蓋が復位して開く。軟口蓋が復位して鼻咽腔を開放し、舌が下方に移動して、口腔と咽頭腔を開通させる。舌骨と喉頭は嚥下終了直後から下降を開始し、咽頭壁も下降して咽頭壁の収縮も解く。この結果、口腔と鼻腔から咽頭を経て喉頭、そして気管までが開放されて呼吸が可能になる。咽頭は消化管から気道の役割に戻る。

舌、軟口蓋、舌骨、喉頭、咽頭壁の復位については、嚥下時に作用した筋が緊張を解くことで実現される。声帯と仮声帯の外転（復位）には、後輪状披裂筋がとくに関与する。

表2　誤嚥の型と食塊の位置ならびに嚥下器官の動きの関係

食塊の位置	器官の運動	誤嚥の有無	誤嚥分類型a[1, 2)]	誤嚥分類型b[3)]
食塊が口腔内にある（口腔相）	口腔期	なし		
	咽頭期	なし		
	食道期	なし		
食塊が咽頭内にある（咽頭相）	口腔期の前	あり	（嚥下運動不全型）	嚥下（の咽頭期）前誤嚥
	口腔期	あり	喉頭挙上期型誤嚥	嚥下（の咽頭期）前誤嚥
	咽頭期	なし（あり＊）	（喉頭挙上期型誤嚥）	嚥下（の咽頭期）中誤嚥
	食道期	なし（あり＊＊）	（喉頭下降期型誤嚥）	嚥下（の咽頭期）後誤嚥
	食道期の後	あり	喉頭下降期型誤嚥	嚥下（の咽頭期）後誤嚥
食塊が咽頭内に残留している（嚥下後の咽頭残留）	口腔期	あり		
	咽頭期	あり		
	食道期	なし		

（＊：食塊最先端の位置によって誤嚥のリスクがある。＊＊：食塊最後尾の位置によっては誤嚥のリスクがある）

食塊の位置による嚥下の分類

嚥下関連器官の運動によって、食塊は口腔から咽頭を経て食道に移送される。食塊の位置に注目して、食塊が口腔内にあるときを口腔相、咽頭内にあるときを咽頭相、食道内にあるときを食道相という。「期」は器官の運動の分類であり、「相」は食塊の位置の分類である。健常者では、「期」と「相」は一致するので、たとえば器官の運動が「口腔期」のときは、食塊の位置は「口腔相」である。

誤嚥

食塊などが喉頭を経て気管に侵入することを誤嚥という。誤嚥はさまざまな疾患で生じるが、基本の仕組みは「期」と「相」の不一致と考えることができる（表2）。このうち、誤嚥が起こるのは、咽頭相と食道相の場合である。

1．咽頭相の場合

食塊が咽頭腔内にあるときは誤嚥のリスクが高い。器官の運動としての口腔期の前では、喉頭腔が閉鎖されていないので、食塊が咽頭に落下した場合には、そのまま誤嚥するリスクがある。口腔期や咽頭期の場合も同様である。口腔期は、喉頭挙上が始まる時期なので、この型の誤嚥を喉頭挙上期型誤嚥または嚥下の咽頭期前の誤嚥（嚥下前誤嚥）という。咽頭期の場合でも、食塊の流れが早すぎて喉頭閉鎖前に下咽頭に達すると誤嚥することがある。この場合は、喉頭挙上期型誤嚥または咽頭期中の誤嚥（嚥下中誤嚥）という。食道期の終了間際にもかかわらず、食塊が咽頭腔内に残っていると誤嚥することがある。食道期では喉頭下降中なので、喉頭下降期型誤嚥または咽頭期終了後の誤嚥（嚥下後誤嚥）という（図Ⅱ-9-4）。食道期の終了後に、食塊が咽頭残留している場合の誤嚥も、喉頭下降期型の誤嚥または嚥下後の誤嚥に分類する。

2．嚥下後にも咽頭に残留していた食塊の誤嚥

連続して食塊を嚥下する場合のうち、前の食塊が咽頭腔内のたとえば梨状窩（梨状陥凹）に残留している場合である。この状態で、次の嚥下が始まると、残留していた食塊が位置を変えて喉頭腔内に侵入し、誤嚥することがある。誤嚥する時期は口腔期、咽頭期にかかわらない。実臨床では比較的よく見られるが、このタイプ

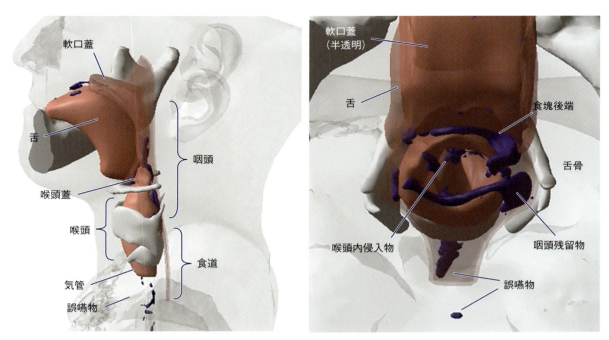

図Ⅱ-9-4　誤嚥の例（喉頭下降期型誤嚥：Swallow Vision®）

の誤嚥は上記1．の分類に当てはまらない。というのは、上記1．の分類は、嚥下造影検査中の所見に基づくもので、咽頭に食塊が残留している状態での嚥下を想定していないからである。

今後の研究の進展が待たれている。

道脇幸博（武蔵野赤十字病院　特殊歯科・口腔外科）

Column 4　摂食・嚥下器官の動きを経時的に見る

咀嚼嚥下時の口腔・咽頭での動きを経時的に見る。**図1**は嚥下咽頭期までの動き、**図2**は嚥下咽頭期と食道期での動きである。鼻咽腔閉鎖、舌骨前上方挙上、食道入口部の開大、喉頭防御の開始・終了の相対的順序は、引用文献[1]のとろみ食での記載を参考にした。これらの図はまだ完成版とはいえない。今後の研究が進むにつれ、さらなる修正が必要と思われる。

1．Stage I 移送時

引用文献[3]の図に基づき、捕食時の様相が黒線、舌のプルバック運動（図II-3-1）で食物が移送される様相が赤線で示されている。流動物の命令嚥下時の口腔準備期（図I-10-4左）では口峡は閉鎖されており[3]、Stage I 移送時でも口峡は閉ざされている。

2．咀嚼時

引用文献[2]の図に基づき、閉口時の様相が黒線、開口時の様相が赤線で示されている。流動物の命令嚥下時とは異なり、口峡は閉鎖されず、口腔と咽頭腔は連続した空間となる[2]。このことは、時に応じて並行的に起こる Stage II 移送時でも同様である。咀嚼中、軟口蓋は開口とともに挙上し、閉口とともに下降するが、鼻咽腔閉鎖には至らない[2]。

3．Stage II 移送時

咀嚼を含む Processing 過程で作られた食塊は舌の絞り込み運動（図II-3-3）で喉頭蓋谷に送られる（図II-3-4）。その開始時の様子が示されている。開始時、舌尖のみが硬口蓋の前部と接していた舌は、硬口蓋との接触面積を後方に拡げつつ、食塊を後方に送っていく。

4．咽頭期への移行時

軟口蓋反射（図III-3-3）により鼻咽腔閉鎖が生じ、舌根が前方に引かれて咽頭腔が拡がり、陰圧となった咽頭腔に食塊が吸い込まれる。舌背前部（前舌）が硬口蓋を押し、口唇は閉ざされたままである。

5．咽頭期開始時

ここでいう咽頭期には、第II章9の表1の咽頭期と食道期が含まれる。舌背後部（後舌）が挙上位の軟口蓋に引き寄せられて口峡が閉ざされ、口腔と咽頭が遮断される。咽頭腔は閉鎖された口唇・口腔・咽頭峡により外界から隔離されている。食塊は咽頭腔に移行し、嚥下反射（図III-3-3）が生じる。舌骨・喉頭は前上方に挙上され、食道入口部が開大する。声門と喉頭前庭は閉ざされており、舌根が後方と下方に引かれ、喉頭蓋が後方に反転し始める。

6．咽頭期

喉頭蓋の反転が最大となる。咽頭収縮筋の前方かつ内方への絞りこみと舌根部の後方移動により生じた咽頭腔の括約部位が食道方向に移動することで食塊は食道に送られる。括約部位より口腔側では咽頭腔は閉ざされたままである。食道への送り込みの詳細は「Column 6：P.92」に記した。

7．食道期

第II章9の表1の呼吸期に対応する。食塊が完全に食道に入ると食道入口部は再び閉ざされ、咽頭峡は開かれる。声門・喉頭前庭が開大し、次いで、反転していた喉頭蓋も復位し、呼吸が再開する。食塊は食道筋の蠕動運動により胃に送られる（図I-5-4）。

【引用文献】

1）稲本陽子：3D-CTによる嚥下生理のアップデート．摂食・嚥下リハビリテーション　第3版．才藤栄一，植田耕一郎（監），医歯薬出版，東京，79-85，2016.

2）松尾浩一郎：プロセスモデルを考慮した摂食・嚥下リハビリテーション．Monthly Book MEDICAL REHABILITATION 摂食嚥下障害リハビリテーションABC（出江紳一　編集企画），全日本病院出版会，東京，44-50，2017.

3）松尾浩一郎，Palmer JB：摂食嚥下のモデル．摂食・嚥下リハビリテーション　第3版．才藤栄一，植田耕一郎（監），医歯薬出版，東京，96-105，2016.

北村清一郎（森ノ宮医療大学保健医療学部）

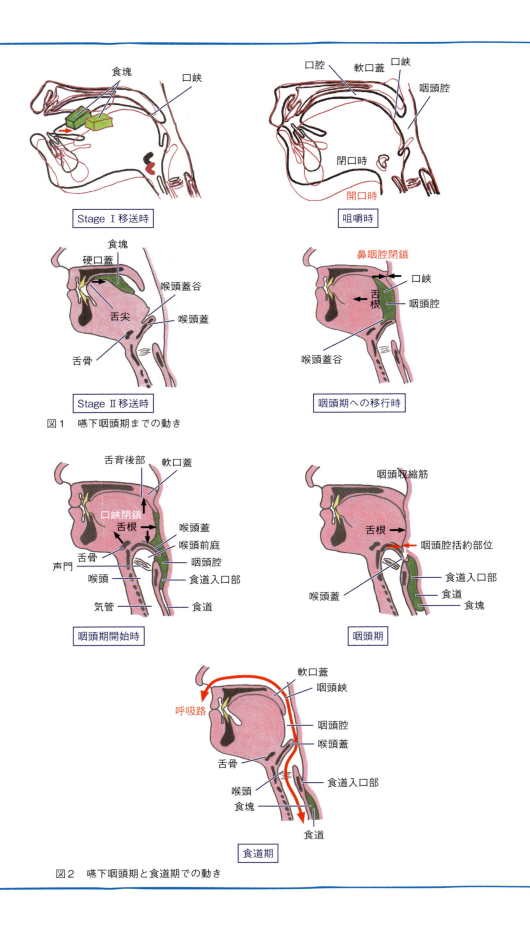

図1 嚥下咽頭期までの動き

図2 嚥下咽頭期と食道期での動き

Column 4 摂食・嚥下器官の動きを経時的に見る

Column 5　鼻汁や唾液、痰の咽頭貯留と食塊の咽頭残留

　図1は、3年前に脳梗塞を発症した左片麻痺患者の座位、頭部・頸部中間位、安静時における咽頭部内視鏡画像（嚥下内視鏡画像：VE画像）で、下咽頭に貯留した鼻汁や唾液、痰（図1a）を除去する様子が示されている。さらに、喉頭より後方の部から披裂間切痕を経て喉頭に侵入していくことも考えられ、これらの貯留物が原因の誤嚥性肺炎へと移行してしまうおそれもある。「ふぁんふぁんブラシ」（図Ⅳ-1-1）にて下咽頭内の貯留物を除去し（図1b）、随意嚥下を促した。咽頭腔が清潔になったのがわかる（図1c）。これが黒岩恭子氏考案の咽頭ケア（第Ⅶ章-4参照）である。盲目的に行う吸引操作と比較して安全であり、より効果的な手法と考え、筆者も活用している。

　図2は、食塊の咽頭残留の様子をVE画像で示す。

　咽頭残留には、喉頭蓋より上位の中咽頭に残留する喉頭蓋谷残留（図2a）と、下位の下咽頭に残留する梨状陥凹残留（図2b）がある。喉頭蓋谷残留は舌根の後下方運動や喉頭挙上が不良な場合に生じるが、喉頭蓋谷や左右咽頭喉頭蓋ヒダ前方に広いスペースがあるため、喉頭侵入や誤嚥は生じにくい[1]。一方、下咽頭に残留する場合には、貯留スペースは梨状陥凹しかなく、残留量の増加に伴って披裂間切痕などから容易に喉頭へ侵入して誤嚥に至る[1]。残留を生じるには、咽頭嚥下圧の低下だけではなく、流路の異常（食道入口部開大不全や咽頭・喉頭の立体構造異常）、食形態などさまざまな因子が影響する。なお、梨状陥凹では食塊を貯留できるようになっているが、貯留量には個人差が大きい[1]。

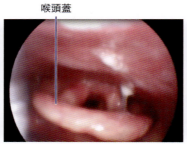
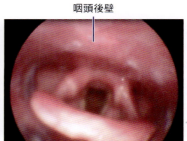

a：鼻汁・唾液・痰の咽頭貯留　　b：「ふぁんふぁんブラシ」での鼻汁・唾液・痰の除去後　　c：随意嚥下後

図1　鼻汁・唾液・痰の咽頭進入と「ふぁんふぁんブラシ」の活用

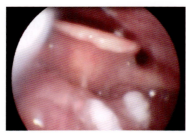
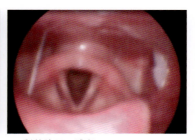

a：喉頭蓋谷に残留　　b：梨状陥凹に残留

図2　食塊の咽頭残留

【引用文献】
1）福村直毅：咽頭．医療・看護・介護で役立つ嚥下治療エッセンスノート．福村直毅（編），全日本病院出版会，東京，51-58，2015．
2）黒岩恭子：DVDで学ぶ黒岩恭子の口腔ケア　在宅・施設・入院患者の口腔を悪化させないために．デンタルダイヤモンド社，東京，2011．
3）黒岩恭子：食べられる口づくり　口腔ケアから咽頭ケアへ　第1回「くるリーナブラシシリーズ」誕生秘話．地域リハビリテーション，9（2）：別冊53-55，2014．

山口康介（佐賀県・こうすけデンタルクリニック）

●引用ならびに参考文献

Ⅱ章 -1. 咀嚼と筋、4. 鼻咽腔閉鎖機能と筋、5. 舌・舌骨・喉頭複合体の動きと嚥下、6. 気道防御と嚥下（北村清一郎）

1）阿部伸一：基本の基本　摂食嚥下の機能解剖．医歯薬出版，東京，2014．
2）Fritzell B：The velopharyngeal muscles in speech. Acta Otolaryngol, Suppl 250：5-81, 1969.
3）稲本陽子：喉頭閉鎖のメカニズム．Monthly Book MEDICAL REHABILITATION 摂食嚥下障害リハビリテーション ABC（出江紳一編集企画），全日本病院出版会，東京，17-23，2017．
4）北村清一郎（編著）：臨床家のための口腔顎顔面解剖アトラス．医歯薬出版，東京，2009．
5）北村清一郎，柿木隆介，井上 誠，金尾顕郎，黒岩恭子：なぜ「黒岩恭子の口腔ケア＆口腔リハビリ」は食べられる口になるのか．デンタルダイヤモンド社，東京，2013．
6）北村清一郎，熊本賢三（編著）：鍼灸師・柔道整復師のための局所解剖カラーアトラス　改訂第2版．南江堂，東京，2012．
7）Kuehn DP, Templeton PJ, Maynard JA：Muscle spindles in the velopharyngeal musculature of humans. J Speech Hearing Res, 33：488-493, 1990.
8）Neumann DA：Kinesiology of the musculoskeletal system.（嶋田智明，平田総一郎（監訳）：筋骨格系のキネシオロジー．医歯薬出版，東京，2005．）
9）才藤栄一，植田耕一郎（監）：摂食・嚥下リハビリテーション．第3版．医歯薬出版，東京，2016．
10）Standring S：Gray's anatomy. 40th Ed. Elsevier Churchill Livingstone, 2008.
11）Sumida K, Ando Y, Seki S, Yamashita K, Fujimura A, Baba O, Kitamura S：Anatomical status of the human palatopharyngeak sphincter and its functional implications. Surg Radiol Anat, 39：1191-1201, 2017.
12）Sumida K, Kashiwara G, Seki S, Masui T, Ando Y, Yamashita K, Fujimura A, Kitamura S：Anatomical status of the human musculus uvulae and its functional implications. Clin Anat, 27：1009-1015, 2015.
13）舘村 卓：臨床の口腔生理学に基づく摂食・嚥下障害のキュアとケア（第2版）．医歯薬出版，東京，2017．
14）山田好秋：よくわかる摂食・嚥下のメカニズム 第2版．医歯薬出版，東京，2013．

Ⅱ章 -2. 舌の動きと筋（伊藤直樹）

1）DuBrul EL：Sicher and DuBrul's ORAL ANATOMY 8th Edition.（金澤英作，他（訳）：Sicher ＆ DuBrul 口腔解剖学　第2版．医歯薬出版，東京，175-202，1995）．
2）Kier WM, Smith KK：Tongues, tentacles and trunks：the biomechanics of movement in muscular-hydrostats. J Linn Soc Lond Zool, 83：307-324, 1985.
3）北村清一郎（編著）：臨床家のための口腔顎顔面解剖アトラス．医歯薬出版，東京，2009．
4）Liebgott B：The anatomical Basis of Dentistry Second edition.（矢嶋俊彦，他（監訳）：リープゴット歯科学のための解剖学　第2版．西村書店，東京，263-269，2006．）
5）小川鼎三：分担解剖学3 内臓学 第11版，金原出版，東京，158-165，1982．
6）Saito H, Ichizoh I：The three-dimensional architecture of the human styloglossus Especially its posterior muscle bundles. Ann Anat, 189：261-267, 2007.
7）Standring S：Gray's Anatomy. 41th Ed. Elsevier Churchill Livingstone,Edinburgh, 511-513, 2016.

Ⅱ章 -3. 咀嚼・食塊形成時の舌の動き（山口康介）

1）森本俊文：舌運動．基礎歯科生理学　第5版，森本俊文，山田好秋（編），医歯薬出版，東京，348-352，2008．
2）松尾浩一郎：誤嚥性肺炎の予防2　―口腔ケアと摂食嚥下リハビリテーション―プロセスモデルで考える摂食嚥下リハビリテーション．日本顎咬合学会誌咬み合わせの科学，35（3）：243-248，2015．
3）松尾浩一郎：プロセスモデルを考慮した摂食嚥下リハビリテーション．Monthly Book MEDICAL REHABIRITATION. 摂食嚥下障害リハビリテーション ABC（出水伸一編集企画），全日本病院出版会，東京，44-50，2017．

Ⅱ章 -7. 中咽頭と下咽頭での動きと嚥下（道脇幸博）

1）道脇幸博，齋藤真由，丹生かず代，斎藤浩人，南雲正男，角 保徳，本多康聡：4次元 MRI の矢状断画像による嚥下運動の観察．日本口腔科学会雑誌，54（3）：309-315, 2005．
1）小澤素子，道脇幸博，齋藤浩人，齋藤真由，北原辰哉，南雲正男：四次元 MRI による嚥下時の舌運動と鼻咽腔閉鎖運動．声門閉鎖運動の同時描出．日本口腔科学会雑誌，55（2）：113-119, 2006．

Ⅱ章 -8. 加齢に伴う咀嚼・嚥下関連器官の変化（道脇幸博）

1）古川浩三：嚥下における喉頭運動の X 線学的解析―とくに年齢変化について―．日耳鼻，87：169-181, 1984．
2）中原 学：嚥下時における舌骨運動の X 線学的研究．日耳鼻，90：669-679, 1987．

Ⅱ章 -9. 摂食・嚥下器官の動きと誤嚥（道脇幸博）

1）平野 実，他：誤嚥の臨床的分類とその意義―主として嚥下の動的障害について―．日気食会報，31：285-290, 1980．
2）Kikuchi T, Michiwaki Y, Kamiya T, Toyama Y, Tamai T, Koshizuka S：Human swallowing simulation based on videofluorography images using Hamiltonian MPS method, Computational Particle Mechanics. 2（3）：247-260, 2015.
3）Kikuchi T, Michiwaki Y, Koshizuka S, Kamiya T, Toyama Y, Tamai T.：Numerical simulation of interaction between organs and food bolus during swallowing and aspiration. Computers in Biology and Medicine. 80：114-123, 2017.
4）黒川博愛：喉頭部分切除術後に於ける嚥下機能に関する臨床的ならびにレ線的研究．耳鼻と臨床，18：97-111, 1972．
5）Logman,JA：Evaluation and treatment of swallowing disorders. p.77. PROED. Austin Texas, 1998.
6）道脇幸博：舌・舌骨・喉頭の下垂と誤嚥のリスク―数値シミュレータ Swallow VisionR による解析―．臨床バイオメカニクス，35：91-98, 2014．
7）Michiwaki Y, Kamiya T, Kikuchi T, Toyama Y, Hanyuu K, Takai M, Koshizuka S：Modelling of swallowing organs and its validation using Swallow Vision®, a numerical swallowing simulator, Computer Methods in Biomechanics and Biomedical Engineering：Imaging & Visualization, doi.org/10.1080/21681163.2018.1466198（2018）．
8）道脇幸博，菊池貴博，神谷 哲：粒子法による嚥下・誤嚥・窒息のシミュレーション．シミュレーション，37（2）：102-110, 2018．

第III章

口腔機能の改善は
なぜ嚥下機能の改善に
繋がるのか

北村清一郎（森ノ宮医療大学　保健医療学部）

1. 口腔機能と嚥下

　摂食嚥下モデル（図Ⅰ-10-1）で咽頭期に先行する5期モデルの口腔準備期と口腔送り込み期、プロセスモデルのStageⅠ移送、Processing（口腔）、およびStageⅡ移送（図Ⅰ-10-2）では、口腔機能が主役である。しかし、口腔機能は咽頭期（図Ⅲ-1-1）においても重要な役割を果たす。たとえば、口唇を閉ざさない、歯と歯を噛み合わせない、舌で硬口蓋を圧迫しない状態での嚥下は難しい。鼻咽腔閉鎖機能（図Ⅱ-4-1）も嚥下時の気道防御の重要な一翼を担う。口腔機能は嚥下に不可欠であり、摂食嚥下障害患者の約8割は口腔に何らかの障害があるといわれている[10]。

図Ⅲ-1-1　摂食嚥下の咽頭期に生じる動き

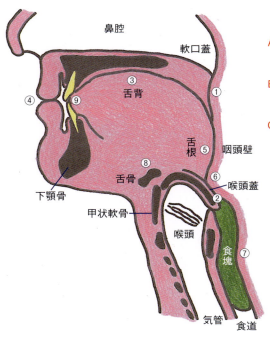

　摂食嚥下の咽頭期に生じる口腔・咽頭での動きを包括的に示している。咽頭期の動きは「A.食物路の呼吸路からの遮断」、食塊の「B.口腔への逆流の遮断」と「C.食道への移送」の3つのカテゴリーからなる。カテゴリーAには図中の①と②の動き、Bには③と④の動き、Cには⑤、⑥、⑦の動きが含まれるが、②、③、⑤、⑦については、⑧舌骨・喉頭の上前方への挙上が前提で、そのためには⑨上下の歯が噛み合うこと（下顎の挙上位での固定）が必要である（図Ⅱ-5-4）。また、咽頭期の9つの動きのうち①、③、④、⑨は口腔で生じており、これらの動きの阻害は嚥下を妨げる。

図Ⅲ-1-2　嚥下時のビデオX線透視像（VF像）

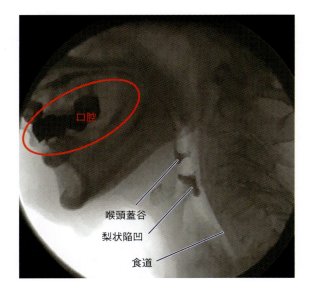

　食塊が喉頭蓋谷と梨状陥凹を通る様子を示す。図は武蔵野赤十字病院の道脇幸博氏のご厚意による。喉頭蓋谷、梨状陥凹、喉頭、食道での臨床所見が、誤嚥の有無を確認するうえで重要であることは言うまでもない。しかし、摂食嚥下障害への対応に際しては、鼻咽腔閉鎖、舌背での硬口蓋の圧迫、口唇の閉鎖、下顎の挙上位での固定といった口腔所見にも留意する必要がある。（本図は引用文献[5]より引用・改変）

図Ⅲ-1-3　舌根を前方に引く筋

オトガイ舌筋とオトガイ舌骨筋の走行を口腔の正中断面で見ている。前者は下顎骨正中内面から放射状に拡がり、舌背から舌根にわたる粘膜下に達し、後者も正中内面から舌骨に向かう。咽頭期への移行時（Ⅲ-4-1中央）、舌根は前方に引かれ、鼻咽腔閉鎖に伴う軟口蓋挙上と相まって咽頭腔が拡げられ、陰圧となった咽頭腔に食塊が送られる。舌根を前方に引くのは、オトガイ舌筋の舌根に向かう下部筋束であるが、この時、直下のオトガイ舌骨筋も舌骨を前上方に引くと考えられる。これらの筋が効率的に作用するには、下顎骨が挙上位に固定されている必要がある。（本図は引用文献[4]より引用・改変）

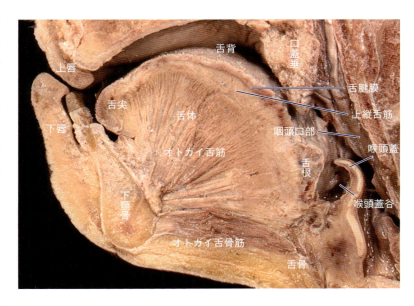

図Ⅲ-1-4　舌根を後・下方に引く筋

外舌筋の配列を外側から見ている。咽頭期の開始時（Column4の図2の咽頭期開始時：P.83）、舌根は後・下方に引かれて喉頭蓋を押し倒し、喉頭蓋谷に蓄積された食塊を咽頭喉頭部（下咽頭）に送り出す。舌根を後下方に引くのは舌骨舌筋、後上方に引くのが茎突舌筋で、両筋合わせて舌根を後方に引く。それぞれ舌骨と茎状突起より生じて舌に入る。両筋が有効にはたらくには、舌骨上筋群などにより舌骨が固定されている必要がある。一方、舌を風船にたとえると（図Ⅱ-2-6）、前方に膨れている舌（図Ⅲ-4-1中央）を後方にも膨らましていく（Column4の図2の咽頭期開始時：P.83）には、舌骨・喉頭を挙上して口腔底を押し上げる必要がある。舌骨・喉頭挙上の意義の1つと考えられる。咽頭腔が狭母音発音では広がり、広母音発音では狭まる（図Ⅰ-9-3）ことも、舌を風船にたとえるとよく理解できる。（本図は引用文献[4]より引用・改変）

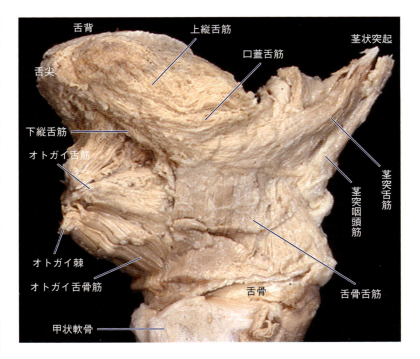

1. 口腔機能と嚥下

2. 口唇閉鎖能と表情筋

　非経口的な栄養摂取を長く続けていると、表情筋群や咀嚼筋群、舌筋、口蓋筋などの口腔周辺の筋は廃用萎縮や拘縮状態、あるいは低栄養状態に陥り、咀嚼や嚥下などの機能が損なわれる。したがって、経口摂取を取り戻すに際して、まず、これらの筋の機能回復を図ることが重要となる。

　口唇の筋は、咀嚼に際しては、食物を口腔に取り込むとともに、頬の筋と協力して食物を口腔内に留める（図Ⅱ-1-1）。また、口唇は嚥下時においても重要な役割を果たし、口唇をしっかり閉ざすことで、舌背による硬口蓋の圧迫と協力して、食塊の口腔への逆流を防ぐ（図Ⅲ-1-1）。実際、口唇を閉ざさない状態での嚥下は難しい。

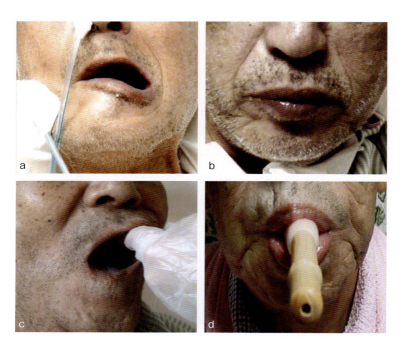

図Ⅲ-2-1　口唇の筋のリハビリの効果

　口唇の筋のリハビリ前後の口元を比較したものである。aは、閉鎖状態のよくない老人の口元である。bは、この老人に口唇の筋のリハビリ（cとd）を行った後の口元である。口唇がしっかり閉ざされているだけでなく、頬のたるみや口角の下垂も改善され、顔つきもしっかりしている。口唇の筋を鍛えることは、口唇の筋力のみならず、顔つきの改善にも繋がっている。（本図は引用文献[5]より引用）

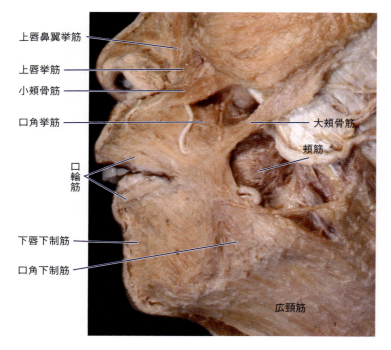

図Ⅲ-2-2　口裂周囲の表情筋

　顔面の皮膚・皮下組織を除去して表情筋を剖出したものである。口裂を取り巻く口輪筋（図Ⅱ-1-2）は、顔面の皮下に分布する表情筋の1つである。口裂の周囲にあって口輪筋に進入する表情筋として、上唇鼻翼挙筋、上唇挙筋、小頬骨筋、大頬骨筋、口角挙筋、頬筋、口角下制筋、下唇下制筋などが挙げられる。口輪筋の固有筋束は少なく、口輪筋は、顔の下半部を構成するこれらの筋の集束により形成される。

図Ⅲ-2-3　口輪筋とその周辺の筋

口裂周囲筋が集束して口輪筋をつくる様子を示されている。口唇のリハビリで口輪筋を収縮させることで口輪筋の筋力が強められる。同時に、口輪筋に集束する口裂周囲筋も収縮してこれらの筋のリハビリに繋がり、顔つきが改善されたと考えられる。（本図は引用文献[5]より引用）

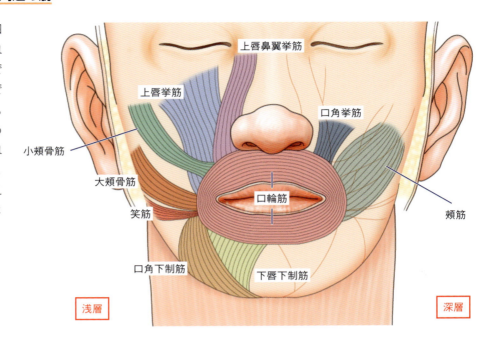

図Ⅲ-2-4　口輪筋と頬筋は一続きの筋である

浅層の口裂周囲筋（図Ⅲ-2-2）が除去され、頬の深層をなす頬筋が剖出されている。頬筋と口輪筋は一続きの筋で、いずれかの筋を動かすことは他方の筋を動かすことに繋がる。頬筋と口輪筋は口腔の内輪走筋として、口腔機能に密接に関連しており、これらの筋のリハビリは、口唇閉鎖能のみならず、口腔機能全般の改善に繋がる。頬と口唇が主対象の"健口体操"が口腔機能全般のリハビリに繋がる理由がここにある。また、頬筋は後方で翼突下顎縫線を介して上咽頭収縮筋に連なっており（図Ⅱ-1-3）、口輪筋―頬筋のリハビリが咽頭筋のリハビリにも繋がる可能性が示唆される。また、翼突下顎縫線を起始とする上咽頭収縮筋頬咽頭部が正しく機能するには翼突下顎縫線の固定が不可欠で、この固定には口唇を閉鎖して口輪筋・頬筋を収縮させておくことが必要である(Column6を参照：P.92)。（本図は引用文献[5]より引用）

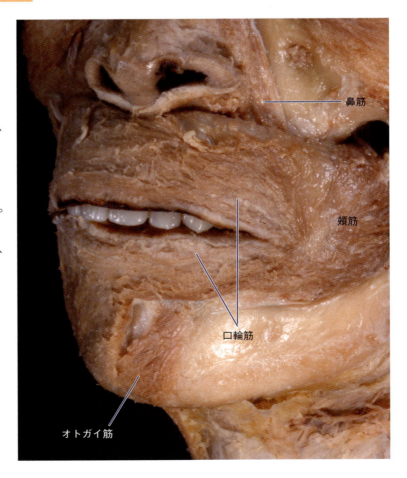

Column 6　咽頭収縮筋と嚥下圧、および咽頭収縮筋の運動と口唇閉鎖

咽頭収縮筋は、咽頭壁を前方の舌根や喉頭蓋・喉頭後壁に押しつけ、押しつけ部（咽頭括約部）を食道方向に移動させて食塊を移送する（Column4の図2の咽頭期：P. 83）。移送のための圧が咽頭嚥下圧で、圧を効率よく得るには咽頭括約部を完全に閉ざす必要がある。しかし、両端が固定され、かつ断面が半楕円形の咽頭収縮筋（図Ⅱ-7-3b）を、平滑でない前方壁に押しつける形（**図1**）での完全封鎖は難しく、嚥下咽頭期には、口唇・口腔、咽頭峡、喉頭口も封鎖して圧の後方漏出を防ぎ（図Ⅲ-1-1）、食道入口部のみ開いて食塊を食道に移送する。

また、食片を残留させないよう、咽頭括約部より口腔側の咽頭腔も閉ざしておく必要ある（Column4の図2の咽頭期：P. 83）[2]。したがって、咽頭収縮筋の運動様式は輪状の食道筋のような蠕動運動（図Ⅰ-5-4）ではなく、StageⅡ移送時の舌筋の運動様式（図Ⅱ-3-3）に近いと考えられるが、高解像度マノメトリーでの計測では、高圧帯が食道方向に移動するように見えるとされ[4]、咽頭括約部より口腔側での咽頭腔閉鎖には舌根の後退が関与していると推測される。

咽頭収縮筋が十分に収縮効果を及ぼすには、押しつけ先の舌根や喉頭のみならず、咽頭収縮筋起始部も十分に固定されている必要がある。嚥下咽頭期には、舌・舌骨・喉頭複合体（図Ⅱ-5-6）は挙上位に固定されている（図Ⅲ-1-1）。食塊移送の要となる中咽頭では、押しつけ先の舌根の後退（図1の②〜④）も嚥下圧の産生に加わり（Column4の図2の咽頭期：P. 83）[4]、嚥下圧を強めている。

舌骨や喉頭から生じる中・下の咽頭収縮筋、および翼突鈎や下顎骨、舌体から生じる上咽頭収縮筋の翼突咽頭部、顎咽頭部および舌咽頭部（**図2**）については、起始の固定に問題はない（図1）。しかし、翼突下顎縫線から生じる上咽頭収縮筋の頬咽頭部（図1の②と図2）では、縫線を固定する必要がある。翼突下顎縫線は蝶形骨翼突鈎と下顎骨頬筋稜を繋ぐ靭帯様構造で、頬咽頭部と口輪・頬筋複合体はこの縫線を挟んで連続する（図2と図Ⅱ-1-3）。したがって、翼突下顎縫線を固定するには、口唇を閉鎖して口輪筋・頬筋複合体を収縮させておくことが必要となる。

【引用文献】

1）Drake RL, Vogl AW, Mitchell Adam WM：Gray's anatomy for students. Third ed.［塩田浩平　秋田恵一 監修・監訳：グレイ解剖学　原著第3版．エルゼビア・ジャパン，東京，2016．

2）福村直毅：解剖，咽頭・喉頭の立体構造と弁．医療・看護・介護で役立つ嚥下治療エッセンスノート（福村直毅　編著），全日本病院出版会，東京，21-28，2015．

3）Lillie JH, Bauer BA：Sectional anatomy of the head and neck. A detailed atlas. Oxford University Press, Oxford, 1994.

4）中尾真理，出水紳一：咽頭筋の収縮と食道入口部の弛緩．Monthly Book MEDICAL REHABILITATION 摂食嚥下障害リハビリテーション ABC（出江紳一　編集企画），全日本病院出版会，東京，25-32，2017．

北村清一郎（森ノ宮医療大学保健医療学部）

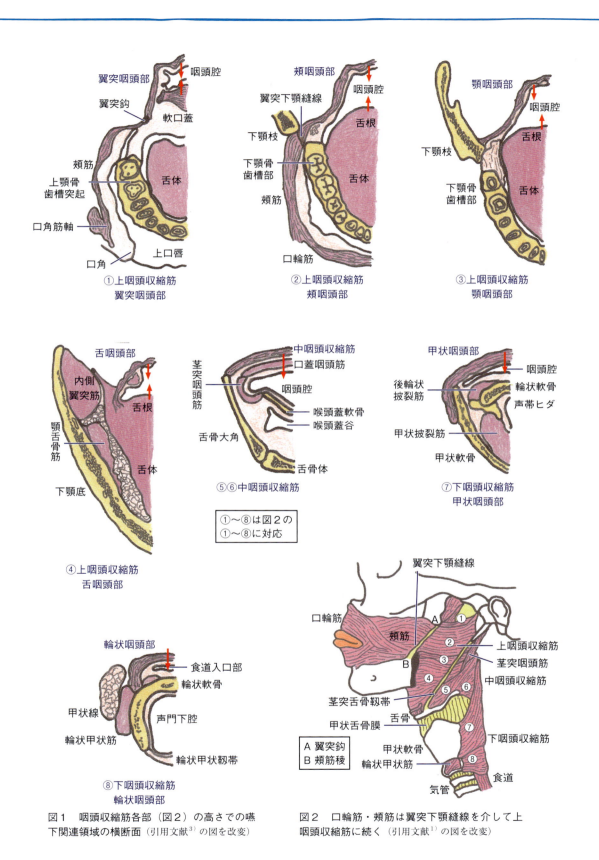

図1 咽頭収縮筋各部（図2）の高さでの嚥下関連領域の横断面（引用文献[3]の図を改変）

図2 口輪筋・頬筋は翼突下顎縫線を介して上咽頭収縮筋に続く（引用文献[1]の図を改変）

3. 口腔を動かす・刺激することの意義

　この部の記載は主として引用文献[2]に基づく。口唇も含めて口腔は非常に敏感な部位であり、多くの筋が存在して精緻な運動を可能にする。鋭敏な感覚を受容し、精緻な運動を制御すべく、口唇・口腔には多くの神経が分布し、その知覚と運動にかかわる脳の領域は大きい（図Ⅲ-3-1）。また、口腔・咽頭の粘膜への刺激は、唾液の分泌、開口（図Ⅲ-3-4）、および嚥下や軟口蓋挙上（図Ⅲ-3-3）といった、摂食嚥下機能に深くかかわる反射を誘発する。口腔ケア・リハビリを通して口腔を刺激し、口腔を動かすことの意義は、口腔をきれいにする、筋を賦活するのみには留まらない。

図Ⅲ-3-1　ペンフィールドのこびと

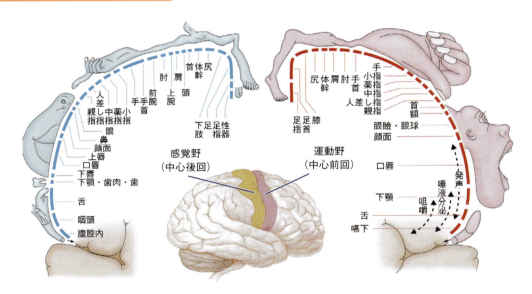

　大脳皮質の感覚野と運動野のどの部が体のどの部位を支配するかを示す。外周の絵では、それが人形（こびと、ホムンクルス）として示され、各野の広い部が支配する体部位は大きく、狭い部が支配する体部位は小さく描かれている。両野とも、口腔とその付近の支配部は広い。口腔を刺激し、口腔を動かすことは脳を大きく活性化する。（本図は引用文献[8]より引用・改変）

図Ⅲ-3-2　口腔粘膜における感覚点の分布

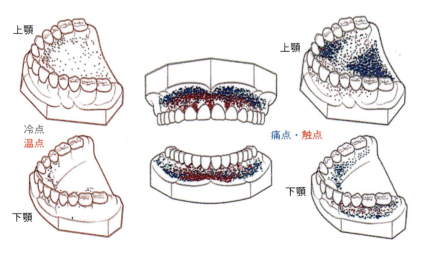

　口腔粘膜における痛点、触点、冷点、温点の分布を示す。口腔粘膜は非常に敏感で、触れられたり動かされたりして多くの受容器が反応する。口腔粘膜にせよ、顔面皮膚にせよ、感覚の鋭敏さは口唇の赤い部から離れるにつれて鈍くなるが、下顎歯肉部では後方部でも鋭敏さが残る。咀嚼時に口腔前庭に落ちた食塊を咬合面に戻す際に必要と思われる。（本図は引用文献[9]より引用・改変）

図Ⅲ-3-3 口腔・咽頭の粘膜刺激はさまざまな反射を誘発する

咽頭絞扼反射と嚥下反射、および軟口蓋反射の誘発部位を示す。咽頭絞扼反射は、異物の挿入などによって誘発される防御反射で、咽頭全体が強く応答する。嚥下誘発部位と大きく重複し、食事中に同じ部位が食塊で刺激されると嚥下反射が誘発される。軟口蓋反射の誘発部位はより前方の、硬口蓋から軟口蓋への移行部にある。刺激されると軟口蓋が挙上する（図Ⅲ-4-1中央）。口腔感覚が軟口蓋で再び鋭敏になる（図Ⅲ-3-2）のはこれらの反射誘発に関連すると思われる。（本図は引用文献[8]より引用・改変）

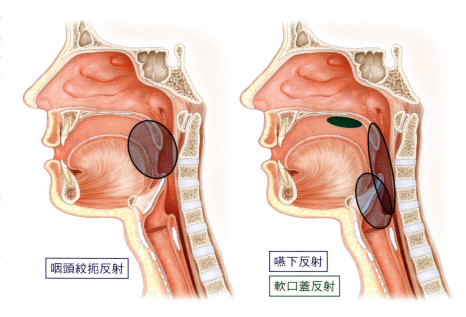

咽頭絞扼反射　嚥下反射　軟口蓋反射

図Ⅲ-3-4 口腔粘膜刺激は開口反射も誘発する

開口反射の誘発部位を示す。開口反射のような防御反射は、四肢では痛み刺激にのみ反応して生じるが、開口反射は口腔内のいずれの機械刺激でも誘発される（左図）。Kポイントと呼ばれる部位（右図、こうすけデンタルクリニック［佐賀県］の山口康介氏撮影）が臨床的によく知られており、下顎枝内面のこの部を指で押しつけると口が開く。（左図は引用文献[8]より引用・改変）

なお、口腔では温点より冷点が多くあり（図Ⅲ-3-2）、覚醒効果も含め、感覚の効果は冷刺激で大きい。軟口蓋反射や嚥下反射などの反射誘発（図Ⅳ-4-3と図Ⅳ-11-1）にアイス刺激が推奨される所以である。口腔刺激の重要な効果の一つに唾液分泌の誘発がある。刺激で分泌される漿液性唾液は、粘度の大きな安静時唾液に比べ、洗浄効果が大きい。口腔を使わない非経口栄養では、唾液分泌が押さえられ、洗浄作用は著しく低下する。使わない口にこそ、唾液分泌を促す口腔ケアが必要である。

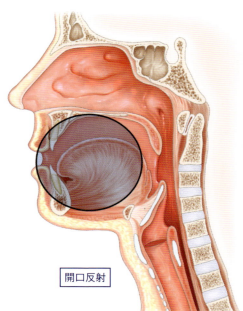

開口反射

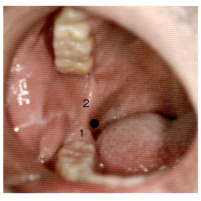

1：臼後三角
2：翼突下顎ヒダ
●：Kポイント

Kポイント

4. 舌圧（舌口蓋接触圧）のもつ意義

　舌は咀嚼時や嚥下時、さらには発音時において重要な役割を果たしており、機能の多くは硬口蓋に舌を接触させることで行われている。咀嚼時での食物の押しつぶしやStageⅠ・Ⅱ移送（図Ⅱ-3-1・3）、嚥下時での食塊の口腔への逆流遮断（図Ⅲ-1-1）、子音発音時（図Ⅰ-9-4）などがそれである。舌圧とは、舌が口蓋に接触することで生じる圧力で、不十分だと上記機能はうまく行われない。したがって、随意的に舌を押し上げた時の最大舌圧は、舌の運動能力を評価する際や舌に対する機能訓練の効果判定の際の客観的指標となる。

図Ⅲ-4-1　StageⅡ移送時から咽頭期にかけての口腔の動き

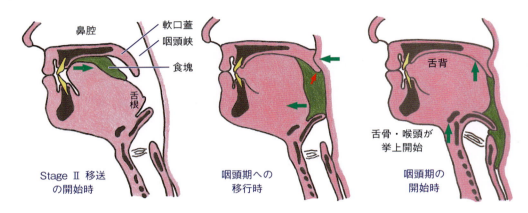

　StageⅡ移送の開始時、咽頭期への移行時、および咽頭期の開始時の舌や軟口蓋の動きを示す。StageⅡ移送では、閉口中に食物が舌背に載せられた後に、舌の前方部から後方へと徐々に口蓋への押しつけ面積を拡げ、食塊は絞り込まれるように喉頭蓋谷に送られる[12]。咽頭期への移行時では軟口蓋が挙上されて咽頭峡が閉鎖され、舌根は前方に引かれて咽頭腔が拡げられ、陰圧となった咽頭腔に食塊は吸い込まれる[13]。次いで舌骨・喉頭は挙上を開始し、舌背後部（後舌）も挙上されて軟口蓋と接し（口峡閉鎖、Column2も参照：P.61）、舌圧と口唇閉鎖で食塊の口腔への逆流は阻止され、咽頭期が始まる。

図Ⅲ-4-2　口蓋帆張筋と口蓋腱膜

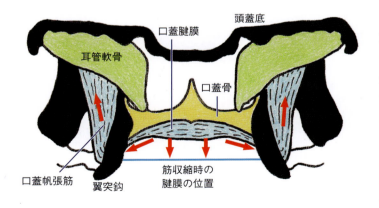

　口蓋帆張筋と口蓋腱膜の走行を後方から見る。耳管軟骨の近傍から生じた口蓋帆張筋は垂直方向に下方に向かい、滑車様骨部である翼突鈎で水平方向に向きを変えて口蓋腱膜となり、正中で対側の口蓋腱膜と合する。翼突鈎が口蓋面より低位なため、口蓋腱膜は上方に向かい凸面をなす。舌圧で硬口蓋から運ばれてきた食塊は、ここで腱膜を上方に押すことになる。筋紡錘をもつ[6]口蓋帆張筋は反射性に収縮し、腱膜を引き下げつつこれを緊張させ、舌背と強く接触する。硬口蓋との間の舌圧を口蓋腱膜との間でも維持しようとする機構と考えられる[13]。この直後に軟口蓋は軟口蓋反射（図Ⅲ-3-3）によって挙上され、咽頭峡が閉ざされる（図Ⅲ-4-1中央）。

図Ⅲ-4-3　舌は舌骨という台車に載っている

片側の下顎骨と舌骨上筋群を除去し、舌骨に舌が載るのを外側から見ている。舌と舌骨は動きのうえで連動し、舌の突出時には舌骨は挙上し、巻き上げ時には舌骨は下方に引かれる[7]。舌は舌骨という台車の上で台車とともに動いており、このことが舌の運動性を高めている。また、舌圧を高めるには、舌骨上筋群の働きで台車ごと舌を挙上して硬口蓋を押す必要がある。実際、舌骨を指で触れながら舌で硬口蓋を強く押すと、顎舌骨筋が緊張して舌骨が挙上するのを触知できる。舌と舌骨は連動しており、舌のリハビリは舌骨上筋群のリハビリにも繋がる。
（本図は引用文献[5]より引用）

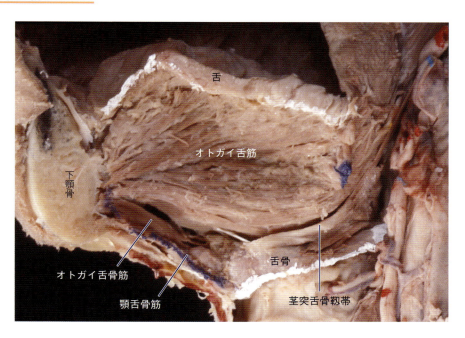

図Ⅲ-4-4　舌骨・喉頭挙上筋群と嚥下運動

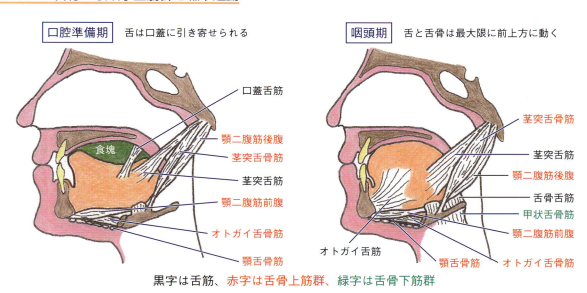

黒字は舌筋、赤字は舌骨上筋群、緑字は舌骨下筋群

口腔準備期と咽頭期における舌骨・喉頭挙上筋群の動態[1]が示されている。舌骨・喉頭挙上前の口腔準備期でも、舌を口蓋に引き寄せる際に舌骨上筋群がすでに活動しており、舌骨・喉頭が最大限に前上方に挙上される咽頭期にはさらに甲状舌骨筋も活動に加わる。咽頭期では顎二腹筋後腹、茎突舌骨筋、顎舌骨筋が活動して舌骨がまず挙上され、次いでオトガイ舌骨筋、甲状舌骨筋、顎二腹筋前腹の活動により舌骨・喉頭が前方に移動する[3]。このことは、舌骨挙上が喉頭挙上に先立つ（図Ⅱ-6-3）ことを考え合わせると、喉頭挙上に伴う喉頭蓋の後方反転（図Ⅱ-6-2）を喉頭前方移動に伴う食道入口部の開大（Column3の図2：P.75）に遅れさせないための工夫と考えられる。（本図は引用文献[1]より引用・改変）

5. 下顎の固定、舌骨・喉頭の挙上の意義

　舌骨と喉頭を指で触れてつばを飲み込むと、舌骨・喉頭が挙上するのがわかる。喉頭の挙上は外からよく見えるので、嚥下が生じたかのよい目印となる。舌骨・喉頭の挙上は嚥下咽頭期の開始時に始まり[12]、引き続く諸運動においても重要な役割を果たす（図Ⅲ-5-1）。舌骨・喉頭を挙上するのは舌骨上筋群と甲状舌骨筋（舌骨下筋群の1つ）であるが、これらの筋が舌骨・喉頭を挙上するためには、下顎が挙上位に固定されている必要があり（図Ⅱ-5-4と図Ⅱ-6-3）、実際、上下の歯が噛み合っていない状態での嚥下は難しい。

図Ⅲ-5-1　舌骨・喉頭の挙上と咽頭期の動き

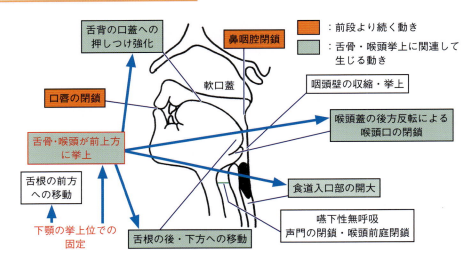

　舌骨・喉頭挙上と嚥下咽頭期に生じる動き（図Ⅲ-1-1）との関連を示す。これらの動きのうち「舌背の口蓋への押しつけ強化」（図Ⅲ-4-3）、「喉頭蓋の後方反転による喉頭口の閉鎖」（図Ⅱ-6-2）、「食道入口部の開大」（Column3の図2：P.75）、および「舌根の後・下方への移動」（図Ⅲ-1-4）が舌骨・喉頭挙上に連動する。舌骨・喉頭挙上は咽頭期諸運動の先駆けをなす重要な動きであるが、そのさらなる前提が「下顎の挙上位での固定」である。下顎の固定は「舌根の前方への移動」に際しても前提となる（図Ⅲ-1-3）。このように下顎の固定は嚥下にとってかなり重要な事項であるが、その重要性はあまり認識されていない。

図Ⅲ-5-2　無歯顎者の下顎の固定

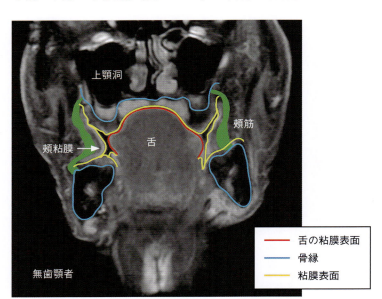

　無歯顎者の嚥下時の口腔の前額断面MRI画像で、舌背は硬口蓋に密着している。無歯顎者では下顎の固定が難しく、歯のない歯茎に頬や舌を挟み込み、無理やり下顎を固定している様子がわかる。義歯の装着で下顎の固定を図ることは嚥下を容易にするのに役立つ。
（本図は引用文献[4]より引用・改変）

図Ⅲ-5-3　舌・舌骨・喉頭複合体は重力に抗して吊り上げられている

　下顎骨の後方の部を外し、その内方で軟口蓋、咽頭、舌、および舌骨に向かう筋を剖出したものである。舌・舌骨・喉頭複合体が舌骨上筋群などにより重力に抗して頭蓋や下顎骨に吊り上げられている様子がわかる。高齢者では舌骨・喉頭の位置が低くなっている（喉頭下垂：図Ⅱ-8-1c）。舌骨上筋群や甲状舌骨筋の筋力低下などによると思われるが、舌骨・喉頭の低下に嚥下時の舌骨・喉頭挙上がうまく対応できなくなると、咽頭期の諸運動と食塊の動きが噛み合わなくなる。喉頭の低下で舌も低下し、舌筋の筋力低下も相まって、舌圧も低下する。よく噛むという習慣で舌骨上筋群や甲状舌骨筋を鍛えておくことは、舌骨・喉頭下垂の防止に繋がると考えられる。（本図は引用文献[4]より引用・改変）

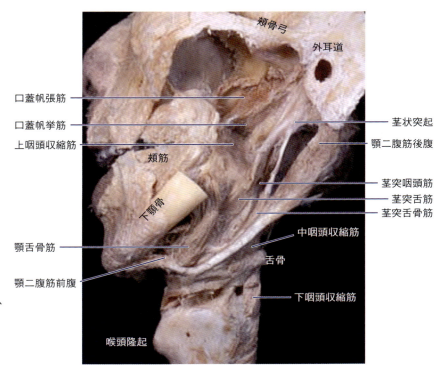

図Ⅲ-5-4　上咽頭収縮筋の起始部

　舌骨上筋群も外され、上咽頭収縮筋の起始部が剖出されている。上咽頭収縮筋の筋束には、翼状突起から起こるもの（翼突咽頭部）、翼突下顎縫線を介して頬筋から続くもの（頬咽頭部）、下顎骨の顎舌骨筋線から起こるもの（顎咽頭部）、横舌筋からつづくもの（舌咽頭部）などがあり、頬や下顎骨、舌の動きが上咽頭収縮筋のリハビリに繋がる可能性がある。

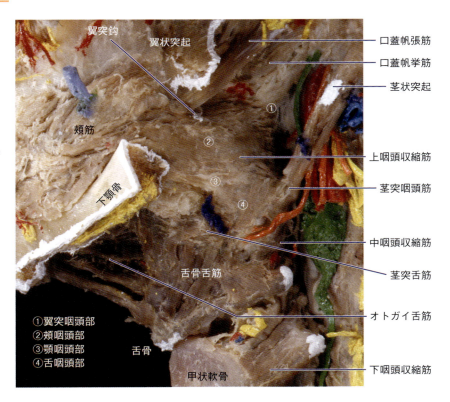

6. 頭部の姿勢の意義

　食卓に向かって座り、箸を使って食物を口に運ぶためには、姿勢を保持し、座位を取れることが必要である。座位で普遍的に見られる頭頸部不良姿勢は、慢性的な頭部の前方突出肢位である（図Ⅲ-6-3右）。この場合、下部頸椎は前屈されて猫背となり、頭を前方に向けるべく、頭関節（頭部）は後屈される。頭部が後屈されると、後屈で伸張された胸骨舌骨筋や肩甲舌骨筋が反射的に収縮して、舌骨・喉頭の上前方への挙上を阻害し、引き続く舌骨上筋群の収縮が下顎骨を下制する（図Ⅱ-5-8）。これらは嚥下を妨げる方向にはたらく（図Ⅲ-5-1）。

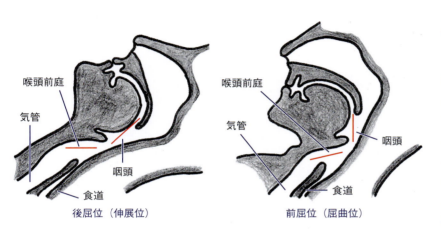

図Ⅲ-6-1　頭部の前屈位と嚥下

　咽頭と喉頭前庭のなす角度が頭部の姿勢で異なり、後屈位では鈍角的であるのに対し、前屈位すなわちうなずき頭位[13]では鋭角的であることを示す。咽頭に入った食塊は後屈位では喉頭に入りやすく、前屈位では入りにくい（図Ⅳ-10-2・3）。安全に嚥下できる頭部姿勢は前屈位で、後屈位はこの面からも嚥下に関して不適である。

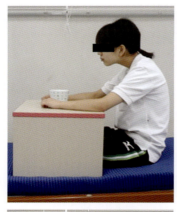
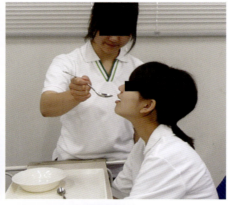
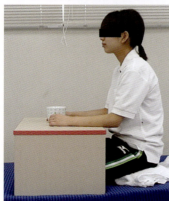
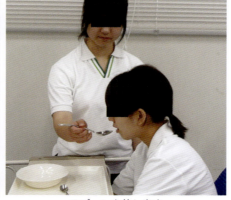

あぐらをかく　　　スプーンを差し出す

図Ⅲ-6-2　食事環境と頭部の後屈

　あぐらをかいての食事風景（左）と介護者が対象者にスプーンで食事を差し出す様子（右）を示す。上段は不良な状態で、いずれも頭部は後屈されている。下段は補正された状態で、頭部後屈は是正されている。是正は少しの配慮で可能で、あぐらの場合には床面と殿部の間に座布団を挟み、スプーンの場合にはやや下方からスプーンを持っていき、問題の解決を図っている。食事風景をよく観察し、どういう状況が頭部を後屈させているのかを見極めることが重要である。

図Ⅲ-6-3　頭頸部を支える筋と頭部前方突出肢位

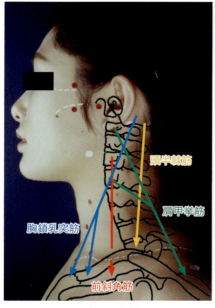
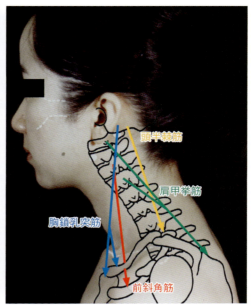

理想的な姿勢　　　　　　　　　頭部前方突出肢位

　頭頸部の理想的な姿勢を保持するために筋が働く様子（左）と、慢性的な頭部前方突出肢位を生じる筋の状態（右）が示されている。理想的な姿勢は、頸椎周辺に張り綱の如く配置された筋の適切な緊張によって保持されている。前方突出肢位では筋の緊張に歪みが生じ、突出位によって肩甲挙筋や頭半棘筋に大きな応力がかかっている[11]。対応としては、正しい姿勢を認識し、正しい姿勢のための動作環境をつくること（図Ⅲ-6-2）が出発点となるが、正しい姿勢の回復と維持には、長期的には頸部の筋に対する理学療法的エクササイズ、短期的にはマッサージ刺激や温熱刺激が有効である。マッサージ・温熱刺激は、意識覚醒作用や刺激に対する脱感作作用も併せもつ。（本図は引用文献[11]より引用・改変）

図Ⅲ-6-4　安全に嚥下するための3点セット

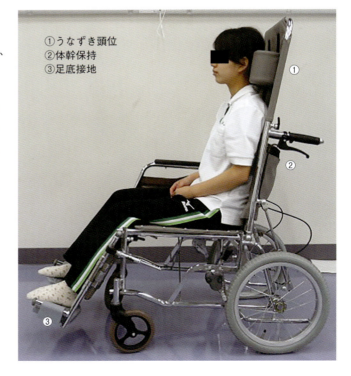

①うなずき頭位
②体幹保持
③足底接地

　安全に嚥下するために必要な座位姿勢の3要件[13]、うなずき頭位、体幹保持、足底接地の様子を車いす座位で示している。この3要件は"椅子での座位"や"ベッド上での姿勢"にも共通する。うなずき頭位の維持には、関連する筋の起始部をなす体幹が保持されていることが不可欠で、体幹保持には足底接地が不可欠である。この3つは食事支援だけでなく、刺激唾液を誤嚥する危険性をもつ口腔ケアやリハビリに際しても配慮すべき要件である。

●引用文献

1）Donner MW, Bosma JF, Robertson DL：Anatomy and physiology of the pharynx. Gastrointest Radiol, 10：196-212, 1985.

2）井上 誠："黒岩恭子の口腔ケア＆口腔リハビリ"を解剖する 2 生理学の視点からみる．なぜ「黒岩恭子の口腔ケア＆口腔リハビリ」は食べられる口になるのか，北村清一郎 編著，デンタルダイヤモンド社，東京，50-59, 2013.

3）加賀谷 斉：咽頭期における舌骨・喉頭運動．Monthly Book MEDICAL REHABILITATION 摂食嚥下障害リハビリテーション ABC（出江紳一 編集企画），全日本病院出版会，東京，10-16, 2017.

4）北村清一郎 編著：臨床家のための口腔顎顔面解剖アトラス．医歯薬出版，東京，2009.

5）北村清一郎，柿木隆介，井上 誠，金尾顕郎，黒岩恭子：なぜ「黒岩恭子の口腔ケア＆口腔リハビリ」は食べられる口になるのか．デンタルダイヤモンド社，東京，2013.

6）Kuehn DP, Templeton PJ, Maynard JA: Muscle spindles in the velopharyngeal musculature of humans. J Speech Hearing Res, 33: 488-493, 1990.

7）松本秀樹：X線テレビ映画法による嚥下時，最大開口時および舌運動時における舌骨ならびに喉頭蓋基底の位置変化について．歯科学報，76：1713-1770, 1976.

8）森本俊文 監修：新・口腔の生理からどうして？を解く．デンタルダイヤモンド社，東京，2012.

9）森本俊文，山田好秋 編：基礎歯科生理学 第5版．医歯薬出版，東京，2008.

10）向井美恵，山田好秋 編：歯科学生のための摂食・嚥下リハビリテーション学．医歯薬出版，東京，2008.

11）Neumann DA：Kinesiology of the musculoskeletal system.［嶋田智明，平田総一郎 監訳：筋骨格系のキネシオロジー．医歯薬出版，東京，2005］.

12）才藤栄一，植田耕一郎 監修：摂食・嚥下リハビリテーション 第3版．医歯薬出版，東京，2016.

13）舘村 卓：臨床の口腔生理学に基づく摂食・嚥下障害のキュアとケア（第2版）．医歯薬出版，東京，2017.

第IV章

摂食・嚥下障害への対応

衛藤恵美（大分リハビリテーション病院）

児玉将人（大分リハビリテーション病院）

久多良木　茜（大分リハビリテーション病院）

御手洗達也（大分リハビリテーション病院）

山口康介（佐賀県・こうすけデンタルクリニック）

小山浩一郎（長崎県・おやま歯科中通り診療所）

1. 口腔ケア

口腔ケアの目的と効果

口腔ケアを行うに際しては、口腔清掃と口腔機能向上を同時に行う口腔ケア・口腔リハビリという視点が必要である。口腔ケアの方法については、さまざまなところで広く述べられているが、ここでは多職種が行える口腔ケア（黒岩恭子メソッド）について述べたい。

大分リハビリテーション病院では、多職種も歯科衛生士も黒岩恭子氏（歯科医師、神奈川県開業）考案の「くるリーナブラシ」シリーズ（図Ⅳ-1-1）を使用している。たとえ、口から食べられなくても、誤嚥性肺炎や口腔疾患の感染予防、口腔機能維持・回復を図り、家族や大切な方とのコミュニケーションのサインとなる表情を作ることも口腔ケアの目的の一つである。このように単に口をきれいにするというだけではなく、生活やその人らしさを取り戻すという視点で、口腔ケア・口腔リハビリを行うことが望ましい。

口腔ケアの目的と効果を表1に示す。第Ⅴ章で示すオーラルフレイルの予防対策にも有用となる。

表1に示すように、口腔ケアはリスク管理の面からも重要であり、口腔ケアを行わないと、「食べられない」→「口腔乾燥」→「歯科疾患・口臭・痰の貯留」→「口腔周囲の筋肉の萎縮」→「表情・会話の減少」→「食べられない」と、負のスパイラルに陥って低栄養を助長し、結果として廃用症候群の発症をもたらすのである。このスパイラルに陥ることを防止するという意味においても、口腔機能を引き出す口腔ケアが必要になってくる。

口腔ケアを行ううえで最も大事なことは、多職種との連携である。医療・介護の現場では、口腔ケアを受ける患者や利用者が毎日同じ状況とは限らないため、リスク管理の点からも、生活場面で患者をよく知る家族や医師、看護師、介護福祉士、活動場面・生活の訓練を行う理学療法士（PT）、作業療法士（OT）、言語聴覚士（ST）、栄養管理は栄養士からの情報も必要となる。全身の状態（メンタルも含む）を必ず確認し、二次的な感染症やトラブルが起きないように注意を払うことが重要となる。

口腔ケアの進め方を表2に示す。まずは全身をみることから始め、具体的な手順を以下に示す。

全身を診る

①バイタルチェック：血圧・熱発・呼吸・脈拍・体調確認
②顔色：熱で赤くなっていないか、貧血で白くなっていないか、内臓疾患で黒くなっていないかなど
③覚醒：呼名に反応するか
④麻痺：麻痺の有無、右麻痺か左麻痺か四肢麻痺か
⑤痛み：体のどこかに痛みはないか
⑥声：喉がガラガラで声を出しにくくないか、痰が詰まってゴロゴロいっていないか
⑦メンタル：病状について落ち込んだりしていないか、不安を抱えていないか
⑧食欲：非経口摂取か、経口か、どのくらいの量を食べているか
⑨嚥下障害の有無：うがいができるかどうか

姿勢を整える

姿勢を診る（身体に過緊張なところがないか、顎が上がって誤嚥しやすくなっていないか、本人がリラックスできる姿勢か、上肢・下肢・肩関節・首の可動域はどれくらいか、肩は上がっていないか、胸郭が広がっているか）。

表1　口腔ケアの目的と効果

1．覚醒の向上、意識レベルの改善
2．口腔内環境の改善 ・口腔疾患の予防（う蝕・歯周病） ・呼吸器への感染予防（誤嚥性肺炎・インフルエンザ）
3．口腔機能の維持・回復 ・口腔内の爽快感、口臭予防、口腔内感覚の改善に伴う食欲の増進 ・歯科治療による咬合の再建
4．摂食・嚥下、構音に関連する筋の廃用・萎縮の改善、予防 ・食欲増進・食事時間の短縮 ・むせの軽減・嚥下機能の改善
5．脱水・低栄養の予防
6．口腔・咽頭乾燥予防（脱水、薬の副作用、エアコンの使用による）
7．全身の健康維持・回復および社会参加 ・食欲増進による栄養改善、体力の維持・回復 ・体力の維持・回復に伴うADLの向上 ・言語の明瞭化および口臭の消失などによるコミュニケーションの改善

表2　口腔ケアの進め方

1．全身を診る（バイタルなどの情報を確認）
2．姿勢を整える（誤嚥しない体幹・安楽な呼吸・頸部前屈）
3．顔・口腔・舌の観察と触診（口腔ケア・口腔リハビリの方法を立案）
4．用具の選択・準備（衛生状態や機能に合わせて選択・効率的で時間短縮）
5．口腔ケア・口腔リハビリ実施（清掃しながら機能と唾液を引き出す）
6．最終確認（口腔ケア・口腔リハビリ前後の機能の変化、口腔内の汚水などの回収）

1．ベッド上の場合

①患者さんに合った安楽な体位

②舌背が床と平行（顎を引く）

③健側を下、麻痺側は上にする

④褥瘡の確認

2．車いすの場合

①座面のお尻の位置確認

②フットレストから足を下ろす

③踵が床に着いている

④頭部・頸部が伸展位にならない

　※不安定な方は肘（内面）で支え、頭部を固定する

⑤上肢が安定している

⑥介助者は下から口腔内を覗き込むような位置

⑦舌背や歯列と床が平行になるような口の位置

⑧座面と太ももの隙間がないように確認する

顔・口腔・舌の観察と触診（口腔ケア・口腔リハビリの方法を立案）

1．顔を診る

①目は開いているか：目ヤニなどがついていないか、追視ができるか

②表情：麻痺があるかないか、拘縮しているか、弛緩しているか、表情が作れるか、左右差はどうか、鼻唇溝や人中の深さはどうか

③鼻：鼻で呼吸ができているか、鼻毛が伸びていないか、鼻くそがたまっていないか

④唇：閉じているか、開いているか、左右差はないか、口角は上がっているか、下がっているか、「ウー」と「イー」の口ができるか、上唇と下唇の膨らみ、乾燥や口角の炎症

2．口を診る

①食事の状態：経口摂取は非経口か、非経口で

あれば期間はどのくらいか
②口臭の有無：口の中の匂いなのか、咽頭部の匂いなのか
③衛生状態：粘膜、とくに口蓋への痰の付着の有無、食物残渣はあるか、どの部位に残渣があるのか、歯の表面に汚れがあるか、歯と歯の間に汚れがあるか
④口腔乾燥：粘膜、とくに舌が潤っているか
⑤流涎：口角から唾液が出ていないか、口腔前庭に唾液が貯留していないか
⑥歯の状態：う蝕や歯周病はないか、動揺歯や機能歯の有無、欠損部や義歯の有無
⑦義歯：適合の程度、亀裂、人工歯脱離など
⑧歯肉：歯肉の色調、歯肉の発赤・腫脹の有無
⑨粘膜：頬・唇の内面・口蓋に潰瘍などはないか

3. 舌を診る
①舌苔の有無
②左右に変異はないか
③舌の乾燥
④舌の動き：つねに動いていないか、力が入りすぎていないか
⑤味蕾の状態
⑥舌の形態：真ん中が盛り上がっていないか、舌が奥に下がっていないか、舌尖が細くなっていないか、舌全体が厚くなっていないか、スプーン状（図Ⅶ-1-3）になっているか
⑦舌と口蓋垂がくっついていないか
⑧舌小帯の位置の確認、長さ・緊張・萎縮

用具の選択・準備

多忙な医療・介護の現場において、歯科医療従事者ではなく、日常的に口腔ケア・口腔リハビリを行う多職種に短時間で効率的な口腔ケア・口腔リハビリを提案することが必要となり、用具（ケア用品）の選択が重要となる。ケア用品は、いろいろなメーカーからたくさんの種類が発売されており、また使いやすさなども進歩している。

大分リハビリテーション病院では、多職種からの希望もあり、黒岩恭子氏が考案した「くるリーナブラシ」シリーズ（オーラルケア）を使い分けている（図Ⅳ-1-1）。

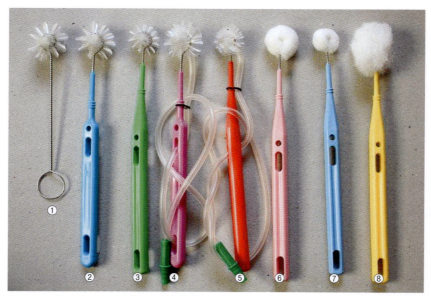

左より、①くるリーナブラシ、②柄付くるリーナブラシ、③ICUブラシ、④吸引くるリーナブラシ、⑤吸引ICUブラシ、⑥モアブラシ、⑦ミニモアブラシ、⑧ふぁんふぁんブラシ
図Ⅳ-1-1 「くるリーナブラシ」シリーズ

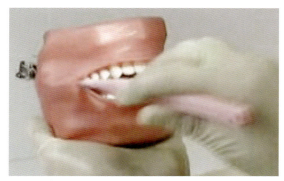

a：まずは頬の内側から清掃しながらストレッチ
①水でモアブラシを濡らし、水気を切る
②歯ぐきと頬の間の粘膜にモアブラシを軽く押し当てる
③上から下、下から上へ動かし清掃する

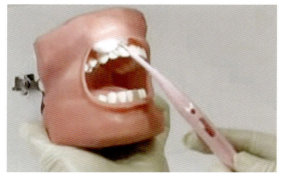

b：唇の内側を清掃しながらストレッチ
①唇と歯ぐきの間にモアブラシを入れ、左右に動かして清掃する
②上右側・上左側・下右側・下左側と数ヵ所に分けた清掃が、より安全にケアを行うコツ

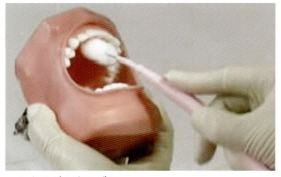

c：上あごも忘れずに
①のどにモアブラシを突き当てないように注意し、上あご奥から、手前へ向けてモアブラシを動かし、清掃する
②痰や唾液をモアブラシに巻きつけるように絡め取る

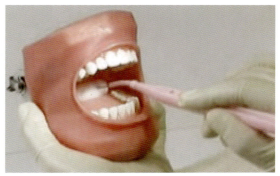

d：最後は舌を清掃しながらストレッチ
①のどに突き当てないように奥から手前に清掃する
②痰や唾液、舌苔をモアブラシに巻きつけるように絡め取る

図Ⅳ-1-2 a〜d　くるリーナブラシ（モアブラシ）の使い方（黒岩恭子氏の資料より引用）

口腔ケア・口腔リハビリを実施（清掃しながら口腔機能と唾液を引き出す）

　本法は、ガーゼなどで汚れと自己唾液を拭き取ってしまう方法ではない。機能が低下した口腔周囲筋に刺激を与え、マッサージやストレッチを行うことで自己唾液の分泌を促しながら清掃と唾液の回収を行い、汚れが取り除かれたうえで、自身の新鮮できれいな唾液を何度も飲んでもらう方法である。つまり、嚥下訓練の一翼を担っていると考えられる。注意しなければならないのは、口腔内の汚水をすべて回収し、自身の新鮮な唾液を飲み込む練習を行うことである。言わば、唾液の嚥下を味方につけてケアを行う方法である。

　咽頭ケアの際でも同じ原理である。吸引を必要な人が、自身の唾液を嚥下して咽頭粘膜を湿潤させ、梨状窩（梨状陥凹：図Ⅰ-4-7）や喉頭蓋谷（図Ⅰ-4-5）にへばりついて喀出できなかった貯留物を浮かせ、咳反射を誘発させて自ら喀出できるように促す方法である。これによって、痰吸引の頻度を減少させることが可能となり、患者へのストレス軽減の効果も期待される。

1. 口腔ケア　107

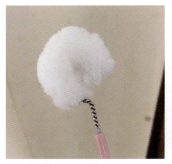 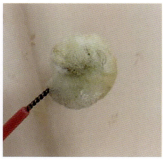 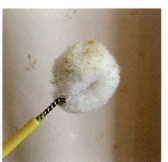

　　　a：綺麗なモアブラシ　　　　　　　b：洗い残しのあるモアブラシ

図Ⅳ-1-3a、b　モアブラシの管理①。食物の付着したブラシは細菌が繁殖しやすい環境になるため、使用後は食物残渣を残さないように流水でよく揉み洗いして管理する（お湯で洗うと、より効果がある）

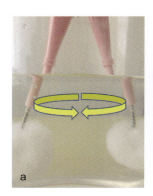 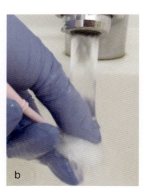 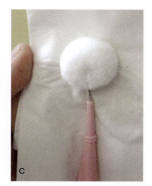

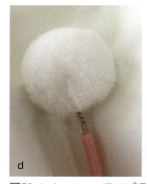 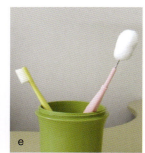

a：ぶんぶん洗い。容器にためた水の中で、たまった食べカスや痰をぶんぶん振り洗いして出す。何度も水を替えてきれいにする

b：揉み洗い。その後、ヌルヌル感がなくなったら流水でよく流す。奥にたまった汚れを、指でしごくように揉み洗いする

c：水気をとる。洗った後、余計な水分を落とす。ペーパーなどで水気をしっかり切る。強くギューッとしぼると固く縮んでしまうので、水がしたたらない程度でギュッと絞る

d：トントン仕上げ。仕上げにペーパーに軽くトントン叩くと、縮んでいた毛が少し戻る

e：しっかり乾燥させる

図Ⅳ-1-4a〜e　モアブラシの管理②。モアブラシの洗い方と注意点

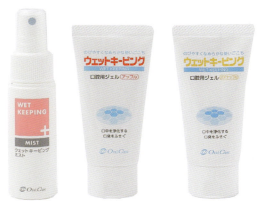

図Ⅳ-1-5　スプレータイプとジェルタイプの保湿剤

くるリーナブラシの使用方法と管理（洗い方と注意点）（図Ⅳ-1-2〜4）

口腔ケアは、うがいができる人（嚥下障害なし）とうがいができない人（嚥下障害あり）でブラシを使い分ける。以下にその手順を示す。

1. 自分でうがいができる人（歯磨きができる）

①声かけ（いまから行うことの説明）

②うがい（ぶくぶくうがい）

③モアブラシで頬・唇の裏側・口蓋を清拭（図Ⅳ-1-2参照）

④義歯の清掃（義歯の入っている人は必ず義歯を外し、歯磨剤をつけずに磨く）

⑤歯磨き（歯磨剤をたくさんつけすぎない。清掃補助具が必要な場合は、歯間ブラシ・デンタルフロス・タフトブラシなどを使用）

⑥モアブラシで舌磨き

⑦うがい（ぶくぶくうがい）

ポイント1：基本的には、本人がブラッシングを行い、介助者が見守る。介助者は最後に清掃状態の確認を行い、清掃不良部分の指導や援助を行う。残渣が残る部位は機能低下も考えられるため、モアブラシでストレッチを行うとよい。

ポイント2：うがいは頬筋、口輪筋、舌などの口腔周囲機能向上にもなるため、必ず前後で行ってもらう。

2. 自分でうがいができない人（歯磨きができない）

まず、表2の口腔ケアの進め方1〜3を行う。

①口腔ケア用品の準備

コップに水、保湿剤（ジェルまたはスプレー：図Ⅳ-1-5）、「くるリーナブラシ」シリーズ、歯ブラシ、義歯用ブラシ、清掃補助具

②声かけ（いまから行うことの説明）

③口腔周囲筋へアプローチ（口腔ケアの進め方3で観察した結果を踏まえる）

④口腔内・口唇の湿潤（保湿剤）

⑤モアブラシで頬・唇の裏側・口蓋を清拭（図Ⅳ-1-2 a 〜 c 参照）

⑥義歯の入っている人は義歯を外して磨く

⑦歯磨き（清掃補助具が必要な場合は、歯間ブラシ・デンタルフロス・タフトブラシなどを使用）

⑧モアブラシで舌磨き（図Ⅳ-1-2 d 参照）

ポイント1：汚水が口腔内に貯留したら、モアブラシで絡め取る。

ポイント2：寝たきりや認知症の人などには、相手に聞こえるように声がけしたり、手を握ったりすると、安心感を与えられる。

症例1

口腔ケアの実際とその変化を、症例を示しながら解説する。患者は50代の男性。脳幹部梗塞、小脳梗塞、閉じ込め症候群（四肢麻痺）。日常生活動作は全介助が必要。6年前に胃ろう造設。口腔ケア前、口腔内が乾燥してつっぱっている状態（図Ⅳ-1-6 a）。口唇閉鎖力が弱く常時開口しているため、姿勢調整を行って座位を安定させたうえで、口輪筋のストレッチを実施した（図Ⅳ-1-6 b）。

スプレータイプの保湿剤をモアブラシに塗布して湿潤性を高めたうえで、口腔内全体を清拭しながらストレッチを行う（図Ⅳ-1-7 a）。歯は歯ブラシでブラッシングを行って唾液分泌を促した。また、舌の可動域を広げるため、ミニモアブラシで舌下ヒダと舌下小丘のマッサージを行った（図Ⅳ-1-7 b）。

口腔ケア終了後の状態を図Ⅳ-1-8に示す。口腔内全体が湿潤し、舌はスプーン状になり、自己唾液もむせなく嚥下できるように改善された。

症例2

患者は60代の女性。脳梗塞再発、両側の麻痺、経鼻経管栄養、酸素吸入。日常生活動作は全介助。回復期入院時の口腔を図Ⅳ-1-9 a に示す。痂疲の付着量が多く、口唇閉鎖困難で口呼吸、

1. 口腔ケア　109

症例1

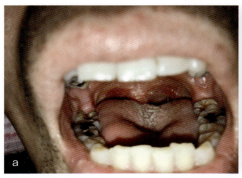
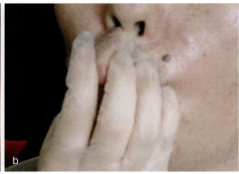

図Ⅳ-1-6a、b　a：口腔ケア前の状態。口腔内はきれいにみえるが、乾燥し、口唇閉鎖ができず、舌は低舌位置（下顎前歯部切端より下に見える）。b：口唇閉鎖を促すための口輪筋のストレッチ

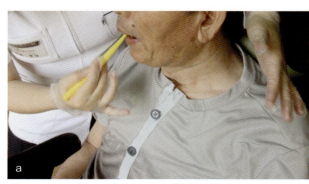
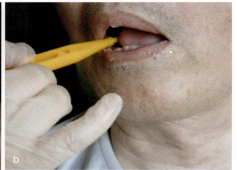

図Ⅳ-1-7a、b　口腔ケアの実際（舌下部をミニモアブラシでマッサージ）

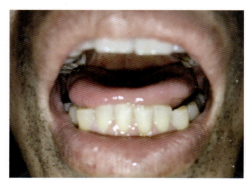

図Ⅳ-1-8　口腔ケア終了後の状態（同日）。口腔内は湿潤し、舌尖の位置が下顎前歯部切端より上に見える

呼吸数が増加。図Ⅳ-1-9bは、口腔ケア後の状態であるが、口唇閉鎖も可能となり、呼吸数も正常となった。

図Ⅳ-1-10は、口蓋・咽頭部から喀出された大量の痰と痂疲（血餅）である。

衛藤恵美（大分リハビリテーション病院）

【参考文献】
1）加藤武彦, 黒岩恭子, 田中五郎（編）：食べられる口づくり 口腔ケア＆義歯, 医歯薬出版, 東京, 2007.
2）北村清一郎, 柿木隆介, 井上誠, 金尾顕郎, 黒岩恭子：なぜ「黒岩恭子の口腔ケア＆口腔リハビリ」は食べられる口になるのか. デンタルダイヤモンド社, 東京, 2013.
3）黒岩恭子：柄付きくるリーナ～重度化予防, 介護予防に役立つ秘密兵器. デンタルハイジーン, 24（6）：2004.
4）黒岩恭子：他職種や介護者が取り組みやすい口腔ケア～くるリーナブラシを活用する～. デンタルハイジーン, 23（9）：2003.
5）おおいた食のリハビリテーション研究会：摂食・嚥下セミナーⅠ　口腔ケアの実施. 大分県歯科衛生会資料, 2017.

症例2

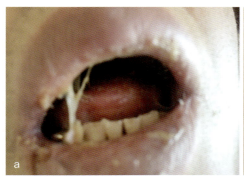
a：口腔ケア前の状態

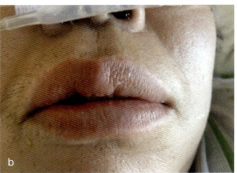
b：口腔ケア実施後

図Ⅳ-1-9 a、b　回復期病院に入院した当日の口腔ケア実施前後

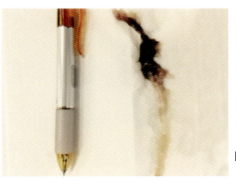

図Ⅳ-1-10　口蓋、咽頭から喀出された痰（血餅、痂疲）

Column 7　口腔ケア方法の違いが肺炎発症率に及ぼす変化

　介護老人保健施設 社会医療法人敬和会 大分豊寿苑での取り組みを報告する。

　誤嚥性肺炎の発症が、医療機関への入院や加療後のQOLに大きな影響を及ぼすことから、大分豊寿苑では誤嚥性肺炎の予防を課題に取り組みを行ってきた。これまで述べてきた口腔ケア方法（黒岩恭子メソッド）の効果を以下の方法で検証した。

　大分豊寿苑の利用者を、従来の口腔ケアを実施していた時期に入所した248名（平成27年12月31日までに退所）と、黒岩メソッドによる口腔ケアがほぼ定着した時期に入所した287名（平成29年11月30日までに退所）の2群に分け、誤嚥性肺炎による医療機関への入院件数の割合を比較した。

　なお、黒岩メソッドの定着に向けては、黒岩恭子氏に定期的に来苑していただき、口腔ケアに対する考え方、手技の統一を図るだけでなく、当施設でも口腔ケアに関する研修会を数回実施した。

　結果は、従来の口腔ケア群が11.2%、変更後（黒岩メソッド）群が4.8%で、変更後の誤嚥性肺炎による入院件数の減少があきらかとなった（$p<0.01$）。

　歯科医師の助言のもと、口腔ケア方法について職員で検討し、その考え方や手技を統一することは、重度化する高齢者医療介護領域において、誤嚥性肺炎予防に有効である可能性があり、具体的には黒岩メソッドはその一つの方法である。

	黒岩メソッド群	従来の口腔ケア群
n	287	248
男：女	103：184	85：163
年齢	84.6±8.6	84.2±8.3
肺炎発症者数	14	28
肺炎発症率	0.048	0.112*

*$p<0.01$

2. 口唇・頬の運動訓練

口唇・頬の役割

　口唇・頬の運動訓練は、口腔機能の向上を目指す一環として行われる。口腔は消化管の入り口であり、口輪筋はその入り口の括約筋として重要な役割を担っている。また、頬筋は口輪筋と一続きであり（図Ⅲ-2-4）、口輪筋を動かすことは頬筋の運動にも繋がる。口唇・頬の運動訓練は、口唇閉鎖不全の解消、摂食機能障害や構音障害の予防、リハビリテーションを目的としている。さらに、口唇・頬の運動性の向上は、顔面の審美性（図Ⅲ-2-1）や発話の明瞭度も高める。訓練により口腔内での感覚刺激頻度が増加するため、唾液分泌の増加も期待できる[4]。

　口唇閉鎖が十分に行える（口唇閉鎖圧を高める）ことで、口唇から食物が溢れ出すことを防止することができる。スプーンで食物を取り込む際にも、口唇閉鎖による拭い取りが必要である。頬筋の後方は、翼突下顎縫線を介して上咽頭収縮筋に連なる（図Ⅱ-1-3）。口唇を閉鎖することは、上咽頭収縮筋の付着部を固定し、同筋の収縮効果を高める可能性をもつ（Column 6 参照：P.92）。口唇閉鎖ができていても、咀嚼中に食べこぼしがある場合には、他筋との協調運動が行えていないことが考えられる[1]。また、頬筋は咀嚼時には舌とともに食塊を臼歯部間に保つ役割を果たしており（図Ⅱ-1-1）、そ

の機能向上は咀嚼および食塊形成の能力を大きく高める。

　高齢者では歯の喪失などにより顎堤の吸収が顕著となり、義歯の保持・定着が困難になるケースが多い[3, 11]。口輪筋・頬筋は、舌とともに義歯を保持する役割を担っている。また、上顎前歯を失った状態で放置すると、上唇への抵抗が消失して負荷がかからなくなり、上唇の筋群が廃用化する[9]。さらに、義歯を長く装着しないでいると、口蓋前方部の膨隆が吸収され、舌口蓋接触圧で食物を後方に送る際に前方での隔壁がなくなり、食物が口唇間から漏れ出しやすくなる[3, 9, 11]。

口唇・頬の運動訓練の目的

　口唇の機能障害は、口唇閉鎖能の低下が主であるが、構音障害や摂食機能障害などを伴っているかの確認を行ったうえで、訓練が必要かどうかを考える。流涎、食べこぼし、口腔内残渣などがあるならば、積極的な訓練が必要である。これらの障害が認められない場合には、閉鎖能の低下予防が訓練の主目的となる。

　いずれの訓練も、日々の継続的な積み重ねで結果が現れる。高齢者では、リラックスした姿勢で楽しく自発的に訓練に取り組める環境作りが必要である。全身および頸部、口腔周囲筋などが緊張している状態で運動を行っても、有効

Point　摂食嚥下時に関連筋により生じる圧[5]

口唇閉鎖圧：上唇と下唇を閉鎖した際の接触圧

舌口蓋接触圧：舌背部を挙上した際の硬口蓋との接触圧

嚥下圧：食塊を口腔から咽頭を経て食道に駆出するための圧

鼻咽腔閉鎖圧：発声・嚥下時に軟口蓋が挙上した際の咽頭壁との接触圧

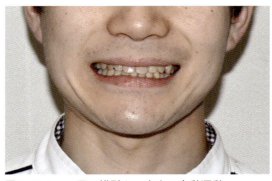
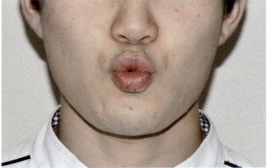

図Ⅳ-2-1　口唇の横引き・突出の自動運動

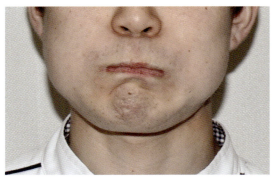
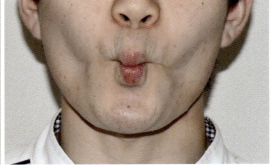

図Ⅳ-2-2　頬の膨らまし・すぼめの自動運動

な効果を引き出すことは難しい。筋緊張の緩和には、触覚過敏域の脱感作が必要になる場面も見受けられる。触覚に対する過敏域は、一般的に体の中心に近いところにあることから、口に向かって遠位から近位へと過敏軽減を図る[6]。また、口唇・頬の運動訓練は、口腔を清潔に保った状態（第Ⅳ章の「1．口腔ケア」を参照）で初めて訓練を開始することができる。

訓練を行ううえでの運動方法として、他動運動、自動介助運動、自動運動、抵抗運動がある[7]。他動運動は自身の力で運動できない場合に、訓練施行者により徒手的に行われる。自動介助運動は、筋力低下により自身で十分な運動が行えない場合に、不足したところを介助で補う。自動運動は、介助も抵抗も与えずに、自身の力のみで行う運動である。前3者は運動範囲の維持や持久力の向上を目的に行う[7]。抵抗運動は、抵抗に対して行う運動で、徒手的に負荷を与えて筋力の増強を図る[7]。

口唇・頬の運動訓練の概要を以下に示す。

口唇・頬運動の自動訓練[2,6,7,8]

口唇の横引き（「イー」と発音しながら行う）・突出（「ウー」と発音しながら行う）運動（**図Ⅳ-2-1**）や頬の膨らまし・すぼめ運動（**図Ⅳ-2-2**）などを自動的に行う。自動運動が困難な重度の患者に対しては、他動的または自動介助的に行う。

口唇の抵抗運動[2,6]

口唇の自動運動が可能で、筋力強化を目的とする患者に対しては抵抗運動を行う。口唇の抵抗運動には、舌圧子などを口唇で挟み、訓練施行者が与える抵抗に対して保持させる方法（**図Ⅳ-2-3**）や、訓練施行者が患者の一側の口角に指を入れて頬に向かって引き、それに抗して

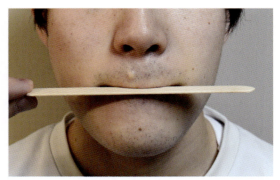

図Ⅳ-2-3　舌圧子を用いた口唇運動

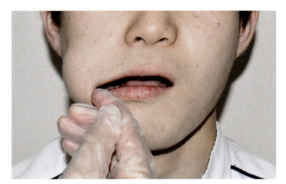

図Ⅳ-2-4　口唇の抵抗運動

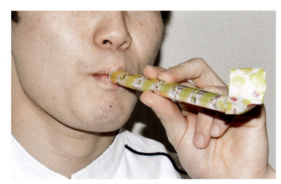

図Ⅳ-2-5　吹き戻しの実施状況

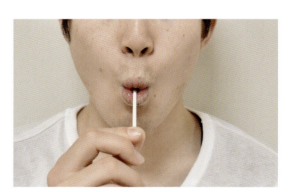

図Ⅳ-2-6　飴舐め訓練

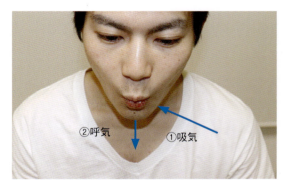

図Ⅳ-2-7　口すぼめ呼吸運動

患者には口唇を閉鎖させる方法（**図Ⅳ-2-4**）などがある。

用具を用いた口唇・頬の運動訓練

吹き戻し（吹き出し）や飴などを用いる。吹き戻し（**図Ⅳ-2-5**）は、口唇閉鎖機能や呼気送出機能の向上を狙いとして用いられる。種類（長さなどの違い）によって呼気送出量が異なるため、患者の能力に応じた適切な吹き戻しを選択する必要がある。柄のついた飴を用いた飴舐め訓練（**図Ⅳ-2-6**と**図Ⅳ-5-3**）[4]では、音を出して吸ってもらったりすることで、口唇閉鎖力をつけることができる。また、味覚・嗅覚・触覚を刺激できると同時に、飴を用いて口唇や頬、さらに舌をストレッチすることもできる。なお、柄付き飴と同様の形のさまざまな口唇閉鎖訓練器具（リフトアップなど）が市販されている。これらは患者にくわえさせ、訓練施行者

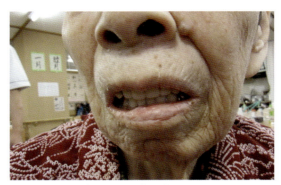
図Ⅳ-2-8　口腔リハビリ介入前の口唇

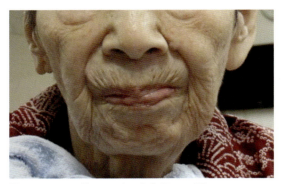
図Ⅳ-2-9　口腔リハビリ介入後の口唇

が柄を引っ張ることで、口唇閉鎖力を高めようとするものである。

口すぼめ呼吸運動（図Ⅳ-2-7）[2,6,10]

通常は呼吸機能の強化を目的としており、口をすぼめて息を吐き出させる（ブローイング）。実施方法は楽な姿勢で鼻から吸気、口をすぼめて呼気をゆっくり行う。呼気は吸気の2倍の時間をかけて行う。口唇閉鎖力の向上を目的に行う場合には、吸気・呼気ともに口唇から行うのもよい。

口唇・頬のマッサージやストレッチ

脳血管疾患による神経原性や廃用性による筋緊張などさまざまな原因によって、口唇・頬運動に関連する筋が緊張していることが多く見受けられる。筋緊張が生じている状態で、前述の口唇・頬の運動訓練を行っても効果を引き出しづらい。まずはマッサージやストレッチで、筋の緊張を和らげることが重要である。具体的な方法については、第Ⅳ章の「3.下顎の運動訓練」の「顔面・頬筋・顎関節周囲のマッサージやストレッチ」を参照されたい。

訓練の効果

口腔内と顔面側の両面からemオーラルリハ（ラックヘルスケア：図Ⅳ-3-3）によるマッサージとストレッチ（図Ⅳ-3-1・2参照）、および飴舐め訓練を行った。口輪筋は萎縮している状態で、口唇閉鎖が阻害された状態であった（図Ⅳ-2-8）が、40分程度の訓練後は口輪筋が賦活化され、口唇閉鎖ができるようになった（図図Ⅳ-2-9）。

児玉将人（大分リハビリテーション病院）

【引用文献】
1）藤島一郎：脳卒中の摂食・嚥下障害．医歯薬出版，東京，2012．
2）福岡達之（編著）：言語聴覚士のための摂食嚥下リハビリテーションQ&A―臨床がわかる50のヒント―．協同医書出版，東京，2016．
3）加藤武彦，黒岩恭子，田中五郎：食べられる口づくり口腔ケア&義歯．医歯薬出版，東京，2010．
4）北村清一郎，柿木隆介，井上　誠，金尾顕郎，黒岩恭子：なぜ「黒岩恭子の口腔ケア&口腔リハビリ」は食べられる口になるのか．デンタルダイヤモンド社，東京，2013．
5）中尾真理，出江紳一：咀嚼筋の収縮と食道入口部の弛緩．MB Med Reha，212：25-32，2017．
6）日本摂食・嚥下リハビリテーション学会医療検討委員会：訓練法のまとめ（2014版）．日摂食嚥下リハ会誌，18（1）：55-89，2014
7）西尾正輝：ディサースリアの基礎と臨床 第3巻 臨床実用編．医歯薬出版，東京，2013．
8）西尾正輝：ディサースリア臨床標準テキスト．医歯薬出版，東京，2013．
9）舘村　卓：臨床の口腔生理学に基づく摂食嚥下障害のキュアとケア 第2版．医歯薬出版，東京，2017．
10）高橋仁美，宮川哲夫，塩谷隆信：動画でわかる呼吸リハビリテーション．中山書店，2014．
11）田中五郎：デンチャースペース義歯―その理論と製作法．デンタルダイヤモンド社，東京，2016．

3. 下顎の運動訓練

　咀嚼は、摂食・嚥下の口腔期における非常に重要な随意運動で、これによって安定的に咽頭期の反射運動に繋ぐことができる（図Ⅰ-10-1・2）。また、高齢者にとっての咀嚼は、認知機能の自立や維持、社会生活およびQOLに影響すると考えられ、重要視されている。実際の咀嚼では複雑な運動が行われるが、その基本は一定のリズムをもった半自動性運動で、そのリズムは脳幹で形成される[4, 7]。

　咀嚼された食物は唾液と混ぜ合わされて食塊（飲み込みやすい食物のかたまり）がつくられる（食塊形成）[7]。咀嚼訓練というと、食物を噛み潰すことができないことへの対応と考えられがちであるが、咀嚼運動には下顎の運動以外に、舌運動や唾液分泌などのさまざまな運動要素が加わっており、咀嚼の訓練では他要素の機能向上訓練も必要になってくる[1]。

　本項では、おもに下顎の運動に限った訓練について解説する。下顎の運動訓練では、咀嚼筋の粗大な運動能力の改善と筋力の強化が主たる目的となる。

　下顎訓練を導入するにあたって、何が咀嚼運動を弊害する因子なのかを慎重に評価することが必要である。評価は歯科医師や歯科衛生士とともに行うことが望ましい。安易な導入は顎関節痛の増悪、残存歯の欠如や摩耗、口腔粘膜の咬傷や痛みなどの口腔環境の悪化に繋がりかねないからである。顎関節の異常、残存歯数の減少や噛み合わせの不良、義歯の不具合などで咀嚼回数が減少すると、筋力や口腔感覚の低下、唾液分泌の減少が急速に進む[3]。このため、とくに高齢者では歯科検診と歯科治療の重要度が高くなる。

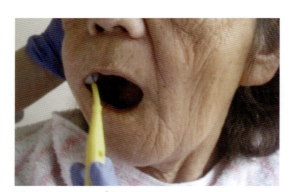

図Ⅳ-3-1　モアブラシによるストレッチ

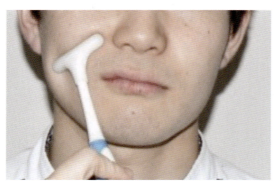

図Ⅳ-3-2　emオーラルリハによるストレッチ

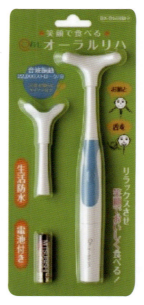

図Ⅳ-3-3　emオーラルリハ（ラックヘルスケア）

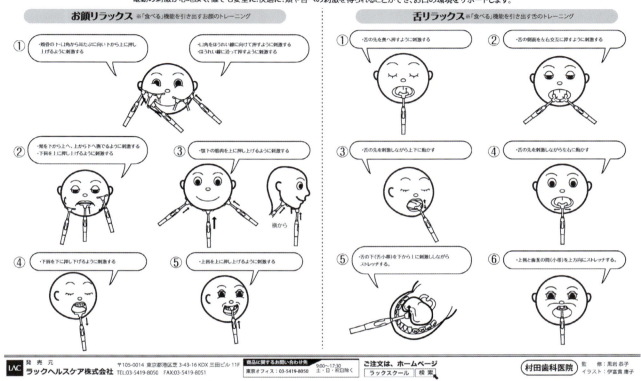

図Ⅳ-3-4　emオーラルリハの使い方（ラックヘルスケアのホームページより引用）

顔面・頬部・顎関節周囲のマッサージやストレッチ[3,4]

表情筋や咀嚼筋の筋緊張の緩和を行い、当該筋運動、ひいては下顎運動の向上を図る。方法は訓練施行者が両方の手掌を患者の左右の頬部に添え、口腔周辺の表情筋（図Ⅱ-1-2）を中央に寄せたり、外側へ押したり、上方へ引き上げたり、下方へ引き下げたりする。また、やや深部の咬筋や側頭筋（図Ⅱ-1-5）をマッサージしたりする。筋の緊張具合に合わせて早さや強さを調節し、痛みの有無も確認しながら行う。また、患者自らの手で行うこともできる。emオーラルリハ（ラックヘルスケア）やモアブラシ（くるリーナブラシシリーズ／オーラルケア）などの器具を活用しながら、口腔内や口腔外からマッサージを行うことも有効である（図Ⅳ-3-1・2）[3,4]。emオーラルリハ（図Ⅳ-3-3・4）とは、患者の口腔周囲筋・舌・顎下部の筋などを微振動でマッサージあるいはストレッチをする器具である。

下顎の可動域訓練[1]

顎の拘縮予防、顎位の安定化と咀嚼力の向上、さらに顎関節の可動域拡大を目指す。自動運動的に下顎を上下、左右、前後方向へ動かす。自動運動が困難な際は、下顎を包み込むように訓練施行者が片手を添えて他動的に行う。ゆっくりとした早さから徐々に速度を早めていく。その際、無理はせず、力の加減に注意する。

下顎の筋力増強訓練（開口―閉口訓練）[1,7]

開口訓練では、訓練施行者が患者の下顎に手

3．下顎の運動訓練　117

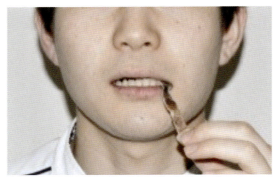

図Ⅳ-3-5　スルメを咀嚼

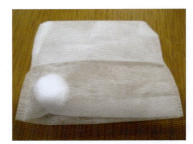

図Ⅳ-3-6　お茶袋（マシュマロを入れている）

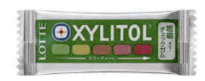

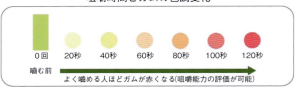

図Ⅳ-3-7　咀嚼力判定ガムとその色調の変化（LOTTEのホームページより引用）

掌を当て、徒手的抵抗下で患者に開口させる。閉口訓練は、訓練施行者が患者のオトガイ部の上に手掌を当て、下方に圧を加える。患者には圧に抵抗して閉口する運動を行わせる。

食品などを使用した咀嚼直接訓練[1,5,7]

　直接訓練をとおして、咀嚼運動の持久力増大と関連筋などの協調性の改善を図る。前述したが、開始時には歯科医師や歯科衛生士に、正しい咬合位での咀嚼練習が可能であるかなどを相談するとよい。スルメや食品（マシュマロ、グミ、ガムなど）を咀嚼させる（図Ⅳ-3-5）。誤嚥する可能性がある場合には、食品をガーゼやお茶袋（図Ⅳ-3-6）で包んで使用する。痛みがある場合は中止する。

咀嚼力判定ガムを用いて咀嚼直接訓練を行った症例

　大分リハビリテーション病院にて独自に行った咀嚼力判定ガムを用いた方法である。導入にあたり主治医と歯科医師、歯科衛生士と事前に相談し、許可を得てから実施した。

患者：80代、男性。心原性脳塞栓症、左片麻痺。発熱を繰り返す。日常生活動作は全介助～中等度介助。

訓練目的と方法：咀嚼筋などの筋力増強や咀嚼の巧緻性の向上を図る。咀嚼力の変化がガムの色調変化を見てわかるため、患者の意欲向上に繋げることができる。規定の時間、ガムの咀嚼を行い、ガムの色調（図Ⅳ-3-7）の変化を観察する。色調の変化を見ながらフィードバックを行うことができ、患者は継続的に変化を感じ取ることができる。誤嚥する可能性がある場合は、ガムをガーゼに包んで使用する。

　咀嚼力判定ガムを用いて咀嚼直接訓練を行った症例の経時的変化を図Ⅳ-3-8に示す。

久多良木　茜（大分リハビリテーション病院）

時期	咀嚼力判定ガムの変化 （120秒　必要に合わせてガーゼにくるむ）	摂取可能な食事	嚥下食 ピラミッド[2]		嚥下 調整食 分類[6]
			主食	副食	
訓練開始時	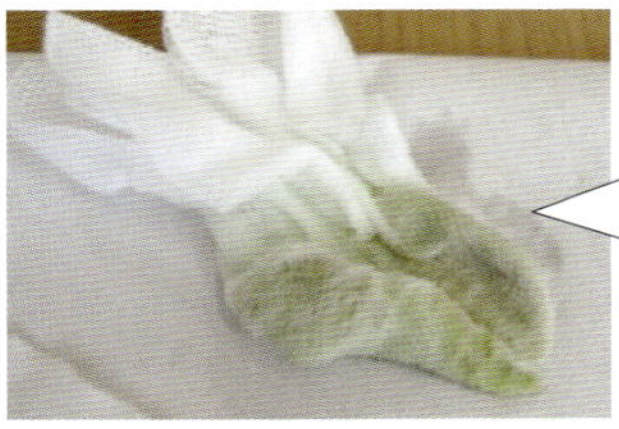 形に変化はほとんど認められず、同じ箇所をずっと噛み続けている。唾液分泌も少ない。色の変化は認められない	全粥・ソフト食 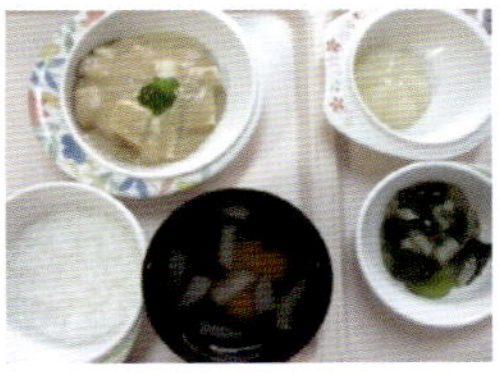	L3	L2	嚥下調整食2-2
開始1ヵ月後	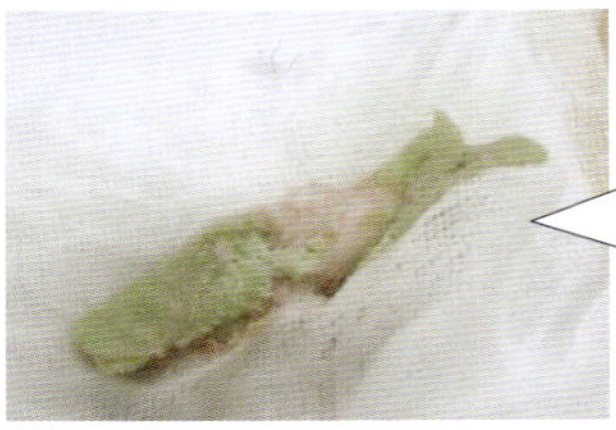 咀嚼にて外側をほぐすことができ、形に変化が見え始めた。部分的に薄いピンク色が見えるようになってきた	全粥・きざみあんかけ食 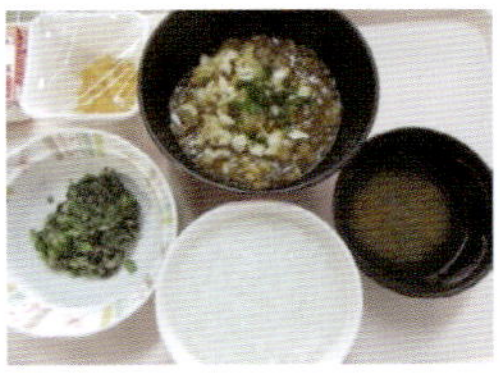	L3	L4	嚥下調整食3
開始2ヵ月後	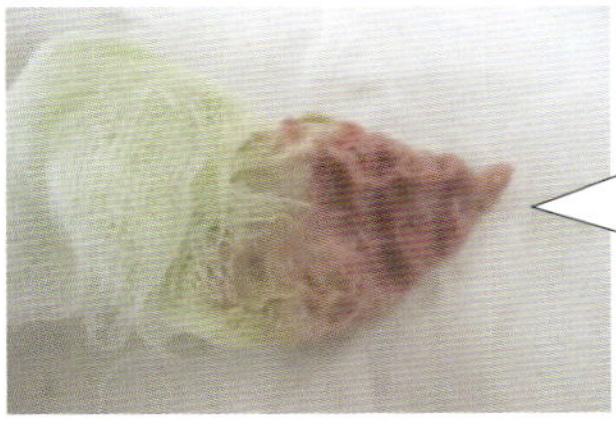 ピンク色が濃い色へと変化してきおり、歯型がついている	軟飯・軟菜一口大 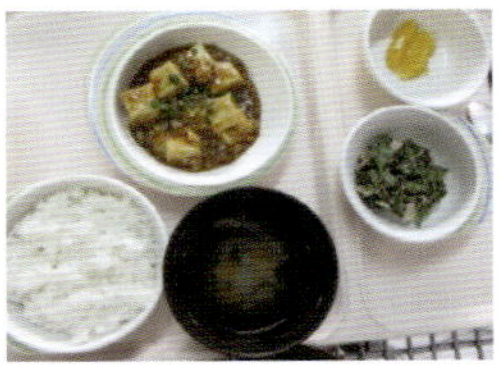	L4	L4	嚥下調整食4
開始3ヵ月後	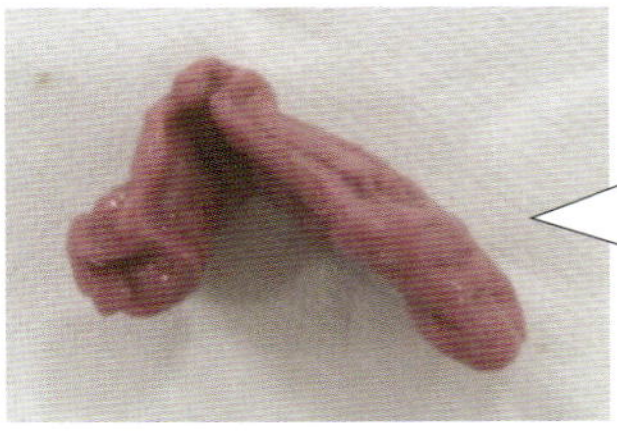 全体的に唾液と混ざりあい、濃いピンク色へと変化している	米飯・常食一口大 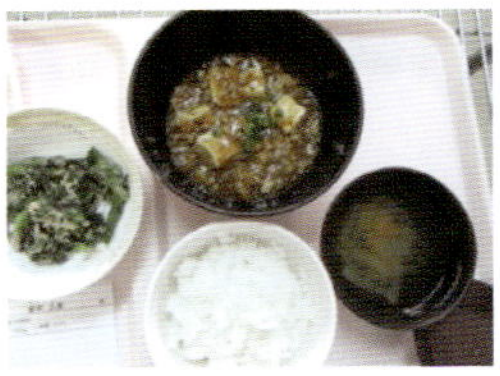	L5	L5	該当なし

図Ⅳ-3-8　咀嚼力判定ガムを用いて咀嚼直接訓練を行った症例の経時的変化

【引用文献】
1）福岡達之（編著）：言語聴覚士のための摂食嚥下リハビリテーションQ&A. 協同医書出版社，東京，2016.
2）金谷節子（監・指導）：嚥下食ドットコム，http://www.engesyoku.com/
3）加藤武彦，黒岩恭子，田中五郎：食べられる口づくり口腔ケア＆義歯．医歯薬出版，東京，2014.
4）北村清一郎，柿木隆介，井上誠，金尾顕郎，黒岩恭子：なぜ「黒岩恭子の口腔ケア＆口腔リハビリ」は食べられる口になるのか．デンタルダイヤモンド社，東京，2013.
5）日本嚥下障害臨床研究会（監），小椋脩，清水充子，谷本啓二，本多知行，溝尻源太郎（編）：嚥下障害の臨床 リハビリテーションの考え方と実践．医歯薬出版，東京，1998.
6）日本摂食・嚥下リハビリテーション学会医療検討委員会：日本摂食・嚥下リハビリテーション学会嚥下調整食分類2013. 日摂食嚥下リハ会誌，17（3）：255-267，2013.
7）才藤栄一，向井美恵（監），鎌倉やよい，熊倉勇美，藤島一郎，山田好秋（編）：摂食嚥下リハビリテーション第2版．医歯薬出版，東京，2009.

4. 鼻咽腔閉鎖訓練

鼻咽腔閉鎖機能の訓練効果については、「スピーチエイドや軟口蓋挙上装置の使用により改善した」という報告[4]や「口蓋帆挙筋活動は口腔内圧と相関がある」との報告[5]はあるが、機能訓練の効果については、その有用性を含め、確証が得られていないのが現状である[2]。しかし、鼻咽腔閉鎖機能は、鼻音と口音とを分ける大きな役割を担っており、発話の明瞭度にも大きく影響を与える。また、軟口蓋を挙上して鼻咽腔閉鎖を行うことで咽頭腔を拡大して陰圧にし、嚥下時に食塊を咽頭へ送り込む役割も担っている（図Ⅲ-4-1中央）。収縮して前方移動した咽頭収縮筋と後方に引かれた舌根の接触によって生じた咽頭嚥下圧が効率よく食塊を遠位に送るためには、舌背の挙上による口腔閉鎖、鼻咽腔閉鎖および喉頭口閉鎖が不可欠である（図Ⅰ-10-4右）。したがって、鼻咽腔閉鎖機能の改善は、良好な嚥下を考えるうえで極めて重要である。

本項で述べる鼻咽腔閉鎖訓練のねらいは、発話であれば聴覚的に開鼻声を軽減させることであり、嚥下であれば鼻腔への食物逆流を防止することである。加えて、嚥下圧を維持して咽頭残留を防止することと考えられる。

ブローイング法[1〜3]

ペットボトルに水を入れ、ストローでぶくぶくと泡が立つように吹く呼気動作（図Ⅳ-4-1）により、鼻咽腔閉鎖が得られることを利用して、鼻咽腔閉鎖にかかわる神経・筋群の機能の改善を図る[2]。泡立てるのに必要な呼気圧は調節でき、ペットボトルのキャップを緩めると呼気圧は小さく、締めると大きくなる。

プッシング・プリング法[1〜3]

押したり（プッシング動作）、持ち上げたり（プリング動作）といった上肢に力を入れる運動により、反射的に息こらえが起こることを利用して軟口蓋の挙上を促す[2]。上肢に力を入れる際には、胸郭より生じて上肢につく胸・背部の浅層筋（浅胸筋と浅背筋）が大きく働く。上肢に力を入れると息こらえが起こるのは、呼吸を止めることで胸郭を不動のものとし、浅胸筋・浅背筋の土台を安定させて筋力を効率よく上肢に働かせるためである。したがって、いままさに座っている椅子の側面やひじ掛けを引っ張る・押す（図Ⅳ-4-2）ことでも訓練は十分に可能である。

寒冷刺激法

凍らせた綿棒などで軟口蓋を冷刺激や圧刺激、あるいは微振動刺激する（図Ⅳ-4-3）ことで軟口蓋反射を誘発し、鼻咽腔閉鎖機能の改善を図る。軟口蓋反射（図Ⅲ-3-3）とは、硬口蓋―

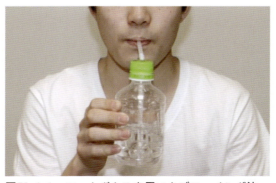

図Ⅳ-4-1 ペットボトルを用いたブローイング法

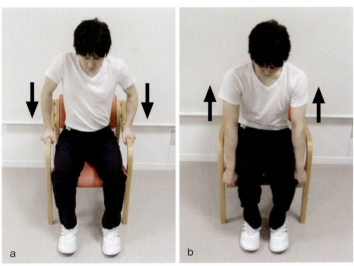

図Ⅳ-4-2 椅子を用いたプッシング・プリング動作。a：プッシング動作、b：プリング動作

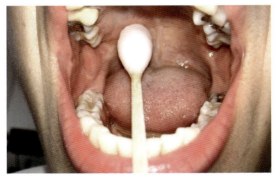

図Ⅳ-4-3 凍らせた綿棒で硬口蓋―軟口蓋移行域を刺激

軟口蓋移行域を舌圧子などで刺激すると軟口蓋の挙上が起こることをいう。なお、前口蓋弓を刺激すると口蓋舌筋が反射的に収縮し、軟口蓋を下げる働き（図Ⅱ-4-4）を促してしまう。そのため、刺激部位に関しては注意が必要である。

御手洗達也（大分リハビリテーション病院）

【引用文献】
1）藤島一郎：脳卒中の摂食・嚥下障害 第2版. 医歯薬出版, 東京, 1998.
2）日本摂食嚥下リハビリテーション学会医療検討委員会：訓練法のまとめ(2014版). 日摂食嚥下リハ会誌, 18(1)：55-89, 2014.
3）聖隷嚥下チーム：嚥下障害ポケットマニュアル 第2版. 医歯薬出版, 東京, 2003.
4）舘村 卓, 高 英保, 米田真弓, 原 久永, 和田 健, 米山 榮, 林 佳世：軟口蓋挙上装置による脳卒中症例における鼻咽腔閉鎖機能の改善―鼻咽腔内視鏡所見および口蓋帆挙筋筋電図による検討―. 音声言語医学, 39：6-23, 1998.
5）舘村 卓, 藤田義典, 米田真弓, 和田 健：脳血管障害・頭部外傷による運動障害性構音障害における鼻咽腔閉鎖機能―口蓋帆挙筋の筋電図による検討―. 音声言語医学, 41：8-16, 2000.

5. 舌の運動訓練

舌の運動機能は訓練により回復・強化できる

舌は、摂食時および咀嚼・食塊形成時から嚥下咽頭期にかけて主要な役割を担う重要な口腔器官である。咀嚼時、舌は頬と協調的にはたらき（図Ⅱ-1-1）、運動相として準備相、ねじれ相、保持相、選択相、食塊形成相の順に5つが区別される（図Ⅱ-3-2、図Ⅶ-3-33も参照）[4]。

咀嚼された食物の一部が嚥下できる性状（食塊）になると、食塊は舌の中央にのせられる。次いで舌尖を口蓋前部に接触させて舌を固定し（アンカー機能）、その状態で後方に向かって舌の波動運動が生じて舌・口蓋の接触面積が徐々に広げられ、食塊の喉頭蓋谷への送り込みが行われる（図Ⅱ-3-3 StageⅡ移送、図Ⅶ-3-34も参照）。

舌の運動機能は訓練によって回復もしくは強化できる。その結果、咀嚼能率の高まりによる食塊形成能力の向上と口腔内残渣の減少、嚥下圧向上による咽頭残留の軽減とむせの減少、発話明瞭度の改善、唾液分泌量の向上が期待できる。

患者のなかには、脳血管の疾患による中枢性麻痺や末梢性麻痺といった神経原性の筋萎縮が多く見受けられる。一方、長期臥床や経鼻経管栄養で過ごす結果、廃用による口腔器官の筋萎縮が生じていることもある。神経原性の筋萎縮とは異なり、廃用性の筋萎縮ではストレッチや運動での機能改善が期待できるため、背景要因にも目を向ける必要がある。また、舌の運動訓練に際しては刺激唾液が多く分泌されるため、事前に口腔衛生状態を整えることが必要不可欠である（第Ⅳ章の「1. 口腔ケア」参照）。

舌の動きと筋

舌は内舌筋と外舌筋で繊細かつ多様に構成されており、これらが協調することで舌の変形・移動が行われている。また、舌の前方部は自由端となって大きな可動性をもつのに対して、後方部分では軟口蓋や咽頭から外舌筋が入り込んで周囲器官と構造的な繋がりが強く、可動性は前方部より劣る[6]（詳細は第Ⅱ章の「2. 舌の動きと筋」を参照）。

したがって、舌の前方部と後方部では筋線維のタイプが異なり、前方部では速筋線維が多く、強い筋力の発揮と段階的な調節が可能であるのに対し、後方部では遅筋線維の割合が多く、舌の位置や形状の変化に作用し、嚥下咽頭期に際して粗大な自動運動を行っている[1]。このことは舌の前方部と後方部で訓練へのアプローチの仕方が異なる可能性を示す。

外舌筋の1つである舌骨舌筋（図Ⅱ-2-2）は、舌骨を介して舌骨上筋群や舌骨下筋群と繋がっている（図Ⅱ-5-2）。そのため、舌の運動訓練を行う際には舌の緊張緩和のみに着目するのではなく、舌骨上筋群や舌骨下筋群、さらには頭部を支える頸部周囲筋などの緊張も緩和させておくことが必要である。また、舌骨下筋群は鎖骨や肩甲骨に付着するため、上肢や胸郭とも繋がりがある（図Ⅱ-5-2）。胸郭は体幹の上半部を構成しており、上肢や体幹の姿勢が舌の運動機能に影響を与える可能性がある（図Ⅱ-5-8）[2]。

舌の運動訓練[3,5,7,8]

舌の前方、上方、側方への粗大運動を自動運動的に行わせる（図Ⅳ-5-1）。自動運動が困難な患者に対しては他動運動的または自動介助的に行う。通常は前方（突出）、上方（挙上）、側方の順に改善がみられることが多い[7]。この順序は乳児が舌運動を獲得していく順序[9]に一致する。他動運動的には訓練施行者がインナーグローブを使用し、舌をしっかり把持して運動を行わせる（図Ⅳ-5-2）。運動を行わせる際には、

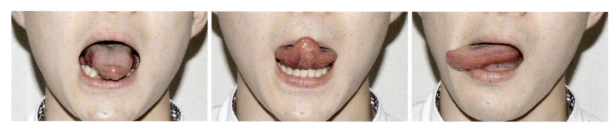

図Ⅳ-5-1　舌の自動運動的訓練（左：舌の突出／後退、中央：舌尖の挙上／下制、右：舌の左右運動）

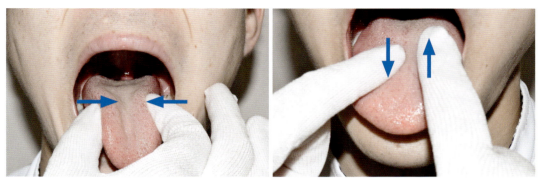

図Ⅳ-5-2　インナーグローブを使用した舌の他動運動的訓練（舌を揉むようにして舌を内外、上下、前後に押す）

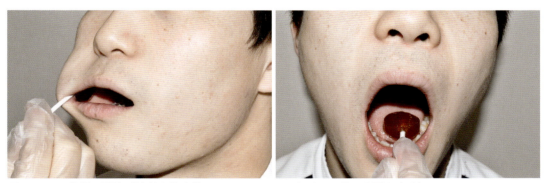

図Ⅳ-5-3　飴舐め訓練（棒付き飴を使ってストレッチしながら、動きを引き出す）

本人の目の前に鏡を置き、どう動かされたらどんな粗大運動感覚が生じるかを認識させ、自分で動かす際には、そのような動きがでるかを再学習させる。自動介助運動は筋力強化にも働くが、過介助や代償運動が生じると筋力は強化されない。自動運動では、実施回数を能力に応じて設定し、各動きを反復することで持久力を高める。

飴舐め訓練[3]（図Ⅳ-5-3）

飴を使用することで味覚、嗅覚、触覚を刺激し、口腔機能を高めることを狙いとしている。実施方法としては、飴を使用して舌や口唇・頬に負荷もしくはストレッチを加える。介助者が他動運動的に行うが、患者本人が飴を舐め、吸いながら実施する方法もある。飴の形は、口腔・嚥下機能の状態や訓練の目的に応じて検討する必要がある。なお、飴舐め訓練は、糖尿病がある場合にはリスク因子になるため、十分な配慮が必要である。

道具を使用した舌の運動訓練

道具を用いて舌に負荷もしくはストレッチを

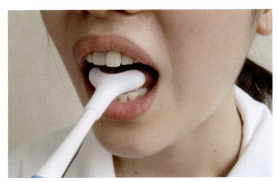

図Ⅳ-5-4　em オーラルリハを用いた舌の運動訓練

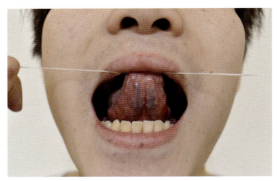

図Ⅳ-5-5　デンタルフロスを舌尖ではじく舌尖挙上訓練

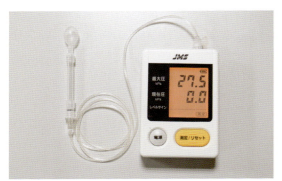

図Ⅳ-5-6　舌圧測定器（ジェイ・エム・エス／ジーシー）

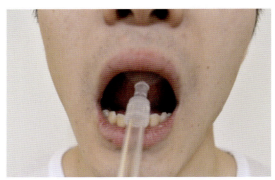

図Ⅳ-5-7　舌圧測定器を使用して行う舌背挙上訓練

加える。道具として em オーラルリハ（ラックヘルスケア：図Ⅳ-3-3）、モアブラシ（くるリーナシリーズ／オーラルケア：図Ⅳ-1-1）などがある。em オーラルリハ（図Ⅳ-3-3・4）では、患者の口腔周囲筋・舌・顎下部などを微振動刺激でリラックスさせることもできる（**図Ⅳ-5-4**）。くるリーナブラシシリーズは、患者の心身状態や口腔機能に応じて選定できる口腔リハビリケア用具である[3]。そのなかでモアブラシは、唾液分泌を促すと同時に口腔周囲筋や舌を容易にストレッチできる（図Ⅳ-1-2）。これらの訓練で舌などの動きが出やすくなると、唾液分泌量も増加し、分泌唾液を嚥下することで嚥下のトレーニングにも繋がる。

要素的訓練

舌の部位による役割の違いを考慮して、舌運動のどの要素、すなわち舌のどの部位、どの運動に問題があるかなどを考えつつ、舌の運動訓練を行う必要がある。舌の要素的訓練として舌尖挙上訓練、舌背挙上訓練、舌根後退訓練、側方（捻転）訓練がある[1]。

舌尖挙上訓練の例としては歯茎破裂音を用いた構音訓練や、開口させた状態で舌尖を上顎の切歯乳頭につけて保持させたり、デンタルフロスを舌尖ではじかせたりする（**図Ⅳ-5-5**）[1]自動運動、訓練施行者が他動的に舌尖を挙上させる他動運動がある。

筋力強化を目的として行う舌背挙上訓練には舌圧測定器（**図Ⅳ-5-6**）の使用が有効である。舌圧測定器では、舌背に乗せたプローブを口蓋に押し付けてつぶすことで接触圧を数値化することができる（**図Ⅳ-5-7**）。同時に視覚的フィードバックを行うことが可能であり、患者のモチベーション向上にも繋がる。

舌根後退訓練の例としては、前舌保持嚥下（第

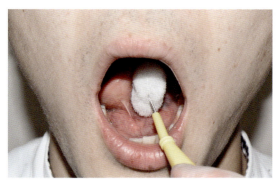

図Ⅳ-5-8　モアブラシによる舌の運動訓練（捻転運動）

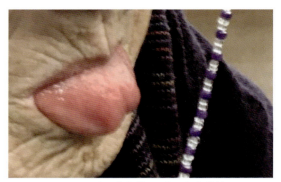

図Ⅳ-5-9　リハビリ介入前の舌の突出状態

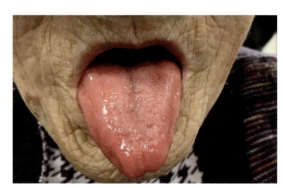

図Ⅳ-5-10　リハビリ介入後の舌の突出状態

Ⅳ章の「8．舌根と咽頭収縮筋の機能訓練」を参照）を行わせるなどの自動運動訓練や、開口状態で挺舌させ、訓練施行者が前方に引く力に抗して舌を後方に引かせるなどの抵抗運動がある。

側方（捻転）運動では、モアブラシやミニモアブラシ（くるリーナブラシシリーズ）を使用して他動運動的訓練を行う。すなわち、モアブラシを舌下部に入れ、他動的に側方運動を行わせる（図Ⅳ-5-8）。日常での舌運動量が減少している場合には、舌や顎舌骨筋などの口腔器官の廃用でモアブラシが舌下部に入らないことがある。その際にはミニモアブラシを使用するのも選択肢の1つである。綿球などを舌背に乗せ、左右の臼歯部上に移送させる自動運動的訓練も考えられる。

訓練効果

・訓練前後の舌運動機能状態の変化

インナーグローブやモアブラシを用いて舌にマッサージやストレッチを行った。訓練前（図Ⅳ-5-9）は舌はこわばって動きが制限され、十分に舌を前に出すことはできず、舌背のスプーン状態（図Ⅶ-1-3）も不十分であった。40分程度の訓練後には（図Ⅳ-5-10）、唾液分泌が促進されて口腔内の湿潤度も増し、舌の硬さも軽減されて運動性が高まり、十分に前方に出せるようになり、スプーン状態も出てきた。

児玉将人（大分リハビリテーション病院）

【引用文献】
1）福岡達之（編著）：言語聴覚士のための摂食嚥下リハビリテーションQ＆A─臨床がわかる50のヒント─．協同医書出版，東京，2016.
2）舟木美佐子：明日から役立つ おいしく食べるための「姿勢づくり」．アイ・ソネックス社，岡山，2016.
3）北村清一郎，柿木隆介，井上 誠，金尾顕郎，黒岩恭子：なぜ「黒岩恭子の口腔ケア＆口腔リハビリ」は食べられる口になるのか．デンタルダイヤモンド社，東京，2013.
4）森本俊文，山田好秋（編）：基礎歯科生理学．医歯薬出版，東京，2008.
5）日本摂食・嚥下リハビリテーション学会医療検討委員会：訓練法のまとめ（2014版）．日摂食嚥下リハ会誌，18（1）：55-89, 2014
6）新美成二：発話メカニズムの解剖と生理 第1版．インテルナ出版，東京，1998.
7）西尾正輝：ディサースリアの基礎と臨床 第3巻 臨床実用編．医歯薬出版，東京，2013.
8）西尾正輝：ディサースリア臨床標準テキスト．医歯薬出版，東京，2013.
9）舘村 卓：臨床の口腔生理学に基づく摂食嚥下障害のキュアとケア 第2版．医歯薬出版，東京，2017.

6. 舌骨・喉頭の挙上訓練

嚥下時、舌骨と喉頭は前上方に挙上される。この動きは、摂食嚥下の咽頭期に生じる動きのうちの半数、「舌が口蓋に強く押し付けられる」、「舌根が後下方に移動する」、「喉頭蓋が後方反転して喉頭口を閉鎖」、「食道入口部が開大」の4つの動きの前提をなす重要なものである（図Ⅲ-5-1）。咀嚼筋群の収縮と舌骨下筋群の弛緩も協力するが、舌骨と喉頭（甲状軟骨）の挙上に働く筋は舌骨上筋群と甲状舌骨筋（舌骨下筋の1つ）である（図Ⅱ-5-4と図Ⅱ-6-3）。したがって、舌骨・喉頭挙上訓練とは、舌骨上筋群と甲状舌骨筋の機能訓練にほかならないが、咀嚼筋群や他の舌骨下筋群の機能訓練も必要なことは言うまでもない。

一方、舌骨上筋群や甲状舌骨筋は、重力に抗して舌や舌骨を頭蓋や下顎骨に吊り下げている（図Ⅲ-5-3）。これらの筋の筋力低下によると思われるが、高齢者では舌骨・喉頭の位置が通常より低くなっている場合がある（喉頭下垂）。したがって、舌骨上筋群や甲状舌骨筋の機能向上は喉頭下垂の予防にも繋がる。また、舌の動きは舌骨上筋群や甲状舌骨筋の動きとも連動しており（図Ⅲ-4-3・4）、舌の運動訓練はこれらの筋のリハビリにも繋がる可能性をもつ。

喉頭周囲筋のストレッチ

喉頭周囲筋に触れる前提として、患者に触れる前には、患者に安楽な姿勢をとらせる（今回は臥位でも座位でもかまわない）。触れる前に、患者に声をかけ、いまから触れることを認識させてから開始する。骨盤や背部、上・下肢、肩部、頸部全体が過緊張でないか、直接触れて確認する。認知症などで接触刺激自体に過敏である場合には、手足の指先から時間をかけて触れていくことで緊張が和らぐこともある。患者の緊張具合に合わせて最初に触れる場所や強さを柔軟的に調整していく必要がある。併せて、既往歴に脊椎症などの疾患がないか事前に確認を行っておく。

ストレッチは舌骨上・下筋群の緊張を緩和し、舌骨や喉頭運動の円滑化を狙うもので、指腹で舌骨、顎舌骨筋、オトガイ舌骨筋、喉頭を左右や前後、上下にゆっくり動かしストレッチを行う（図Ⅳ-6-1）[4,7]。左右の筋緊張の差の有無などを確認しながら行う。指腹で行う場合、触れる部位が狭いと痛みを生じるため、指を立てないよう留意する。また痛みがないかを表情などで確認しながら行う。em オーラルリハ（ラッ

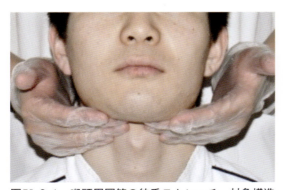

図Ⅳ-6-1 喉頭周囲筋の徒手ストレッチ。対象構造を指腹でゆっくりと上下・左右・前後に動かす。痛みがないか確認しながら行う

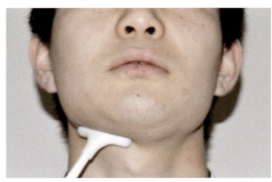

図Ⅳ-6-2 em オーラルリハを用いてストレッチ。微振動を舌骨上・下筋群に与える。ゆっくり動かして同時にストレッチを行うことも有効。痛みがないか確認しながら行う

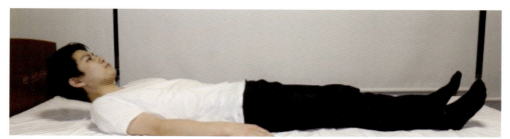

図Ⅳ-6-3　シャキア法による頭部挙上訓練。肩をつけたまま、頭部を挙上させる。へそやつま先を見るように指示する

クヘルスケア）などの微振動を活用することも有効である（図Ⅳ-6-2）。微振動を使用する際は、頸部に当てる前に、患者の掌などに当てて振動刺激の強さを共有しておくとよい。急に頸部へ振動刺激を当てることで驚きが生じ、筋緊張が亢進することを防ぐためである。

開口訓練[1,6,7]

開口時は舌骨上筋群が収縮し、下顎を下制している。その動きを利用して、舌骨上筋群の筋力の向上や運動巧緻性の向上を図るもので、10秒間の最大開口持続を1回、10秒間置きに5回を1セットとし、1日2セットを自動的に行う[1,7]。無理に行わせず、力の加減に注意させる。抵抗運動としては、訓練施行者が患者の下顎に手掌を当て、徒手的抵抗下で患者に開口させる（第Ⅳ章の「3.下顎の運動訓練」も参照）。一部のみを抑えるのではなく、下顎全体を包み込むようにして行うと実施しやすい。顎関節症などの患者には無理に行わず、歯科医師や歯科衛生士に相談しながら実施することが望ましい。

頭部挙上訓練（シャキア法）・嚥下おでこ体操[1,6〜8]

舌骨上・下筋群の筋力強化を行い、喉頭の前上方運動を向上させることを目的とする。舌骨上・下筋群は頸部の筋のなかで頸椎から最も離れた位置にあって、より長い"てこ"のアームをもつことから、舌骨上・下筋群の同時収縮は頭部と頸椎の強力な屈筋の役割を果たす（図Ⅰ-12-

6）。したがって、頭部を力強く（重力や抵抗に抗して）前屈させることは、舌骨上・下筋群の運動訓練に繋がる。ただし、舌骨上・下筋群の同時収縮は"下顎骨を下方に引く"（開口）にも繋がる（図Ⅱ-1-10）ことから、さらに咀嚼筋も収縮させて、下顎骨を咬合位に保つ（歯を咬みしめる）ことがより効果を高める。

原法は[6〜8]仰臥位にて、足の指先が見えるまで頭部を挙上する。1分間持続と1分間休憩を3回繰り返し、次いで頭部の上げ下げ（反復挙上運動）を30回繰り返す。以上を1セットとして、1日3回を6週間実施する（図Ⅳ-6-3）。持続運動（等尺性運動）にて持久力の増大を、反復運動（等張性運動）にて瞬発力の増大を図ることができる[1,3]。

頭部挙上訓練が困難な場合には、以下の方法でも同様の効果が得られる。片手をおでこに当てて後方に押す。その手を強く押し返す。その際、へそを見るように指示すると力を入れやすい。おでこに手を当てることを患者自身が行ってもかまわないし、介助者が行っても実施可能である。患者の理解力や筋力に合わせて柔軟に対応する。5秒間持続し、10秒ほど休憩、また力を入れる。これを3回繰り返す。次いで、おでこに手を当てたまま、1秒ごとに頭で強く押し返す動作を5回繰り返す[1,8]。おでこを後方に押すのを訓練施行者が行うことも可能である（図Ⅳ-6-4）。同様の運動は以下の方法でも行うことができる。たとえば、下顎と胸の間にボ

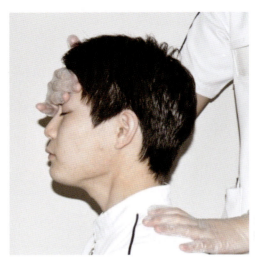

図Ⅳ-6-4　頭部挙上訓練の変法１。おでこ体操：片手でおでこを後ろに押し、その手を強く押し返す

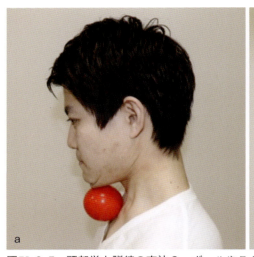
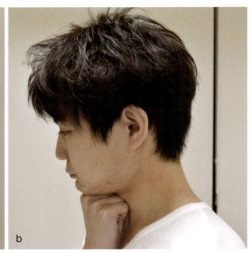

図Ⅳ-6-5　頭部挙上訓練の変法２。ボールやこぶしを頭で押しつぶすよう指示する。つま先やへそを見るように促すと理解しやすい。自己訓練としての導入も可能

ール、あるいは、こぶしを挟んで頭部を力強く屈曲させる（図Ⅳ-6-5）などである。いずれにしてもバイタルサインをチェックし、変化が顕著な場合には医師と相談しながら可能な範囲で実施する。

電気刺激療法[2,6]

電気刺激を行う目的として筋の廃用の改善、筋萎縮や痙縮の予防、筋の動きの円滑化が挙げられる[2]が、使用装置により異なる。使用する装置や対象となる筋により電極の貼付位置が異なるため、使用装置を取り扱う会社や主治医に確認して実施することが望ましい。日本摂食嚥下リハビリテーション学会の「訓練法のまとめ（2014年版）」[6]では、「舌骨上筋群（顎二腹筋前腹／顎舌骨筋／オトガイ舌骨筋）または甲状舌骨筋直上の皮膚表面に貼付して使用する」と記されている。貼付位置については舌骨上筋群の解剖図（図Ⅱ-5-1～3）が参考になる。実施する際には装置の使用方法や特徴を十分に把握しておく。実施前に貼付面をアルコール綿で消毒し、また使用者の痛みや違和感に十分に留意しながら実施する。髭が生えていると痛みを伴いやすいため、髭を剃ってから実施すること

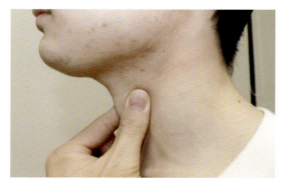

図Ⅳ-6-6　指腹で喉頭を支持。喉頭の上方への動きが弱い際には訓練施行者が支持してもよい。指を立てないように留意する

が望ましい。髭で電気が流れにくくなり、刺激に高い電流が必要になるためである。

舌圧（舌口蓋接触圧）を強める訓練

口唇が十分に閉鎖されている必要はあるが、食塊が口腔から咽頭に送られる際（図Ⅲ-4-1左）や咽頭内を食道に向けて送られる際（図Ⅰ-10-4右）には、舌背の一部あるいはすべてが口蓋に押し付けられている。舌が口蓋を押す力（舌圧・舌口蓋接触圧）が弱いと食塊の送りはうまくいかない。舌が口蓋を強く押す際、舌骨上筋群がはたらいている（図Ⅲ-4-3）。したがって、口を強く閉じ、舌で硬口蓋を強く押すことは舌骨上筋群の筋力訓練に繋がる。舌圧を手軽に測定できる器具（図Ⅳ-5-6）が市販されている。訓練結果を数値化することで、訓練へのモチベーションを高めることができる。

メンデルソン手技[1,5,6,8]

喉頭挙上を強化し、食道入口部の開大を改善することを目的とする。方法は、喉頭を触り、嚥下時の上下運動を確認する。次いで、口唇を閉鎖して下顎の位置を固定し、舌を硬口蓋に押し付け、その状態で嚥下して"のどぼとけ"（甲状軟骨）を最上位の位置に数秒間保つ。実施に際しては呼吸状態の変化に注意する。上方への運動が弱いときは、訓練施行者が指腹で喉頭を外部から支持してもよい（図Ⅳ-6-6）。

久多良木 茜（大分リハビリテーション病院）

【引用文献】
1) 福岡達之（編著）：言語聴覚士のための摂食嚥下リハビリテーション Q&A. 協同医書出版社, 東京, 2016.
2) インターリハ㈱：バイタルスティム, http://www.irc-web.co.jp/intelect_vitalstim/#approval
3) 金沢英哲, 藤島一郎：嚥下障害のリハビリテーション. 耳鼻咽喉科・頭頸部外科, 89 (9)：715-726, 2017.
4) 北村清一郎, 柿木隆介, 井上 誠, 金尾顕郎, 黒岩恭子：なぜ「黒岩恭子の口腔ケア＆口腔リハビリ」は食べられる口になるのか. デンタルダイヤモンド社, 東京, 2013.
5) 日本嚥下障害臨床研究会（監）：小椋 脩, 清水充子, 谷本啓二, 本多知行, 溝尻源太郎（編）：嚥下障害の臨床 リハビリテーションの考え方と実践. 医歯薬出版, 東京, 1998.
6) 日本摂食嚥下リハビリテーション学会医療検討委員会：訓練法のまとめ（2014版）, 日摂食嚥下リハ会誌, 18：55-89, 2014.
7) 才藤栄一, 向井美恵（監）：鎌倉やよい, 熊倉勇美, 藤島一郎, 山田好秋（編）：摂食嚥下リハビリテーション 第2版. 医歯薬出版, 東京, 2009.
8) 聖隷嚥下チーム：嚥下障害ポケットマニュアル 第2版. 医歯薬出版, 東京, 2003.

7. 呼吸訓練

呼吸と嚥下は密に関係しており、互いに相反関係にある。嚥下は、呼吸の吸息末期から呼気の初めに誘発されることが多い[5,6]。呼吸時に声門は開くが、嚥下時には呼吸は止まり、声門は閉鎖されて喉頭蓋は倒れ、喉頭口は閉ざされることで、生理的に吸気→嚥下→呼気の嚥下呼吸パターンが生まれる。咽頭残留があると複数回の嚥下が行われるが、それでもなお咽頭残留があり、その状態で呼吸が開始されると残留物は誤嚥される[5]。このように、呼吸と嚥下のパターンが乱れることで誤嚥を招く危険性は少なくない。嚥下リハビリテーションの手技である「息こらえ嚥下」(図Ⅳ-7-1) などは、生理的な吸気―嚥下―呼気といった嚥下呼吸パターンを随意的に強調して行い、誤嚥の防止を図るものである。

一方、呼吸能力の向上は普遍的に嚥下に好影響を与える。嚥下時の無呼吸状態を長く続けられることは、咽頭残留物の誤嚥を防ぐことに繋がり、誤嚥物の喀出に際しては、肺に十分な空気があることが不可欠だからである。したがって、嚥下におけるリスク管理として、呼吸能力を高め、咽頭残留や誤嚥が生じた場合の除去・喀出機能向上を目指すことが必要となる。

息こらえ嚥下（声門閉鎖嚥下法、声門越え嚥下法；図Ⅳ-7-1）

努力性息こらえ時、声門裂が閉ざされるだけでなく、前庭裂も閉ざされ、披裂喉頭蓋ヒダも前方に移動して喉頭前庭が閉鎖される（図Ⅱ-6-1）。このことを活用した訓練法である。嚥下中の誤嚥防止や気管に入り込んだ飲食物の喀出効果があり、また呼吸を意識することで嚥下と呼吸のパターン学習も狙いとして出てくる[2]。間接訓練として深呼吸後に呼吸を止め、ため息をつく練習から開始し、次いで直接訓練として、飲食物を口に入れたら鼻から大きく息を吸い、息をしっかりこらえてから飲食物を強く飲み込み、口から勢いよく息を吐く[1,2]。

プッシング・プリング法

第Ⅳ章の「4．鼻咽腔閉鎖訓練」でも記載した。ここでは声帯の内転を強化して誤嚥を防止することが目的である。押したり（プッシング）、持ち上げたり（プリング）といった上肢に力を入れる運動時に、反射的に強く息こらえが生じることを利用したものである。

胸郭 ROM 訓練（胸郭可動性訓練）

胸郭の可動域の拡大と可動性の向上を目的に行う。吸気に合わせて上肢を挙上し、呼気に合わせて可能なかぎりゆっくり下制する（図Ⅳ-7-2）[2,4]。上肢が挙上位に固定されると、大胸筋や広背筋の収縮が肋骨を挙上するのを利用したものである。さらには、側屈や回旋（図

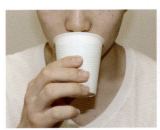 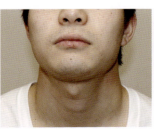 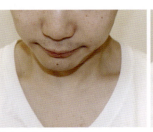 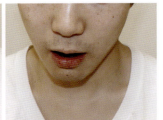

①水分を口に含む　　②大きく息を吸って息こらえ　　③水分を飲み込む　　④口から息を吐く

図Ⅳ-7-1　息こらえ嚥下

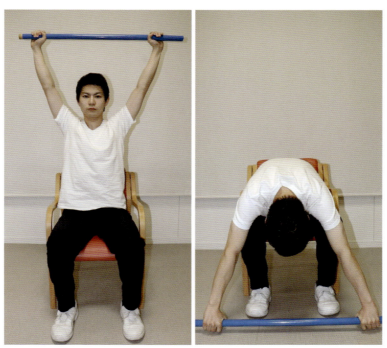

図Ⅳ-7-2　上肢の挙上・下制運動。胸郭可動域拡大を目的とする

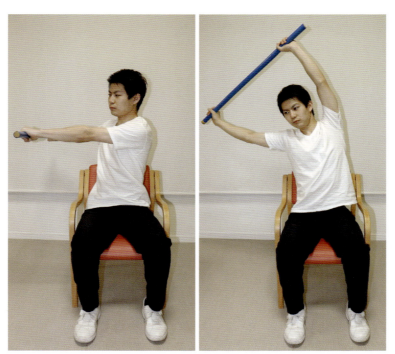

図Ⅳ-7-3　上肢の回旋・側屈運動。胸郭可動域拡大を目的とする

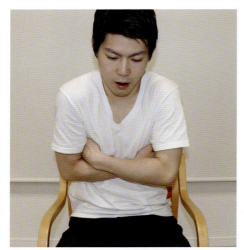

図Ⅳ-7-4　ハフィング訓練。喀出力向上を図る

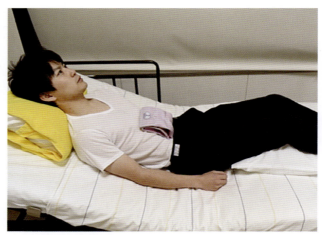

図Ⅳ-7-5　腹部重錘負荷法。仰臥位で上半身を15〜30°起こしたセミファーラー位で実施

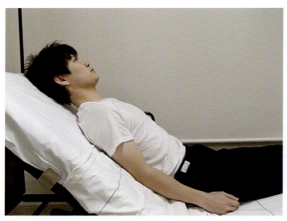

図Ⅳ-7-6　ファーラー位。臥位で下肢を水平にしたまま上半身を45°程度に上げた状態

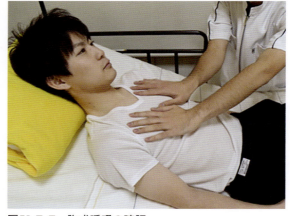

図Ⅳ-7-7　胸式呼吸の確認

Ⅳ-7-3）も患者の状態に応じて適宜行う。呼吸機能が低下している場合、脊椎疾患などの有無を確認し、過度な負荷を避け、呼吸筋の疲労に注意する。

呼吸練習

　咽頭残留物、誤嚥物、気道分泌物などの排出を狙いとしている。呼吸訓練の例として口すぼめ呼吸（第Ⅳ章の「2.口唇・頰の運動訓練」を参照）やハフィング訓練（図Ⅳ-7-4）などがある。ハフィング訓練では、最大吸気後、声を出さずに「h：（ハー）」とできるだけ強く最後まで呼出するが、実施中には胸郭を上肢で抱きかかえ、呼出と同時に胸郭を圧迫すると効果的である[3,6]。ハフィング訓練は、仰臥位よりも座位のほうが行いやすく、重力が横隔膜の下降を助けることから呼出力も増えるが、あまり激しく行うと、嘔吐が誘発されることがある[6]。

呼吸筋筋力増強訓練（腹部重錘負荷法）

　呼吸筋の筋力強化と呼気圧の上昇を図るものである[1,4]。以下に方法[2]を記す。まず、胸郭が挙上していないセミファーラー位（図Ⅳ-7-5）ないしはファーラー位（図Ⅳ-7-6）をとり、

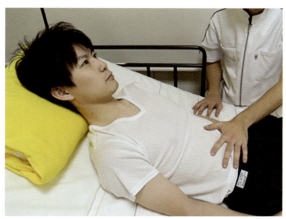
図Ⅳ-7-8　胸式呼吸から腹式呼吸への移行

上胸部と上腹部に手を置いて呼吸を確認する。徐々に上胸部を抑制して、上腹部が膨張するように呼吸を行い、胸式呼吸（図Ⅳ-7-7）から腹式呼吸（図Ⅳ-7-8）への移行を図る。その後、上腹部に重錘や砂嚢を置く（図Ⅳ-7-5）、または訓練施行者が徒手的に上腹部に負荷を与え、これに抵抗して最大吸息させて横隔膜の活動を促す。重錘の目安は500g〜2kg程度で、運動負荷としては10分間程度持続できる負荷が望ましいとされている[2,6]。

児玉将人（大分リハビリテーション病院）

【引用文献】
1）藤島一郎：脳卒中の摂食・嚥下障害．医歯薬出版，東京，2012.
2）日本摂食・嚥下リハビリテーション学会医療検討委員会：訓練法のまとめ（2014版）．日摂食嚥下リハ会誌，18（1）：55-89，2014
3）西尾正輝：ディサースリアの基礎と臨床 第3巻 臨床実用編．医歯薬出版，東京，2013.
4）西尾正輝：ディサースリア臨床標準テキスト．医歯薬出版，東京，2013.
5）才藤栄一，向井恵美（監）；鎌倉やよい，熊倉勇美，藤島一郎，山田好秋（編）：摂食嚥下リハビリテーション 第2版．医歯薬出版，東京，2013.
6）聖隷嚥下チーム：嚥下障害ポケットマニュアル 第3版．医歯薬出版，東京，2011.

8. 舌根と咽頭収縮筋の機能訓練

　嚥下圧とは、食塊を口腔から咽頭を経て食道に駆出するための圧で、嚥下関連諸筋の収縮により生じる[2]。咽頭で生じる嚥下圧が咽頭嚥下圧である。咽頭口部（中咽頭）では、食道方向に進む咽頭収縮筋の収縮部が、後下方に後退してきた舌根部に押し付けられることで咽頭嚥下圧を生じる（Column 4 の図 2「咽頭期（後半）」: P.83）[2]。したがって、舌根と咽頭収縮筋が嚥下咽頭期の食塊輸送に重要な役割を担っていることになる。

　本項では、舌根と咽頭収縮筋の機能訓練の例として努力嚥下、舌のアンカー機能を強調した嚥下法、前舌保持嚥下法の 3 つ[1]を挙げる。いずれも、舌根の位置を通常より前方に固定した状態で空嚥下、もしくは嚥下を強制するものである（図Ⅳ-8-1）。通常より強い力で咽頭収縮筋を収縮させ、また舌根を後退させる必要が生じることで、筋力の強化がなされる。いずれの訓練も咽頭嚥下圧を強めて食塊の咽頭残留を減少させることを目的とする[1,3,4]。

　しかし、咽頭嚥下圧が効率よく食塊を駆出させるには、咽頭の鼻腔と口腔からの入口と喉頭への出口の 3 つが閉鎖されていると同時に、食道への出口がタイミングよく開かれることが必要で[2]、いずれがうまくいかなくても咽頭残留を生じる。下記訓練の実施に際しては、筋の構造や機能、筋力増強のメカニズムについて理解し、筋力トレーニングの原則を考慮した対応が必要である[1]。また、咽頭残留の原因を見極めておくことが必要である。

▶ 努力嚥下[1,3,4]

　患者に強く嚥下することを意識させる。方法はまず、患者が過緊張にならないように注意しながら安楽な座位姿勢をとらせる。足底が地面に密着していることが望ましい。患者へ「なるべく強く唾を飲み込んでください」といった指示を出し、通常の嚥下時よりも舌と口蓋を力強く密着させて嚥下させる。摂食訓練への応用も可能である。実施に際しては血圧や呼吸の変化

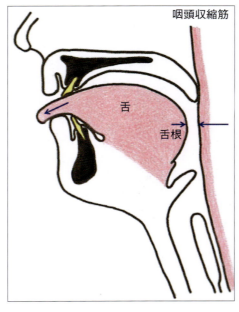

図Ⅳ-8-1　前舌保持嚥下法模式図。舌を噛んだ状態で嚥下すると、舌根の後退と咽頭収縮筋の収縮が通常よりも強く求められる（参考文献[4]より引用・改変）

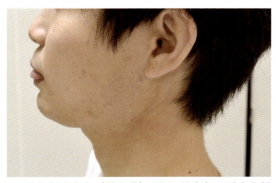 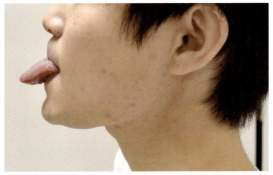

a：舌を軽く突出（低負荷）。上下前歯部で舌尖を軽く噛んで保持したまま嚥下させる

b：舌を最大に突出（高負荷）。上下前歯部で舌中央部を軽く噛んで保持したまま嚥下させる

図Ⅳ-8-2 a、b　前舌保持嚥下法

に注意する。

舌のアンカー機能を強調した嚥下法[1]

安楽な姿勢をとらせることは"努力嚥下"の場合と同様である。患者に「舌の先端を上の前歯に密着させたまま、唾を飲み込んでください」といった指示を出し、舌尖を上顎の切歯乳頭に強く押し付けたままで嚥下させる。

前舌保持嚥下法[1,3,4]（図Ⅳ-8-1・2）

患者に「舌をまっすぐ前に出してください。その舌を軽く前歯で噛んでください」といった指示を出し、上下前歯部で舌尖部を軽く噛んで保持させる。強く噛みすぎないように注意する。「その状態のまま唾を飲み込んでください」とさらに指示を出し、上記の状態で空嚥下させる。嚥下時に舌が後退しないように意識させることがポイントである。"努力嚥下"や"アンカー機能を強調した嚥下法"の場合よりも舌をさらに前方に突出させるため、舌根と咽頭後壁の距離がいっそう拡大する。上記訓練と比べて、なおいっそう強い筋の収縮力が求められる。

いずれの訓練を行うかは、患者の理解力や舌の運動範囲、柔軟性により選択を行うことが望まれる。また、前舌保持嚥下訓練は直接訓練には使用しない。

久多良木 茜・児玉将人（大分リハビリテーション病院）

【引用文献】
1）福岡達之（編著）：言語聴覚士のための摂食嚥下リハビリテーションQ＆A．協同医書出版社，東京，2016．
2）出江紳一（編集企画）；宮野佐年，水間正澄（編集主幹）：摂食嚥下障害リハビリテーション ABC．全日本病院出版会，東京，2017．
3）日本摂食嚥下リハビリテーション学会医療検討委員会：訓練法のまとめ（2014）．日摂食嚥下リハ会誌，18：55-89，2014．
4）才藤栄一，植田耕一郎（監）；出江紳一，鎌倉やよい，熊倉勇美，弘中祥司，藤島一郎，松尾浩一郎，山田好秋（編）：摂食嚥下リハビリテーション 第3版．医歯薬出版，東京，2016．

9. 頭部・頸部の姿勢と嚥下

食事時の姿勢

　食事時の正しい姿勢（ポジショニング）は、食事を自身で摂取していくうえで欠かせないものである。たとえば、うなじから側頸部にかけての筋に過度な緊張や筋力低下があると頭部伸展（後屈）位（図Ⅲ-6-1左）や、下位頸椎の屈曲に頭部の伸展を伴う頭部前方突出肢位（図Ⅰ-12-2左、Ⅲ-6-3右）が誘発される。頭部伸展位は誤嚥しやすい姿勢であり（図Ⅳ-10-3）、頸部筋の適度な筋緊張と適正な筋力は誤嚥防止の面からも重要な課題となる。

　さらに、上肢帯が下制位にあると、伸張された肩甲舌骨筋の反射的収縮により、舌・舌骨・喉頭複合体（図Ⅱ-5-6）の上方向への動きが阻害され、嚥下に不利に働いてしまう（図Ⅱ-5-8）。上肢帯の位置も食事姿勢には重要な因子となる。なお、両上肢の固定が体幹の安定に大きく寄与することは言うまでもない。

　安全な嚥下を支える基本は、体幹筋が安定して呼吸路が安全に確保できる姿勢がとれることである[7]。そのためには足底が支えられ、骨盤が安定して体幹が保持され、股関節が伸展していないこと、頸部も気道流入しやすい過伸展位にならないことが重要となる[5]。

　また、食事場面に限らず、摂食嚥下のリハビリテーションもこの正しい姿勢（ポジショニング）で行うと、適度な筋緊張を引き出すことが可能となり、リハビリテーションの効果も導き出しやすくなる。

正しい姿勢

1）いす（車いす）（図Ⅳ-9-1、図Ⅲ-6-4も参照）
① 体幹はわずかに前傾し、頭部もやや前屈。
② 肘はテーブルやクッションに乗せる。肘をテーブルに付けた状態で、肩が上がらない程度の高さに調整する。
③ 骨盤は前傾位にし、腹部圧迫を避ける。
④ 股関節・膝関節は90°程度に屈曲。
⑤ 足底は床にしっかりつける。

　なお、誤った高さのテーブルの選定は、食事の食べにくさや姿勢の崩れに繋がる（図Ⅵ-29）。食べやすく、かつ姿勢の崩れない机の高さに調整することも必要である[3]。

2）ベッド（リクライニング位、図Ⅳ-9-2、図Ⅵ-32も参照）
① 頭部は前屈位、オトガイ部から胸骨まで3～4横指程度あける。
② 股関節や膝関節は屈曲位。骨盤の位置がずれないように大腿から下腿の屈側にクッションなどを入れる。
③ 上肢や足底はクッション上に置く。足関節は足底がクッションを押せるように適度な背屈位（60～70°程度）。

頭部・頸部前屈位（chin-down 肢位）

　直接訓練や実際の食事の際の誤嚥防止や軽減

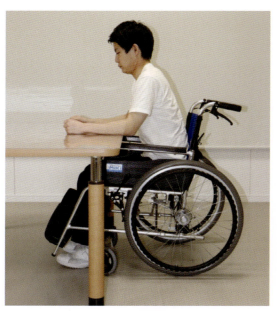

図Ⅳ-9-1　車いすでの食事姿勢

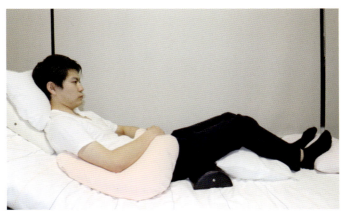

図Ⅳ-9-2　ベッドでリクライニング位。下肢・骨盤・体幹・上肢・頸部を安定させる

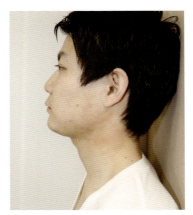

図Ⅳ-9-3　中間位。頭部・頸部とも屈曲や伸展をしていない状態

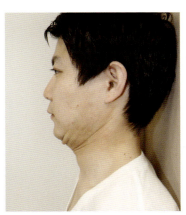

図Ⅳ-9-4　頭部屈曲位。頭部：屈曲している状態。頸部：屈曲も伸展もしていない状態

を目的として頭部・頸部の角度を調整するもので、中間位（図Ⅳ-9-3）、頭部屈曲位（図Ⅳ-9-4）、頸部屈曲位（図Ⅳ-9-5）、複合屈曲位（図Ⅳ-9-1）が区別される[1]。

中間位は頭部・頸部に屈曲（前屈）も伸展（後屈）もない状態である。

頭部屈曲位では、中間位と比べ、舌根と咽頭後壁の距離が短縮するため、咽頭腔が狭くなって嚥下時の咽頭圧が上昇し、また喉頭入口部が狭小化する[1]。

頸部屈曲位では、前頸筋の緊張が緩まり、喉頭蓋谷が広がる[1]。

複合屈曲位では、下顎と舌骨の距離が短縮し、嚥下時の舌骨の移動が少なくてすみ、舌根と咽頭後壁の距離も短縮する傾向にある[1]といわれている。

なお、中間位と各屈曲位における咽頭部内視鏡画像については図Ⅳ-10-2・3に示されている。

誤嚥を防ぐ姿勢として頭部屈曲位（図Ⅳ-9-4、図Ⅲ-6-1右も参照）が推奨されている[7]。咽頭後壁が前方にシフトして喉頭口が狭小となって喉頭に食塊が入りにくくなるとともに、咽頭腔も狭まって嚥下時の咽頭圧が上昇するからである（図Ⅳ-10-2）。

9. 頭部・頸部の姿勢と嚥下

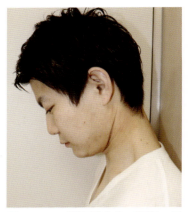

図Ⅳ-9-5　頸部屈曲位。頭部：屈曲も伸展もしていない状態。頸部：屈曲している状態

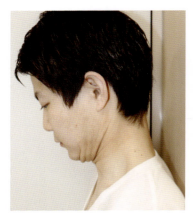

図Ⅳ-9-6　複合屈曲位。頭部・頸部とも屈曲している状態

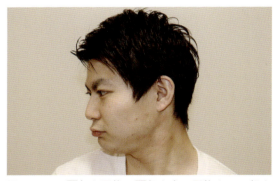

図Ⅳ-9-7　頸部を回旋。頸部を右に回旋させて顔を右下に向ける

頸部回旋法[1,4,6]

　頸部を右下や左下に回旋させると（図Ⅳ-9-7）、喉頭蓋谷も梨状陥凹も非回旋側で広げられ（図Ⅳ-10-4）、食道入口部の静止圧も非回旋側で低下する。

　上記の変化を利用して、食塊を非回旋側に誘導し、通過させる手技が頸部回旋法で、嚥下前に頸部を回旋させておき、食塊を非回旋側（通常は健側）に誘導する嚥下前頸部回旋と、嚥下後に咽頭残留がある場合に、非残留側へ頸部を回旋させて残留物の通過を試みる嚥下後頸部回旋空嚥下が区別される。

　なお、頸部可動域制限がある場合は、過度な努力による筋緊張が嚥下に悪影響を及ぼす可能性がある。とくに、頸椎疾患やその術後の患者には注意が必要である。

完全側臥位法[2]

　食事摂取姿勢のひとつで、重力の作用で中～下咽頭腔の外側部に食塊が貯留しやすくなるように、体幹側面を下にした姿勢で経口摂取させる。この方法は、下になった側の咽頭腔側部で咽頭貯留容量が増え、かつそこに食塊が誘導されることを利用して誤嚥しにくくするものである。麻痺などで食塊の咽頭通過量に左右差がある場合、通過の良好な側（通常は健側）を下にして食塊を重力でそちらに誘導させることも可能である。

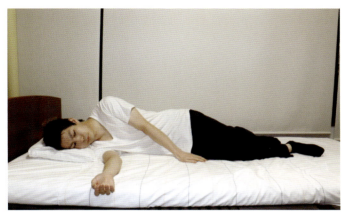

図Ⅳ-9-8　側臥位となり、咽頭後壁を下にするため肩のラインを重力と合わせる

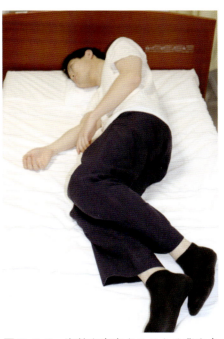

図Ⅳ-9-9　姿勢を安定させるため背を丸め、軽く股関節・膝関節を屈曲する

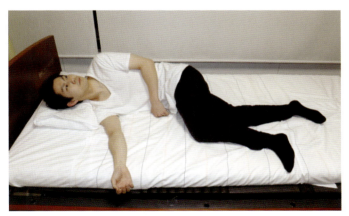

図Ⅳ-9-10　上になった足を前に出して腰を立て、下になった腕を横に伸ばす

完全側臥位法を図解（図Ⅳ-9-8〜10）

① 90°側臥位をとる。背部をクッションなどで支えるとよい。
② 咽頭側壁を下にするため、肩のラインを重力方向に合わせる。
③ 姿勢を安定させるため背をまるめ、股関節も曲げる。
④ 上になった足を前に出し腰を立てる。下になった腕を横に出す
⑤ その姿勢で食事を摂取させる。食事後は、唾液程度の侵襲に留まると推測されるトロミ付水分にてフィニッシュ嚥下を行わせる。

御手洗達也（大分リハビリテーション病院）

【引用文献】

1) 福岡達之（編）：言語聴覚士のための摂食嚥下リハビリテーション Q&A. 協同医書出版，東京，2016.
2) 福村直毅：嚥下障害に対する攻めのリハビリテーション―完全側臥位法．日本回復期リハビリテーション病棟研究大会 教育講演資料，愛媛，2015.
3) 久野真矢，清水 一：高齢障害者に合った机・テーブルの高さの決定方法について．広大保健学ジャーナル，2：29-35，2003.
4) 日本摂食嚥下リハビリテーション学会医療検討委員会：訓練法のまとめ（2014版）．日摂食嚥下リハ会誌，18：75-89，2014.
5) 才藤栄一，植田耕一郎（監）；出江紳一，鎌倉やよい，熊倉勇美，弘中祥司，藤島一郎，松尾浩一郎，山田好秋（編）：摂食嚥下リハビリテーション 第3版．医歯薬出版，東京，2016.
6) 聖隷嚥下チーム：嚥下障害ポケットマニュアル 第2版．医歯薬出版，東京，2003.
7) 舘村 卓：臨床の口腔生理学に基づく摂食嚥下障害のキュアとケア 第2版．医歯薬出版，東京，2017.

10. 頭部・頸部の姿勢による咽頭部内視鏡画像の変化

頭部・頸部の姿勢によって、中咽頭から下咽頭にわたる咽頭腔の様相は変化する。姿勢を調整することで食塊の流れが変わり、摂食嚥下障害が改善されることも多い[6]。頭頸部伸展位、頭頸部屈曲位、頸部回旋位、頭頸部側屈位がその姿勢として考えられるが、本項では、前3者の咽頭部内視鏡画像を示す。姿勢を体幹姿勢にまで拡げるとリクライニング位、体幹垂直位、体幹側臥位も含まれることになる[5]。ここで示した画像所見の仰臥位はリクライニング位、座位での頭部・頸部中間位は体幹垂直位に通じると考えられる。なお、本項の画像は、すべて同一人の健常者（成人女性）で撮影されたものである。

座位と仰臥位での変化

図Ⅳ-10-1は、頭部・頸部中間位（図Ⅳ-9-3：屈曲も伸展もしていない状態）で安静時における座位と仰臥位での咽頭部内視鏡画像である。座位では、喉頭蓋（この例では、舌根に向かって上縁がややカール状に弯曲）が直立し、咽頭喉頭蓋ヒダも隆起していることや、喉頭蓋と舌根との間も比較的広いことから、食塊が喉頭蓋谷に蓄積しやすい状態といえる。喉頭蓋－咽頭喉頭蓋ヒダより後方では、喉頭口は前後方向に圧平された様子はなく、大きく開かれているが、披裂喉頭蓋ヒダも高く、喉頭口と咽頭後壁の間の空間や梨状陥凹も広がった状態にある。

座位と比較して仰臥位では、舌根が喉頭蓋に近接して後方に押しているような所見があり、喉頭蓋谷が狭くなっている。喉頭口も咽頭後壁に近接し、前後方向に圧平されている。いずれも重力で舌根や喉頭が後退することによると考えられるが、喉頭蓋が舌根に近接する場合、流れの速い液体などでは、喉頭蓋が反転する前に喉頭蓋を乗り越えて喉頭侵入する危険性が考えられる[3]。仰臥位も含めいわゆるリクライニング位では、食物の取り込みと送り込みに重力を用いることができ、喉頭が上で咽頭が下になることから誤嚥が起こりにくいとされる[2]が、喉頭蓋谷の狭さを考えると、一度に多量の摂取は危険と思われる。頸部屈曲位との併用が推奨される[2]所以である。

屈曲（前屈）に伴う変化（座位・安静時）

図Ⅳ-10-2は、座位・安静時の頭部屈曲位、頸部屈曲位、頭部・頸部複合屈曲位での咽頭部内視鏡画像を示す。座位での頭部・頸部中間位（図Ⅳ-10-1a）と比較して、頭部屈曲位（図Ⅳ-9-4）では舌根・喉頭蓋と咽頭後壁が近接し

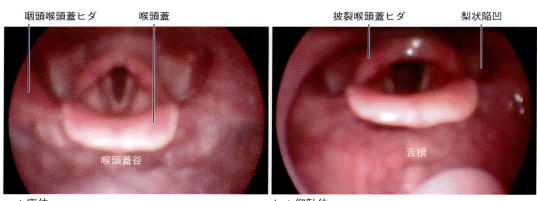

a：座位　　　　　　　　　　　　　　　　b：仰臥位
図Ⅳ-10-1a、b　座位と仰臥位での変化（頭部・頸部中間位・安静時）

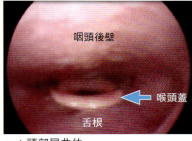
a：頭部屈曲位

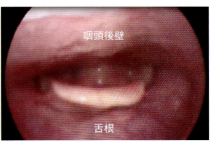
b：頸部屈曲位

c：頭部・頸部複合屈曲位

図Ⅳ-10-2a～c　屈曲（前屈）に伴う変化（座位・安静時）

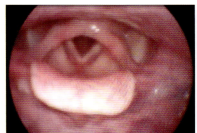
a：頭部伸展位

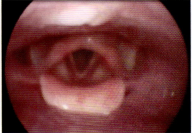
b：頸部伸展位

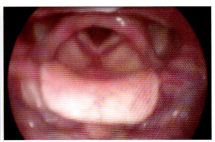
c：頭部・頸部複合伸展位

図Ⅳ-10-3a～c　伸展（後屈）に伴う変化（座位・安静時）

て咽頭腔が狭くなり、喉頭口も狭小化されている。喉頭侵入や誤嚥の生じにくい姿勢といえる（図Ⅲ-6-1右）。咽頭腔が狭まることで嚥下時の咽頭圧が上昇すると考えられ、舌根の後下方運動や咽頭収縮が不十分なために咽頭残留や誤嚥を生じる場合には有効な姿勢である[4]。

一方、頸部屈曲位（図Ⅳ-9-5）では咽頭腔と喉頭口の狭小化は頭部屈曲位ほどではないが、喉頭蓋谷は拡がっている。嚥下圧の増大はあまり期待できないが、喉頭蓋谷が広いことから、嚥下反射が生じる前に食塊が下咽頭に流入する場合の誤嚥防止として有効である[4]。

頭部・頸部の複合屈曲位（図Ⅳ-9-6）では、頭部屈曲位ほどではないが、舌根が咽頭後壁と接近しており、嚥下圧の増大には有利である[4]。なお、これらの頭部・頸部前屈姿勢では、口はやや下を向き、咽頭と喉頭は前傾することから、口腔からの取り込みや送り込みは重力に逆らうこととなり、高い口腔機能が求められるが、速い液体などの咽頭への到達を遅らせることが可能となる[3]。とくに、頭部・頸部複合屈曲位では喉頭前庭も閉じていることから、喉頭侵入、誤嚥防止に有利と考えるが、前屈が過度になると嚥下しにくくなる。

伸展（後屈）に伴う変化（座位・安静時）

図Ⅳ-10-3は、座位・安静時の頭部伸展位、頸部伸展位、頭部・頸部複合伸展位での咽頭部内視鏡画像を示す。いずれの伸展位も、座位での頭部・頸部中間位（図Ⅳ-10-1a）と比較して喉頭後壁と咽頭後壁の間が狭くなり、また開大状態の喉頭口を直視することが可能となる。伸展位は気道を確保するには有利である（図Ⅲ-6-1左）。

一方、伸展姿勢は、舌の食塊送り込み機能が減退している場合に、重力の助けを借りて食塊を口腔から咽頭へ流し込むために用いられるが、誤嚥しやすくなるため、息こらえ嚥下法（図Ⅳ-7-1：声門閉鎖嚥下法）を併用することが多い[6]。

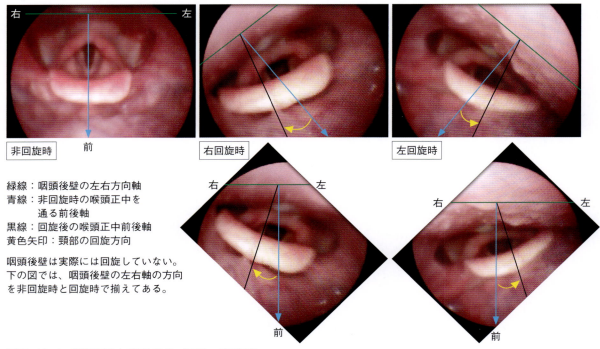

緑線：咽頭後壁の左右方向軸
青線：非回旋時の喉頭正中を通る前後軸
黒線：回旋後の喉頭正中前後軸
黄色矢印：頸部の回旋方向

咽頭後壁は実際には回旋していない。下の図では、咽頭後壁の左右軸の方向を非回旋時と回旋時で揃えてある。

図Ⅳ-10-4　頸部回旋に伴う変化（座位・安静時）

頸部回旋に伴う変化

図Ⅳ-10-4は座位・安静時の非回旋時、頸部右回旋時（図Ⅳ-9-7）、および左回旋時での咽頭部内視鏡画像を示す。黄色矢印は頸部回旋の方向で、図を見るにあたって、実際は咽頭後壁は回旋していないことに留意する必要がある（下の2図を参照）。喉頭蓋が回旋側（顔の向く側）に偏位することで、非回旋側では咽頭側壁と喉頭側壁間の距離が拡がり、梨状陥凹が拡げられている。食道入口部の静止圧も非回旋側で低下する[1]。咽頭機能に左右差のある患者に用いられ、機能の劣る側に頸部を回旋させておくことで、非回旋側の健側へ食物を誘導して通過させることができる（嚥下前頸部回旋）。また、嚥下後に残留物がある場合、非残留側に頸部を回旋して残留側の咽頭腔を拡げ、残留物の除去を試みる方法（嚥下後頸部回旋腔嚥下）もある[1]。

山口康介（佐賀県・こうすけデンタルクリニック）

【引用文献】

1) 大黒大輔：頸部回旋，一側嚥下はどのような場合に有効か．言語聴覚士のための摂食嚥下リハビリテーションQ&A（福田達之，編著），協同医書出版，東京，115-117，2016．
2) 藤島一郎，清水一男：口から食べる　嚥下障害Q&A 第4版．中央法規，東京，2011．
3) 福村直毅：姿勢．医療・看護・介護で役立つ嚥下治療エッセンスノート（福村直毅　編）．全日本病院出版会，東京，65-68，2015．
4) 福岡達之：Chin-down肢の効果と実施のポイントは？言語聴覚士のための摂食嚥下リハビリテーションQ&A（福岡達之，編著）．協同医書出版，東京，109-111，2016．
5) 清水充子：姿勢調整．摂食嚥下リハビリテーション第3版（才藤栄一，植田耕一郎，監修），医歯薬出版，東京，221-226，2016．
6) 高橋浩二：嚥下姿勢のアセスメント．歯学生のための摂食嚥下リハビリテーション学（向井美恵，山田好秋編），医歯薬出版，東京，104-107，2008．

11. 嚥下反射誘発法

寒冷刺激法

　口腔粘膜には温点より冷点が多く（図Ⅲ-3-2）、感覚効果は冷刺激で大きい。また、口腔・咽頭の粘膜刺激は、嚥下反射を含めさまざまな反射を誘発する（図Ⅲ-3-3・4）。氷なめ訓練では、これらのことを利用して、口に含んだ氷の刺激で嚥下反射を誘発する[2]。ここで紹介する寒冷刺激法は、嚥下誘発部位にとくに絞って冷刺激を加えるものである。

　寒冷刺激法には、①冷圧刺激法（Thermal-tactile stimulation）と、②のどのアイスマッサージの2つの手技がある。いずれも刺激部位は口腔・咽頭粘膜の嚥下誘発部位（図Ⅲ-3-3）である。

1．冷圧刺激法[2]

　患者に /a：/ 発声を行ってもらいながら、凍らせた綿棒などで前口蓋弓（口蓋舌弓）の粘膜に冷刺激や触圧刺激を加え嚥下反射を誘発させる。/a/ 音では口唇が大開きで、かつ舌背と口蓋との距離も広く、前口蓋弓への刺激がやりやすい（図Ⅰ-9-3）。

2．のどのアイスマッサージ[2]（図Ⅳ-11-1）

　前口蓋弓のみならず、後舌部や舌根、軟口蓋や咽頭後壁の粘膜面をマッサージするように軽く撫でたり、押したりして嚥下反射を促す。

　どちらの手技も適切な回数や頻度、刺激時間などの定説はないが、冷却刺激後は感覚閾値が下がり、嚥下反射を惹起しやすい[1]ため、食事直前に行うのがよいと思われる。

御手洗達也（大分リハビリテーション病院）

【引用文献】
1) 芦田千春，東嶋美佐子，古我知成：口腔粘膜への温度・化学刺激が自発性嚥下のインターバルおよび喉頭運動時間に与える影響．川崎医療福祉学会誌，14（2）：349-357，2005．
2) 日本摂食嚥下リハビリテーション学会医療検討委員会：訓練法のまとめ（2014版）．日摂食嚥下リハ会誌，18：55-89，2014．

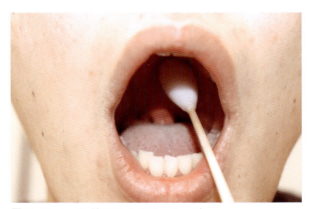

図Ⅳ-11-1　のどのアイスマッサージ

12. 発音と嚥下訓練

発声・発音については第Ⅰ章の「9. 呼吸器官と発声・構音機能」を参照。

パタカラ体操

嚥下の基礎訓練の一つである嚥下体操の一環として行われる[2]。「パ」「タ」「カ」「ラ」と発音を行い、口唇や舌の筋力増強と運動巧緻性の向上を図る。

口唇はその閉鎖圧で口の中の食物をこぼさないようにする役割をもつ。「パ」（図Ⅳ-12-1）は両唇音（図Ⅰ-9-4）で、口唇閉鎖と鼻咽腔閉鎖で呼気圧を高め、両口唇の隙間から呼気を一気に放出させて音を出している。そのため、その発音は口唇機能訓練に応用できる。

「タ」（図Ⅳ-12-2）と「ラ」（図Ⅳ-12-4）はそれぞれ歯茎音（図Ⅰ-9-4）と弾き音であり、舌尖が歯茎をはじくようにして発音しており、その発音は舌尖の動きの訓練に繋がる。舌尖は舌の食塊送り込み運動に際してアンカーとしての重要な役割をもつ（図Ⅱ-3-3）。

「カ」（図Ⅳ-12-3）は軟口蓋音（図Ⅰ-9-4）で、後舌を挙上して発音する。後舌を意識して動かすことは難しいが、「カ」と発音することで後舌の動きを訓練することができる。

裏声発声法

裏声を出す際には、喉頭は嚥下時のように挙上される[3]。この方法では、高音域（裏声）で発声させ、最も高音が出たところで数秒間発声を持続してもらう。発声を通して喉頭を高位に

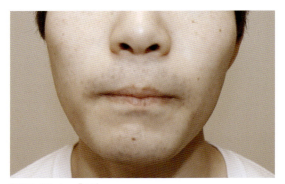

図Ⅳ-12-1 「パ」

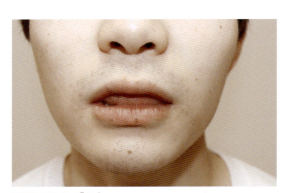

図Ⅳ-12-2 「タ」

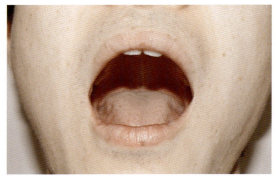

図Ⅳ-12-3 「カ」

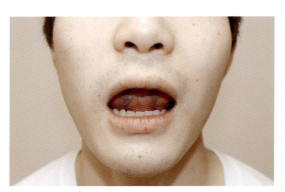

図Ⅳ-12-4 「ラ」

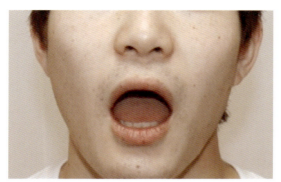
図Ⅳ-12-5 「あ」

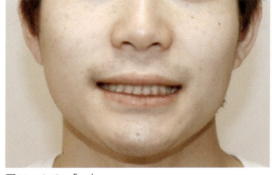
図Ⅳ-12-6 「い」

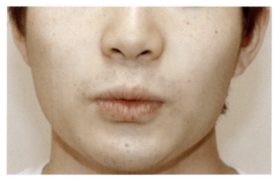
図Ⅳ-12-7 「う」

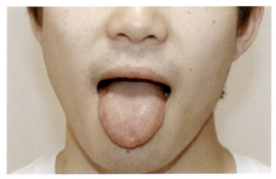
図Ⅳ-12-8 「べ」

保つことで舌骨・喉頭挙上筋の筋力が向上し、嚥下時の喉頭挙上能を高めることができる。また、発声を行うことで声門閉鎖機能の向上にもなり、誤嚥防止に繋がると考えられる。

あいうべ体操

「あ」「い」「う」「べ」と発音しながら大きく口や舌を動かす体操である。この運動は、舌を本来の位置へと矯正し、口呼吸から鼻呼吸へ促すことで疾病予防を図ることが目的とされている[1]。また、唾液分泌を促進することで口腔乾燥を防止し、唾液嚥下による嚥下訓練にも繋がると同時に、口唇・舌の筋力強化と運動能を高めるのに役立ち、咀嚼や飲み込みへも好影響を与える[1]。

「あ」「い」「う」の発音は舌背が口蓋に面する位置や口の開きが大きく異なる（図Ⅰ-9-3）。

「あ」「い」「う」での口の開きの違いは、**図Ⅳ-12-5〜7**でよく示されている。舌背が口蓋に面する位置（図Ⅰ-9-3）は、「あ」では前舌と後舌の中間、「い」では前舌、次いで「う」の後舌と、この発音順で舌の形が大きく変わる。さらに「べ」（**図Ⅳ-12-8**）で挺舌を行い、舌は大きく動かされる。すなわち、この体操では表情筋（口輪筋など）のみならず、舌の運動も促すことができる。

御手洗達也（大分リハビリテーション病院）

【引用文献】
1) 今井一彰：自律神経を整えて病気を治す！ 口の体操「あいうべ」. マキノ出版, 東京, 2015.
2) 聖隷嚥下チーム：嚥下障害ポケットマニュアル 第3版. 医歯薬出版, 東京, 2011.
3) 山田好秋：よくわかる摂食・嚥下のメカニズム 第2版. 医歯薬出版, 東京, 2013.

13. 歯科補綴学的な対応

▶ 回復期のリハビリテーションにおいて歯科医師が直接かかわる部分

歯科医師は、回復期のリハビリテーション（以下、リハビリ）において患者さんのさまざまな状態に幅広く対応する必要がある。機能解剖学的観点からすると、歯科医師は咀嚼のみならず、口唇閉鎖機能、鼻咽腔閉鎖機能、顎位の固定による嚥下機能の向上に深くかかわることになる（図Ⅲ-1-1）。もちろん、多職種連携により、機能を引き出した状態で歯科補綴学的介入を行うと、より効果的である。

歯科補綴学的介入にあたっては、つねに機能の評価を行いながら補綴的な戦略を計画することが肝要である。多職種連携においては、患者さんの機能がどこまで引き出されているかの評価を、互いに確認しながら行うことが望ましい。さらに、歯科補綴学的介入後は再評価を行い、さらなる改善を行うことで、患者さんの機能を継続的に引き上げることが効果的である。ゆえに、リハビリの現場における補綴処置（とくに義歯）は、松葉杖や車椅子同様の装具としての観点が必要となる。義歯、とくに無歯顎（総義歯）の患者さんは病気の発症と同時に口腔周囲筋のアンバランスが生じ、またその後の廃用や固縮などの影響で、それまで何の問題もなく使用していた義歯が使用できなくなってしまう場合も多い。歯科補綴学的対応にあたっては、介入時点の患者さんの状態を多職種で評価し、機能を引き出していただいたうえで介入すると、より効果的に患者さんの機能向上に資することができると考える。リハビリにおける評価には施設ごとの評価表、その他 MASA 嚥下障害アセスメント、OHAT などが用いられることもあるが、歯科補綴学的評価に乏しく、そこは歯科医師自身が評価を下し、他職種に伝え、理解を得た後に、他職種の評価を参考にさらなる介入、再評価、と進むことになる。

▶ 症例1　上下総義歯（図Ⅳ-13-1〜6）

患者：73歳、男性

診断名：脳梗塞（部位：左大脳白質・ラクナ）

障害名：左片麻痺・右片麻痺・嚥下障害・高次脳機能障害

既往歴：脳梗塞（2回）、高血圧、尿管結石など

全身状態：入院時より微熱あり

食形態：IOE（間歇的口腔食道経管栄養法）

問題点：誤嚥性肺炎の既往あり（咽頭の感覚と嚥下のタイミングがずれて誤嚥している）、両側麻痺があり、口腔周囲筋の筋力低下にて機能を発揮できていない、舌尖の挙上は不十分、痰や粘性唾液の貯留あり、義歯の高さが低い

歯科補綴学的評価：咬合高径の低下、口腔乾燥（舌診）、義歯床内面（粘膜面）不適合、水平的咬合関係のずれ（今回の発作によるものと推察）

歯科的介入：上下義歯新製

口腔内における印象採得が困難であるため、コピーデンチャーを改造する手法。

咬合採得はチェアーサイドにて行うことができた。

①平均的基準で人工歯配列

下顎は今後のリハビリを通して顎位の変化を考慮し、即時重合レジンにて製作。リハビリの進捗状況に合わせて咬合調整を行う。顎位の安定と、リハビリによる身体機能の向上がリンクしている。

②下顎改造、完成した下顎総義歯

食事の評価を多職種で評価する。食形態も上がり、退院された。

症例 1

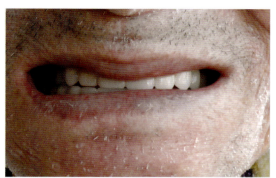

図Ⅳ-13-1　初診時の義歯装着状況。咬合高径の低下を認める

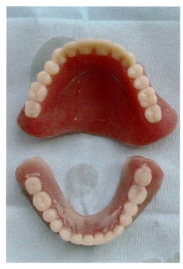

図Ⅳ-13-2　初診時の上下総義歯咬合面観。人工歯が高度に摩耗している

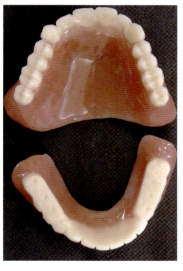

図Ⅳ-13-3　コピーデンチャーを製作し、上顎の人工歯をe-HaⅡクワトロブレード（クルツァー・ジャパン）に置換する。この人工歯は4歯連結で配列が容易である。下顎は即時重合レジンでテーブル状の咬合面として、下顎位が安定するポイントを模索する

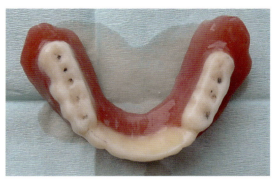

図Ⅳ-13-4　約40日後の下顎義歯咬合面。咬合面は咬合調整による陥凹が形成されている。下顎位が安定し、食形態も上がってきた

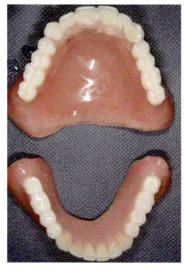

図Ⅳ-13-5　食形態も上がってきたところで下顎をe-HaⅡクワトロブレード人工歯の下顎用に置換する。併せて下顎前歯部もe-Ha 6（クルツァー・ジャパン）に置換する

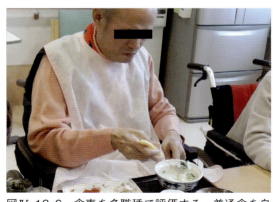

図Ⅳ-13-6　食事を多職種で評価する。普通食を自力で摂取できるまでに回復した

13. 歯科補綴学的な対応

症例2

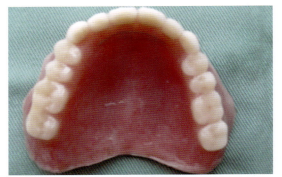

図Ⅳ-13-7　初診時の上顎総義歯咬合面観

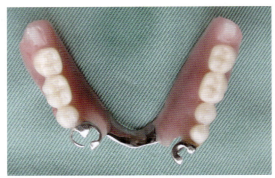

図Ⅳ-13-8　初診時の下顎総義歯咬合面観

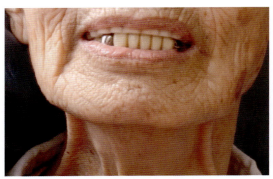

図Ⅳ-13-9　患者の中心位と思われる位置。この位置では義歯も安定しているのだが……

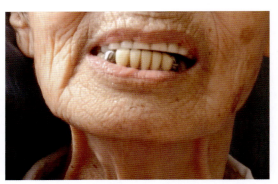

図Ⅳ-13-10　不随意の下顎運動が生じ、上顎義歯は容易に脱落してしまう

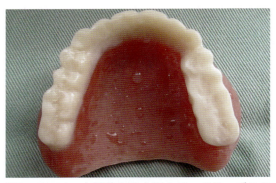

図Ⅳ-13-11　上顎義歯咬合面のフードテーブルの頰舌径を拡大し、さまざまな顎位で左右の咬合接触を可能とした

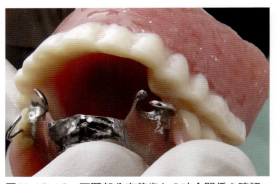

図Ⅳ-13-12　下顎部分床義歯との咬合関係を確認

▶ **症例2　上顎総義歯、下顎部分床義歯**
（図Ⅳ-13-7～12）

患者：89歳、女性
診断名：脳梗塞
障害名：四肢麻痺・摂食機能障害・失語症

既往歴：誤嚥性肺炎、高血圧など
全身状態：意識障害
食形態：IOE（間歇的口腔食道経管栄養法）
歯科的問題点：上顎総義歯の落下のため、上下ともに義歯を使用していない。患者さんは不随

症例3

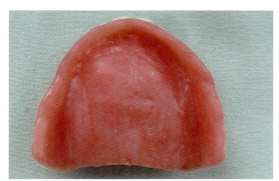

図Ⅳ-13-13　通常、既存の義歯の口蓋部に即時重合レジンを添加し、PAPとして利用する

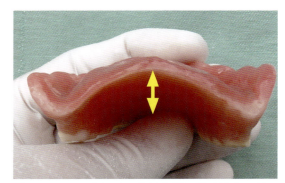

図Ⅳ-13-14　当初は口蓋前方部に即時重合レジンを添加し、適切な部位・厚みを模索していく

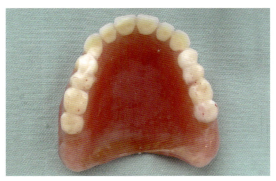

図Ⅳ-13-15　義歯の脱落の因子となる床縁の過不足などは修正する

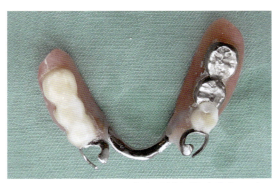

図Ⅳ-13-16　同じく、咬合関係も即時重合レジンなどを添加することで修正を行う

意の下顎運動が起こっており、上顎義歯の脱落による機能低下が懸念された。
歯科補綴学的評価：口唇閉鎖不全、下顎の不随意運動
歯科的介入：上顎総義歯咬合面修正
　口輪筋の萎縮に伴う緊張により、前歯部唇側面を内側へ移動。
　頬筋の萎縮に伴い拡大した義歯後方・上顎結節付近のスペースを延長して辺縁封鎖。
　咬合面は下顎不随意運動に対し、左右ともに接触するよう拡大、調整。
　嚥下に必要な口腔周囲筋群に対する日々のリハビリテーションを行ってもなお機能の向上が認められない。とくに舌圧の不足が著明な場合は、既存の義歯を改造し、舌接触補助床として使用していただくケースもある。

▶症例3　上顎総義歯、下顎部分床義歯（図Ⅳ-13-13～16）

患者：86歳、女性
診断名：脳梗塞
障害名：右片麻痺・摂食機能障害・嚥下障害・失語症・筋力低下・平衡失調・構音障害
既往歴：脳梗塞、胸椎圧迫骨折など
全身状態：脱水
食形態：IOE（間歇的口腔食道経管栄養法）
歯科的問題点：口腔乾燥、口腔周囲筋の筋力低下にて機能を発揮できていない、舌尖の挙上は不十分、嚥下障害。
歯科補綴学的評価：口腔乾燥（舌診）、義歯床内面（粘膜面）不適合、上顎総義歯の口蓋部分

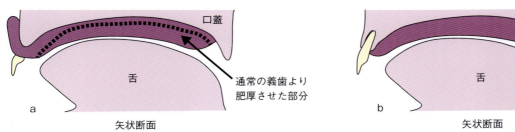

図Ⅳ-13-17a、b　上顎義歯によるPAP（a）と口蓋床によるPAP（b）の模式図（参考文献[2]より引用・改変）

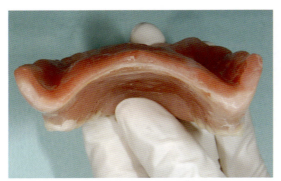

図Ⅳ-13-18　上顎総義歯口蓋部分に床用レジンを追加し、PAPとして用いる（参考文献[2]より引用・改変）

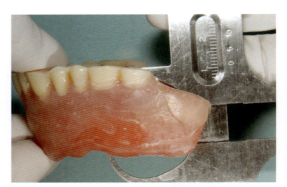

図Ⅳ-13-19　1.1mmが妥当な厚みであった（参考文献[2]より引用・改変）

まで舌の挙上ができずに嚥下困難に繋がっている模様。

歯科的介入：上顎総義歯床改造（PAPとして使用）

上顎義歯の床口蓋部に即時重合レジンを添加して厚みを増すことで舌接触を補い、嚥下障害を改善する。

頰筋の萎縮に伴い拡大した義歯後方・上顎結節付近のスペースを延長し、辺縁封鎖。

顎位の変化に伴う咬合面再形成により、嚥下時に必要な下顎の固定を実現する。

舌接触補助床（Palatal Augmentation Prosthesis：PAP）

切除や運動障害を原因とした著しい舌の機能障害により、舌と硬・軟口蓋の接触が得られない患者さんに対して用いる「上顎義歯の口蓋部を肥厚させた形態の装置」、または「口蓋部分だけの装置」。口蓋の形態を変えることで舌の機能障害を補い、摂食・嚥下障害や発音障害の改善を行う。上顎に歯の欠損がある義歯装着者に対しては、義歯の床を舌機能障害に応じて肥厚させて作製する（図Ⅳ-13-17a）。上顎に歯の欠損がない患者さんに対しては、口蓋部分を被覆する床を舌機能障害に応じて肥厚させる（図Ⅳ-13-17b）。

既存義歯をPAPとして使用し、多職種で評価しながら機能の向上に伴い形状を変えていく（図Ⅳ-13-18・19）。

小山浩一郎（長崎県・おやま歯科中通り診療所）

【参考文献】

1）森戸光彦，他（編）：老年歯科医学．医歯薬出版，東京，2015．
2）日本老年歯科医学会，日本補綴歯科医学会：摂食・嚥下障害，構音障害に対する 舌接触補助床（PAP）の診療ガイドライン．
3）小出 馨（監）：小出馨の臨床が楽しくなる咬合治療．デンタルダイヤモンド社，東京，2014．
4）舘村 卓：口蓋帆・咽頭閉鎖不全 その病理・診断・治療．医歯薬出版，東京，2012．

第 V 章

フレイルと口腔機能

森　淳一（大分リハビリテーション病院／大分豊寿苑）

フレイルと口腔機能

　日本老齢医学会は、高齢者の筋力や活動が低下している状態（虚弱）を「フレイル（Frailty）」と呼ぶことを2014年5月に提唱した。また、厚生労働省研究班の報告書では「加齢とともに心身の活力（運動機能や認知機能等）が低下し、複数の慢性疾患の併存などの影響もあり、生活機能が障害され、心身の脆弱性が出現した状態」とした。一方で適切な介入・支援により、生活機能の維持向上が可能な状態像[1]とされており、健康な状態と日常生活でサポートが必要な介護状態の中間を意味するものである。一般的には、フレイルを経て要介護状態へ進むと考えられており、高齢者ではとくにフレイルが発症しやすいとされている。

口から食べることの機能的意義

　口から食べることは、生きるための栄養だけでなく、生活の喜びやストレスに対応する精神力、社会的交流をとおして人との繋がりを保つことなど、心身の健康のためには欠かせない。食べるという行為によって筋肉や神経系が活性化し、また食べることによる情報は「おいしい」という意識や記憶を呼び覚ますなど、生理学的意義だけでなく、精神・心理面でも機能回復に寄与し、家族だけでなく、人や社会との交流へと広がっていくのである。

　口から食べることの機能的意義を、口から食べないことによる弊害から考えてみる。肺炎による死因が脳血管障害を上回り、死因の第3位

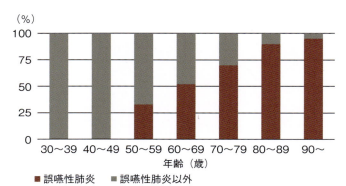

図V-1　入院患者の肺炎症例における誤嚥性肺炎とそれ以外の肺炎の割合（参考文献[2]より引用改変）

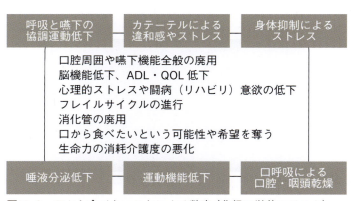

図V-2　口から食べないことによる弊害（非経口栄養のリスク）

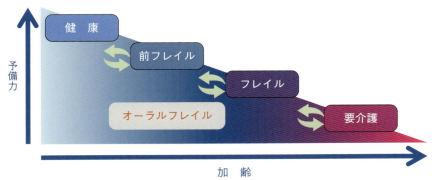

図V-3 フレイルの段階（飯島勝矢：フレイル予防ハンドブック．東京大学高齢社会総合研究機構，東京，より引用改変）

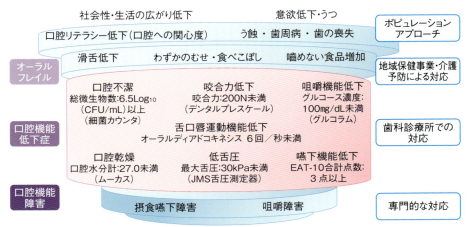

図V-4 老化による口腔機能低下（日本老年歯科医学会：高齢期における口腔機能低下―学会見解論文2016年度版―．2016より引用改変）

になって久しいが、その原因が誤嚥によるものが多いとされており（図V-1）、高齢者で顕著である[2]。この誤嚥性肺炎に加え、低栄養や脱水、さらに窒息のリスクが加わることで、非経口栄養が選択されることが少なくない現状がある。大切なことは、非経口栄養はリスク（食べる楽しみの低下と廃用症候群の発生）を十分に考慮したうえで選択することである。使わない器官の機能低下だけでなく、心身全体の機能や能力が複雑に絡み合いながら低下することをつねに念頭に置くことである（図V-2）。

オーラルフレイル予防のもつ意義

フレイルは、前述のごとく健康と要介護の中間的な段階で、筋力や心身の活力が低下した状態である。オーラルフレイルは、フレイルの手前にある前フレイル期の段階とされている[3,4]。重要なことは、この段階で早期にその予防や改善に努力することで、フレイルから要介護状態に陥ることなく、健やかな暮らしを保つことが可能となるのである（図V-3）。

オーラルフレイルは、口腔機能のわずかな低下、滑舌低下、わずかなむせや食べこぼし、嚙めない食品の増加、口の乾燥などで、これらは見逃しやすく、気づきにくいという特徴がある。したがって、医療や介護現場だけでなく、高齢者同士の自助・互助の段階での気づきや早い段階での口腔リテラシーの醸成も肝要となる（図

フレイルと口腔機能 153

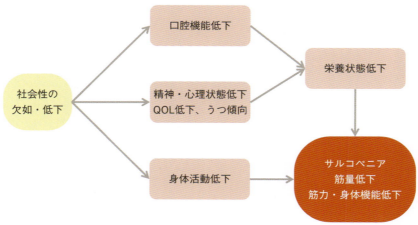

図V-5 社会性の低下がオーラルフレイルおよびサルコペニアに及ぼす影響（飯島勝矢，他：虚弱・サルコペニアモデルを踏まえた高齢者食生活支援の枠組みと包括的介護予防プログラムの考案および検証を目的とした調査研究―平成26年度報告書．東京大学高齢社会総合研究機構・長寿科学総合研究事業より引用改変）

V-4）。これらは東京大学高齢社会総合研究機構の辻 哲夫特任教授、飯島勝矢教授らによる大規模健康調査（縦断追跡コホート研究）などの厚生労働科学研究によって示され、この研究をきっかけに他にもさまざまな検討が進められて介護予防現場で注目されている。オーラルフレイルの特徴は、健康と機能障害の中間で可逆性があり、適切な対応で健康に近づくことができるのである（図V-3）。

高齢期における人との繋がりや生活の広がりは、社会的交流を通して精神・心理面を維持させ、健やかな生活に関与することは言うまでもない。しかし、社会性の低下は、オーラルフレイル（前フレイル）に陥るきっかけにもなり、結果としてサルコペニア（筋肉量低下）をもたらす（図V-5）。したがって、身体的フレイルだけでなく、精神・心理および社会的フレイルなど多面的に注意を注ぐことも重要となる（図V-6）。従来の健康増進・介護予防対策をいま一度、根底から見直す必要があり、これには歯科領域の関与（医科歯科連携）はもとより、栄養も考慮した専門職および行政、すべての国民がこのフレイル対策を十分に理解したうえで、一丸となって推し進めていくことが求められている。

口腔ケアと口腔リハビリの重要性

このように考えると、当然ながら健康分野には歯や口腔機能の健康も含まれており、これら機能の低下はフレイルとも関連が強いことは前述したとおりである。歯周病やう蝕など歯科疾患の際には、適切な処置を受けることはもちろん、定期的に歯や口の健康状態をかかりつけの歯科医師に診てもらうことが非常に重要となる。

また、地域で開催される介護予防事業など、さまざまな口腔機能向上のための教室やセミナーなどを活用することも効果的である。自助・互助・共助・公助の各場面で、これまで少し後回しにされてきたこの領域の取り組みを具体的な事業として展開する必要があるだろう。

歯や口には本来もっている多くのはたらきがあり、これが「口腔機能」で、「食べる（噛む、すりつぶす、味わう、飲み込む）」、「話す（発声・発語、会話、歌う）」だけでなく、「感情表現（笑う、怒るなど）」や「呼吸」も含む。これらのはたらきを口腔ケア（第IV章の「1．口腔ケア」

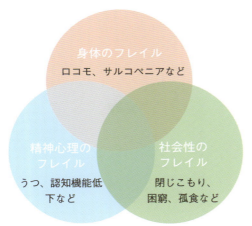

図V-6 さまざまなフレイル（飯島勝矢：フレイル予防ハンドブック．東京大学高齢社会総合研究機構，東京．より引用改変）

参照）やリハビリにより、維持・向上させることが大切となるのである。口腔トラブルの解消や、口腔ケアをしっかり行い、口から食べることを再開、継続し、おいしく食べられるようになれば、気力も回復し、フレイルへ陥ることを防止する。

繰り返しになるが、口腔ケアや口腔リハビリにより、身体的にも精神的にも生きる喜びに繋がり、たとえ寝たきりで反応がない人でも、口腔の清潔の確保と少しでも機能（自浄作用）が改善すれば、粘膜の湿潤や色もよみがえり、表情も明るく見えるようになる。さらには、生命を脅かす危険のある誤嚥性肺炎の予防にも寄与することができる。

▶ 摂食・嚥下障害臨床における歯科の役割

以上のように考えると、いきいきとした生活のためには口腔は最も重要な器官の一つであり、口腔ケアや口腔リハビリを担う専門家としての歯科の役割は極めて大きいといえる。加齢や義歯の影響などにより噛む力が低下すると、嚥下機能にも影響するのは当然である。摂食・嚥下障害者のなかで口腔に問題がある場合が少なくない。食物の口腔への取り込み、咀嚼して食塊

を形成し、咽頭に向けて送り込むと同時に口腔内に保持し、一気に嚥下するためには、良好な口腔機能に裏付けられている必要がある。歯や義歯などに起因した咀嚼障害や、口腔機能障害に対する機能回復や嚥下機能補助装置による対応についてなどは、歯科への依存は必須であり、これに対応できる唯一の職種として歯科の参画が強く求められる。

また、医科歯科連携が叫ばれているなか、多職種で総合的な取り組みが求められており、歯科がチームの一員としてその役割を果たし、食べるための口作りを協働で担うことが必要である。そのためには、摂食・嚥下障害を生活障害として捉えたうえで、介護予防への積極的な参画が急務といえよう。そのうえで、歯科領域が中心となり、妊婦に対しても出産前から口腔への関心度を高め、乳児、幼児、児童への口腔リテラシーを高めるはたらきかけを、国民運動などにより、いっそう推進する旗振りの担い手となることが期待される。

森 淳一（大分リハビリテーション病院／大分豊寿苑）

【引用および参考文献】
1) 厚生労働科学研究費補助金（長寿科学総合研究事業）総括研究報告書 後期高齢者の保健事業のあり方に関する研究．研究代表者 鈴木隆雄．
2) Teramoto S, et al.: High incidence of aspiration pneumonia in community- and hospital-acquired pneumonia in hospitalized patients: a multicenter, prospective study in Japan. J Am Geriatr Soc, 56：577-579, 2008.
3) 平成24～26年度厚生労働科学研究費補助金（長寿科学総合研究事業）「虚弱・サルコペニアモデルを踏まえた高齢者食生活支援の枠組みと包括的介護予防プログラムの考案および検証を目的とした調査研究」報告書．
4) 平成25年度老人保健健康増進等事業「食（栄養）および口腔機能に着目した加齢症候群の概念の確立と介護予防（虚弱化予防）から要介護状態に至る口腔ケアの包括的対策の構築に関する研究」報告書．
5) 藤本篤士：摂食・嚥下リハビリテーションにおける歯科医師、歯科衛生士の役割．静脈経腸栄養，26（6）：1379-1383，2011.
6) 平成29年厚生労働省アフターサービス推進室「高齢者の口腔と摂食嚥下の機能維持・向上のための取組に関する調査」．

第VI章

口腔リハビリにおける姿勢の調整と筋のリラクセーション

金尾顕郎（森ノ宮医療大学　保健医療学部）

口腔リハビリにおける姿勢の調整と筋のリラクセーション

　目を凝らす。聞き耳を立てる。匂いを嗅ぐなど、目、耳、鼻の機能を最大限に引き出すため、頭・頸部、体幹の位置を調整する。摂食・咀嚼・嚥下機能についても同様であり、最適な姿勢が望まれる。

　魚類、両生類、爬虫類、哺乳類（一部を除く）では、餌を口で捕獲し、咀嚼、嚥下に繋げる。餌となるものに対して、捕食するために頭・頸部と体幹を連動させ、その体軸を一致させることが必要である。そのために、四足動物では前庭感覚と固有感覚、視覚と固有感覚、頭部と体幹の固有感覚を連動させ、頭部と体幹の協調性を実現している。

　姿勢の安定について、神経性制御（Neural Subsystem）、他動的制御（Passive Subsystem）、自動的制御（Active Subsystem）の作用が挙げられ、この3つの制御機構がお互いに補完しながら姿勢調整をしている（図Ⅵ-1）。

1. 神経性制御

　頸部および体幹の筋は、姿勢の乱れや四肢の運動などが体幹に影響することを予測し、また予測外の外乱に対して姿勢の安定を図るため、筋の緊張、重心の位置、運動の方向を自動調節する。座位姿勢では、床に対して支持面をもつ骨盤の上に、支持面をもたない腰椎、胸椎、頸椎、頭部が位置する。積み木のようにただ置かれているだけであれば、少しの乱れで崩れるが、固有感覚受容器によってその姿勢保持がなされているため、安定している。姿勢制御として、立ち直り反応や平衡反応のように姿勢変化に適合する自律的な運動と、予測的姿勢制御（APA：anticipatory postural adjustments）のように姿勢筋が主動筋の活動に先立って筋活動を開始することで、運動により生じる不安定性に備えている。

2. 他動的制御

　自分の意志で動かすことのできない靭帯や関節包、腱、筋膜、皮膚などの組織による姿勢制御であり、正しい姿勢を保っているときは、あまり働いていない。

3. 自動的制御

　自分の意思で動かすことのできる筋を中心にした姿勢制御であり、動的安定性、静的安定性について、主動筋、拮抗筋、固定筋、共同筋の相互作用が必要となる。このときに、脊柱の安定化を例にとった場合、グローバル筋とローカル筋に分けてその特性を知らなければならない。グローバル筋は、椎体に直接付着せずに多分節を横断する表在性の大きな体幹筋で、脊柱運動のトルクを発生する。張り縄のように作用し、脊柱の方向性をコントロールし、体幹に加わる外的負荷とのバランスをとり、胸郭から骨盤に負荷を伝達する。ローカル筋は、深部の筋であり、各分節を繋ぎ、脊柱分節間の剛性、椎間関係など姿勢制御を行う。安定化に不可欠な筋であるが、脊柱運動（方向性）については効率が悪い。

●

　神経性・他動的・自動的制御は、それぞれが相互ネットワークとして機能している。たとえば、筋の短縮があれば自動的制御だけでなく、

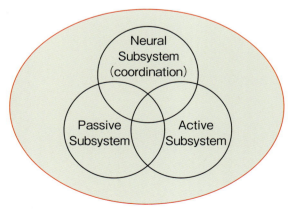

図Ⅵ-1　姿勢・動作の安定性の制御機構

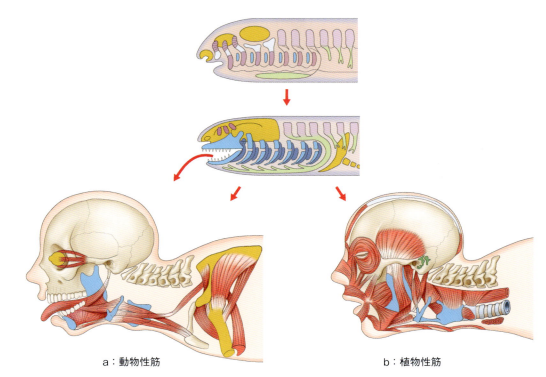

図Ⅵ-2 a、b　顔面（表情）、咀嚼・嚥下、発声の筋の発生（本図は引用文献[1]より引用）
a：動物性筋
　　鰓弓の背側に位置する体幹部から発生する横紋筋
b：植物性筋
　　鰓弓の筋から分化した平滑筋に近い機能をもつ横紋筋

他動的制御にも大きく影響を与える。もしくは、筋力の低下などがあれば神経性制御も不全となるであろう。筋のリラクセーション、コンディショニング・エクササイズは、姿勢制御には欠かせないものである。

体幹筋を緩めると、舌の動きがよくなり、体幹の動きもよくなる

人間において、食物を取り入れる先端である口の部分は、発生学的に鰓の一部を顔面（表情）、咀嚼・嚥下、発声の筋に変化させてきた（図Ⅵ-2・3）。口には、食べ物を取り込み噛み砕き、そして飲み込むといった動物性機能に加えて、消化・吸収への橋渡しをする植物性機能がある。この植物性機能を反映する顔面（表情）、咀嚼・嚥下、発声の筋の緊張は、口の中にありながら、発達的に体幹筋と関係の深い舌によって、直接・間接的に頸部や肩甲帯に伝えられ、姿勢調整に関係する体幹筋の筋緊張が調整されることになる。

図Ⅵ-4は、骨盤と腰椎の姿勢が脊柱のアライメントに影響を与えている様子を示す。図Ⅵ-4aでは、前かがみの不良な座位姿勢である。骨盤が後方に傾斜し、腰椎の前弯が消失している。このような姿勢を長く続けたとき、結合組織や筋が適応性に短縮し、好ましくない姿勢をとることになる。骨盤の後傾および腰椎の前弯消失があると脊柱は円背を示し、胸部と下部頸椎は屈曲し、上部頸椎は伸展して頭部を突出させ、肩甲骨は前方に移動し、下顎は前方突出する。この姿勢が長く続くと、後頭下筋群や、環椎・軸椎ならびに環椎後頭関節周囲の組織（後方靱帯や膜など）が適応短縮する。図Ⅵ-4bのように腰部に対して後方から腰椎の前弯をサポートするようにすれば、下部頸椎が進展して顎を引いた姿勢となるが、楽な姿勢とは言えず、何度も姿勢の変換が必要になると思われる。

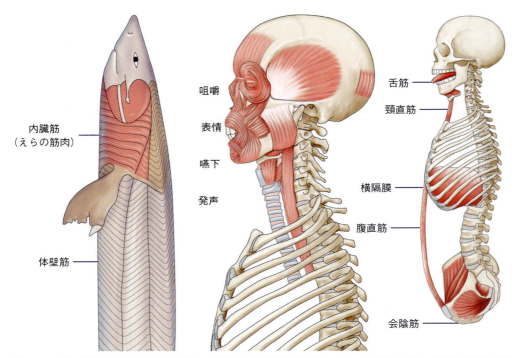

図Ⅵ-3 舌と体幹筋。鰓弓から分化して発達した顔面（表情）、咀嚼、嚥下、発声の筋と呼吸に関与する筋（本図は引用文献[1]より引用）

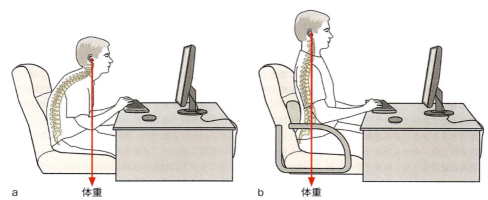

図Ⅵ-4 a、b　不良な座位姿勢と正しい座位姿勢（本図は引用文献[3]より引用）
a：前かがみの座位姿勢
　腰椎の前弯が消失しているため、頭部が前方突出している（円背）
b：正しい姿勢（クッション使用）
　クッションにて腰椎の正常な前弯が保たれている（顎を引いた好ましい姿勢）

図Ⅵ-5・6に、顎・前頸部の可動性骨格構造とその動きにかかわる筋を示す。嚥下にかかわる可動性骨格構造に下顎骨、舌骨、喉頭があり、筋肉は咀嚼筋、舌骨上筋、舌骨下筋で、いずれも複数の筋肉からなる。咀嚼筋は、頭蓋底と下顎骨を繋ぎ、下顎骨を挙上させ、閉口に働く。舌骨上筋は頭蓋底や下顎骨と舌骨を繋ぎ、下顎骨の下制（開口）に働いたり、下顎骨が挙上位に固定されれば、舌骨を挙上させる。舌骨下筋は、舌骨、喉頭、胸骨・肩甲骨の間を繋ぎ、舌骨の下制、または喉頭の挙上および下制に働く。

嚥下時、下顎が挙上位（閉口）で固定されていなければ、舌骨・喉頭は挙上されない。舌骨上筋には、下顎骨の下制（開口）の作用もある

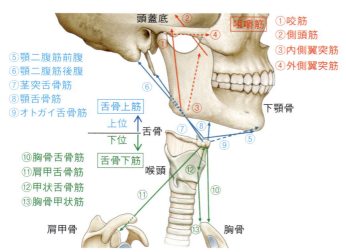

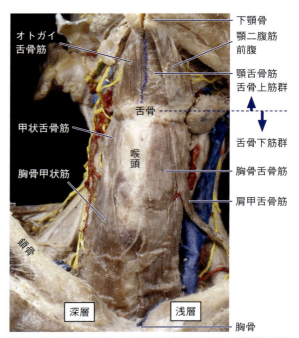

図Ⅵ-5 顎・前頸部の可動性骨格構造とその動きにかかわる筋。嚥下にかかわる可動性骨格構造として、下顎骨、舌骨、喉頭がある。これらにかかわる筋として、咀嚼筋、舌骨上筋、舌骨下筋がある
咀嚼筋：頭蓋底と下顎を繋ぎ、閉口に働く
舌骨上筋：頭蓋底、下顎、舌骨を繋ぎ、下顎を下方に引く（開口）ことや舌骨の引き上げ挙上に作用する
舌骨下筋：舌骨、喉頭、胸骨、肩甲骨を繋ぎ、舌骨の引き下げ下制や喉頭の引き上げと引き下げに作用する
（本図は引用文献[1]より引用）

図Ⅵ-6 舌骨に付着する舌骨上筋群と舌骨下筋群。舌骨上筋群と舌骨下筋群は咀嚼・嚥下にとって重要と考えられる。これらの筋による力は、直接的、間接的に下顎に伝えられる。舌骨上筋群は、舌骨と下顎骨の間に張り、舌骨下筋群は舌骨、甲状軟骨、胸骨・肩甲骨の間を繋ぐ。この２つの筋群は、会話、舌の運動、嚥下、そして、嚥下前の食塊のコントロールにかかわっている（本図は引用文献[1]より引用）

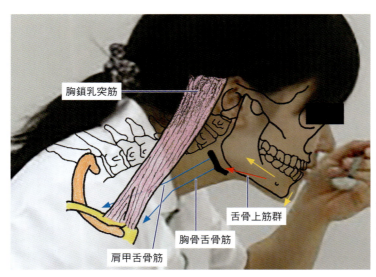

図Ⅵ-7 頭部の前方突出。頭部の前方突出により、胸骨舌骨筋や肩甲舌骨筋などの舌骨下筋群が、舌骨を下後方へ下制する。下顎は後退と下制の方向へ引かれ、舌の前方への運動を抑制し、食塊の移動が制限される。舌骨の下後方への下制は、喉頭の前上方への挙上不全に繋がり、喉頭蓋の動きが制限され、誤嚥の原因ともなり得る。また、肩甲舌骨筋は肩甲骨に付着しているため、肩甲帯位置によって下顎の運動性に影響を与える（本図は引用文献[3]を参考に作成）

ため、下顎骨が同時に下制されないよう、固定しておく必要がある。

図Ⅵ-7に、姿勢不良によって頭頸部が前方突出している状態を示す。上部胸椎と下部頸椎の屈曲と、上部頸椎と頭関節の伸展がみられる。この姿勢は、胸骨舌骨筋や肩甲舌骨筋（舌骨下筋）を伸張して反射的に収縮させ、舌骨の下方・後方への牽引力を作り出す。その牽引は、顎二腹筋前腹（舌骨上筋）を介して下顎に伝えられ、下顎は後退と下制の方向へ引かれ、舌の前方へ

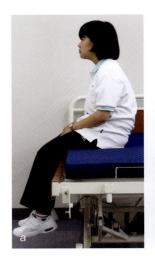
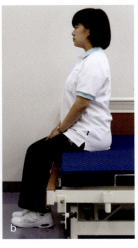

図Ⅵ-8 a、b　腰かけ座位姿勢
a：足湯をイメージした姿勢。足底が床から離れているため、支持面をもたない。大腿後面での支持があるが、両下肢の重さによる重心の前方移動を防ぐため、骨盤帯を後傾させ体幹の前傾姿勢をとり、下顎が前方に突き出した姿勢となる
b：足底を床につけた座位姿勢。足部の支持により、座位姿勢が安定する。骨盤帯から頭部までの支持性が向上し、下顎の突き出ない姿勢が可能となる

の運動を抑制して食塊の移動が制限される。肩甲舌骨筋は肩甲骨に付着しているため、肩甲帯の不良姿勢（肩甲骨の下制・下方回旋・後退）は筋をさらに伸張位にし、舌骨、次いで下顎の下制（開口）に働く。これは嚥下に必要な喉頭の挙上、下顎の咬合位（閉口）での固定および舌の前方への運動を阻害することになる。

以上のことから、体幹の前傾姿勢（円背）や肩甲帯の不良姿勢（極端な下制、下方回旋、肩甲胸郭関節での後退）などが、喉頭の挙上、下顎の咬合位（閉口）、舌運動を制限し、その結果として嚥下障害が出現する。胸郭をゆるめ、肩甲帯の動きを出し、体幹機能を改善することが、舌運動の改善に繋がる

神経学的な障害、フレイル、サルコペニア、廃用などの問題によって舌の機能が障害された場合、体幹筋の活動に大きく影響を与える。これは、舌が体幹筋として位置づけられ、体幹筋の末梢の部位とすれば、機能の低下した舌運動が、体幹筋の筋緊張に変化を及ぼす。例として、握力計を握って最大筋力を出そうとしたとき、前腕のみならず、上腕・肩甲帯・体幹に力が入る。つまり、末梢側の筋緊張が中枢側の筋に影響している。これは、クラインフォーゲルバッハによる「末梢の筋の活動はより中枢側の筋が補償する」という考えが当てはまる。舌の硬さや過剰な筋活動を改善することで、体幹機能の向上にも繋がる。

口腔リハビリに先立ち体幹・四肢の姿勢を整える

1．どのように整えるのか

前かがみの座位姿勢（図Ⅵ-4a）にあるとき、頭部の前方突出がみられる。この姿勢の崩れた状態では、高齢者にとって正常な嚥下が難しくなるため、姿勢の調整が必要となる。調整に際しては、下位から上位へと整えていく。

1）座位における足部の位置（図Ⅵ-8～10）

図Ⅵ-8bに示すように、座位のときには必ず足底を床につけることが必要である。座位姿勢の安定が向上し、骨盤の後傾も改善され、頭部の前方突出も改善される。

次に、図Ⅵ-9に座位における足部の位置と体幹の前屈の関連を示した。座位において膝よりも足部が後方（図Ⅵ-9a）にあるほうが、前方（図Ⅵ-9c、d）にあるより、体幹の前屈が少ない。

図Ⅵ-10に示すように矢状面上に、膝関節、骨盤・下部体幹、上部体幹、頭部に滑車を想定し、足部の位置を図Ⅵ-9aの位置と図Ⅵ-9dの位置に変化させてみた。足部を後方に引くと（図Ⅵ-10b）、連動して腰椎の前弯、脊柱の伸展、頭部の後退がみられた。また、足部を前方に出すと（図Ⅵ-10c）、骨盤の後傾、脊柱の前弯、頭部の前方突出が起こる。このことより、足部

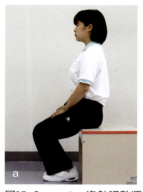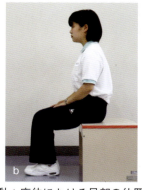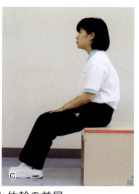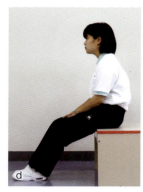

図Ⅵ-9a～d　姿勢調整運動：座位における足部の位置と体幹の前屈
a：座位姿勢にて、膝と足尖が同じ位置
b：座位姿勢にて、膝と足関節の軸心が同じ位置
c：座位姿勢にて、膝と踵部が同じ位置
d：座位姿勢にて、膝より踵部が前方に位置
aからdに向けて、骨盤が後傾して体幹の前弯（円背）、頭部の前方突出が増強される

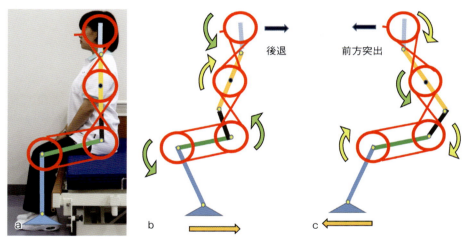

図Ⅵ-10a～c　姿勢調整運動：座位における足部の位置と頭頸部・体幹の前後屈の関係
a：座位姿勢にて、膝関節、骨盤・下部体幹、上部体幹、頭部に滑車を想定する
b：足部を後方へ引くと、滑車の連動にて下顎を引いた姿勢（頭部の後退）となる
c：足部を前方へ移動することで、滑車の連動にて下顎を突き出した姿勢（頭部前方突出）となる

は膝よりも後方に位置するようにするとよい。

2）骨盤の後傾の改善

姿勢調整において、自動的制御が加齢によってしにくくなり、他動的制御も姿勢の悪さから慢性的に不良姿勢下での制御がみられる。このようなとき、骨盤の後傾が起こることが多い。図Ⅵ-11に示すが、下部腰椎の高さで、体幹の前後を支える。腹部に置いた手で、腹壁を刺激し、力を入れるようにする。そして、身体を伸び上がるように伸展を促す。その後、腹部を刺激しながら、仙骨部を押し、骨盤を前方に転がすように矯正する。このとき、体幹が前に倒れないようにする。

3）体幹の前屈の矯正（図Ⅵ-12）

患者の横に立ち、片手を胸骨部に置き、もう片方を背部の一番突出したところに置く。後方から体幹を伸展させるように、水平に押しながら、胸骨部の手を垂直上方に移動させ、体幹の伸展を促す。

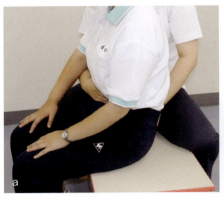
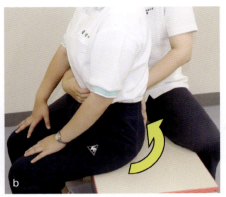

図Ⅵ-11 a、b　姿勢調整運動：骨盤の後傾の改善
a：腹部と仙骨部を、両手で挟み込むように固定する
　腹壁を刺激して、力を入れるように指示をする
b：後傾した骨盤を起こすように、仙骨を前方へ押し、坐骨で体重を支持するように整える
注意：骨盤を起こすときに体幹が前に倒れないように、坐骨と頭頂が垂直線上に離れるよう指示をする

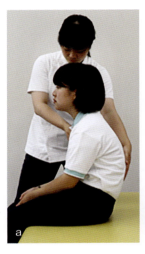
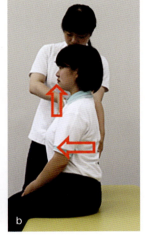

図Ⅵ-12 a、b　姿勢調整運動：体幹の前屈の矯正
a：開始前姿勢
　術者は片手を患者の胸骨部上部に置き、もう片方を脊柱の一番後方へ突出した部位に置く
b：姿勢調整された姿勢
　患者に、息を吐きながら体幹を伸ばすよう指示し、術者は体幹背面に置いた手で、後方より前方へ圧を加えて脊柱の伸展を促す。また同時に、胸骨部を固定しながら上方へ誘導する。骨盤の後傾も補正され、頭部の前方突出も改善される

4）肩甲帯からの矯正（図Ⅵ-13）
　患者の後方に立ち、肩甲骨を上方から把持し、体幹が伸展するよう、肩甲骨を後退、下制、下方回旋させるように移動させる。

5）上部頸椎の屈曲および下部頸椎の伸展（図Ⅵ-14）
　患者の後方に立ち、後頭と下顎を両手で包むように固定する。下部頸椎を屈曲させないようにしながら、上部頸椎を屈曲させる。その後、上部頸椎を伸展しないように下部頸椎を伸展させる。

2．整えることの意義
　体幹筋の緊張によって体幹の姿勢不良が生じ、頸部アライメントが崩れるために舌の運動が障害される。例として、体幹の前かがみの座位姿勢（図Ⅵ-4 a）では、頭部が突出した姿勢をとる。これは上部胸椎・下部頸椎の屈曲、上部頸椎・頭関節の伸展の状態であるが、この姿勢は胸骨舌骨筋や肩甲舌骨筋などの舌骨下筋を伸張させて反射的に収縮させ、舌骨を下方・後方へ引き寄せる。それにより、顎二腹筋などの舌骨上筋を介して下顎を後退・下制させ、舌の後退、喉頭の挙上を制限し、食塊の移動が制限される。

164　第Ⅵ章　口腔リハビリにおける姿勢の調整と筋のリラクセーション

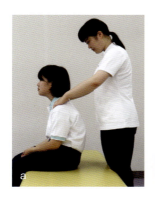
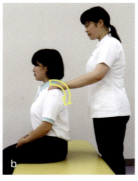

図Ⅵ-13a、b　姿勢調整運動：肩甲帯からの矯正
a：後方より患者の肩甲骨を上方から把持する
b：患者に顎を引きながら、体幹を反らすよう支持する。同時に、肩甲骨を内側下方へ他動的に矯正し、体幹の伸展を促す

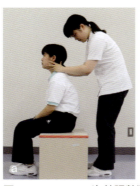
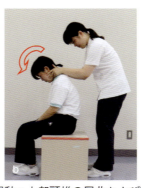
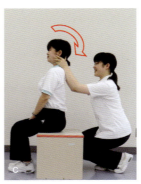

図Ⅵ-14a〜c　姿勢調整運動：上部頸椎の屈曲および下部頸椎の伸展
　　　　　　（頭部前方突出 → 上部頸椎伸展位・下部頸椎屈曲位）
a：後方より、後頭と下顎を両手で包むように固定する
b：下部頸椎の屈曲させないように、上部頸椎を屈曲させる
c：上部頸椎屈曲位のまま、頭部を後方へ引き寄せながら、下部頸椎を伸展させる

また、肩甲舌骨筋は肩甲骨に付着しているため、肩甲帯の位置により舌骨・下顎の運動性に影響を与える。脊柱を生理学的な正常姿勢に戻すことにより、舌骨上・下筋群の筋緊張が改善され、下顎・喉頭の運動が改善して嚥下運動がうまくいくようになる。

しかし、その姿勢調整機構の障害が出現したとき、姿勢保持のため、他動的制御が安定機構として働き、結果として骨盤後傾、円背、頭部前方突出が起こり、問題が起こる可能性がある。予防の意味も含めてしっかりと管理されなくてはならない。

口腔リハビリに先立つ体幹筋のリラクセーションと活動性向上プログラム

1．どの筋をリラクセーションさせるか
1）頸部の筋

頭頸部において、その中間位からの前方突出と後退とでは、前方突出が約2倍の移動距離をもつ（図Ⅵ-15）。このため、頭頸部伸筋群（図Ⅰ-12-8〜11）の筋緊張亢進を生じることになる。頭頸部の理想的な姿勢維持のため、頭半棘筋、肩甲挙筋、胸鎖乳突筋、前斜角筋が理想的な前後アライメントを保持する張り縄として働く（図Ⅵ-16a）。しかし、慢性的な頭部前方突出姿勢が続いた場合、大後頭直筋が上部頸椎を伸展させており、頭半棘筋、肩甲挙筋に大きな応力がかかっている（図Ⅵ-16b）。これらの筋に加え、咀嚼筋、舌骨上筋群、舌骨下筋群もリラクセーションの対象となる。

頭部前方突出姿勢に大きな影響を与えている頭頸部伸筋群（とくに大後頭直筋）の緊張を緩める方法として、図Ⅵ-17aのように下部頸椎の高さで、皮膚を水平方向に広げて固定し、上部頸椎の高さでは組織をつまむように固定する。

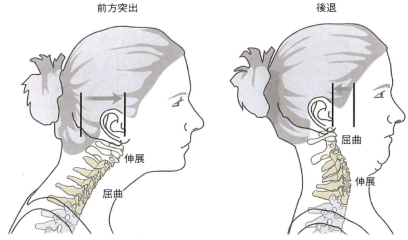

図Ⅵ-15a、b　頭部の前方突出と後退
a：頭部の前方突出状態では、頭頸移行部上部の伸展に応じて下位から中位にかけての頸椎が屈曲する
b：頭部後退時には、頭頸移行部の上半部の屈曲、下位から中位頸椎が伸展する
中間位からの前方突出と後退における移動距離の比率は1.9：1となり、前方突出が大きい。前方突出は、後退に比べ、より出現しやすく、前方突出が長期間続くと慢性的な頭部前突姿勢へと導かれ、頭頸部伸筋群の筋緊張亢進を生じる場合がある（本図は引用文献[3]より引用）

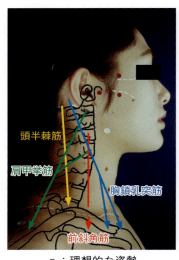
a：理想的な姿勢

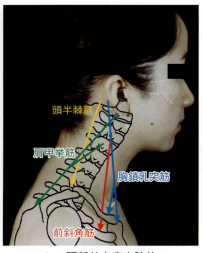
b：頭部前方突出肢位

図Ⅵ-16a、b　頭頸部の理想的な姿勢保持のための4つの筋
a：頭頸部の正常姿勢を保つ張り縄として作用する4つの筋。頭半棘筋、肩甲挙筋、胸鎖乳突筋、前斜角筋は頭頸部の安定化のため、理想的な前後アライメントを保持する張り縄として働く
b：慢性的な頭頸部前方突出姿勢。頭半棘筋と肩甲挙筋に大きな応力がかかり、大後頭直筋が上部頸椎を伸展させている
（本図は引用文献[3]を参考に作成）

そして、図Ⅵ-17b、cのようにゆっくりと、下部頸椎の動きを出さないように、伸展した上部頸椎だけを屈曲方向に動かし、頭頸部伸筋群のストレッチングを行う。頭半棘筋、肩甲挙筋、胸鎖乳突筋、前斜角筋では、図Ⅵ-18に示したように、背臥位頭部をやさしく持ち上げ、頭の重さを除去することで、頸部、舌骨上・下筋群の筋緊張が緩む。そのあと頸部のアライメントを整え、ゆっくりと床面に下ろして保持する。その状態で、頸椎の回旋、側屈を行い、頸部周囲筋（図Ⅰ-12-3・4）のストレッチングを行う。それに続き、図Ⅵ-19のように患者の横に立ち、下顎と後頭部を両手でやさしく下から支え、ゆっくりと上に牽引する。

2）全身の筋
　全身の筋として、多くの筋が対象となる。①

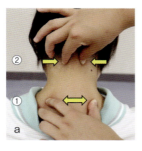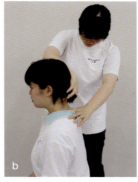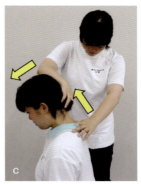

図Ⅵ-17a～c　姿勢調整運動：頭頸部伸筋群のストレッチング
a：①第7頸椎の高さの皮膚を横に広げ固定する
　　②第1頸椎の高さで後頭下の組織をつまみ固定する
b、c：下部頸椎が屈曲しないように固定する。他動的に後頭頸部後面の筋を伸長しながら、上部頸椎だけを屈曲する

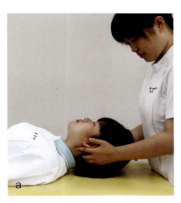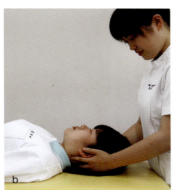

図Ⅵ-18a、b　姿勢調整運動：頸部周囲筋のストレッチング
a：頭部の重さを除去する。患者に全身の筋に力を入れないよう指示し、術者は両手で患者の頭部をやさしく持ち上げ、頭部の重さを除去する。頸部周囲筋、舌骨上・下筋のリラクセーションを確認する
b：姿勢調整された姿勢。過度な下部頸椎の屈曲、上部頸椎の伸展（頭部の前方突出）をさせないように、ゆっくりと頭部を床面に下して保持する。その状態から、頸部の回旋、側屈をゆっくりと行う

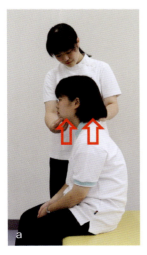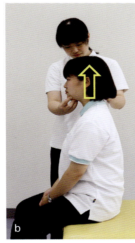

図Ⅵ-19a、b　姿勢調整運動：頸部周囲筋のストレッチング（つづき）
a：開始前姿勢。術者は、片手を患者の下顎の下顎底部に下方から支えるように置き、もう片方を後頭部に置く
b：姿勢調整された姿勢。患者に、息を吐きながら体幹を伸ばすよう指示し、術者は下顎と後頭部を同時に、優しくゆっくりと上方へ牽引する

肩甲骨の運動に関係している筋、②脊柱後弯・骨盤後傾に関係する筋、③立位の抗重力姿位を保つ筋などが挙げられる。肩甲骨周囲筋に対する方法を図Ⅵ-20に示す。これは、大胸筋、小胸筋、広背筋、僧帽筋などのリラクセーションが望める。

2．体幹筋の活動性を上げるための方法

図Ⅵ-21では、座位姿勢が安定せず、動的安定性の低下した姿勢の崩れに対して、側方への可動性を向上させ、立ち直り反応を促している。

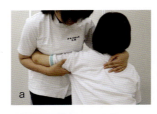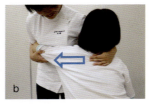
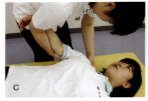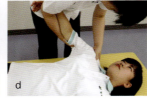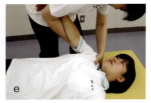

図Ⅵ-20 a〜e　姿勢調整運動：肩甲帯の筋のリラクセーション
a、b：座位にて、上肢・肩甲骨を持ち、上方から把持する。脊柱を固定し、肩甲帯を前方へ他動的に引き出す。肩甲帯の可動性向上を目的とする
c〜e：背臥位にて、患者に全身の力を抜くように指示し、肩甲帯を持ち上げ固定する。上下・前方・後方移動、上方・下方回旋を他動的に行い、肩甲帯の筋のストレッチングを行う

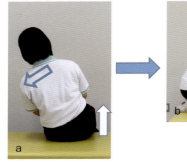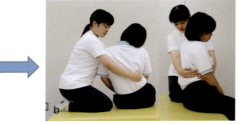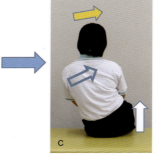

図Ⅵ-21 a〜c　姿勢調整運動：動的安定性の低下による姿勢の崩れの矯正。立ち直り反応の低下により、体幹の正中位が保てず誤嚥の可能性が高まるため、矯正が必要となる
a：座位における動的安定性の低下した状態。頸部・体幹の立ち直り反応がみられない
b：座位における動的安定性向上への治療介入例。脊柱の側方への可動性と立ち直り反射を促す
c：動的安定性が向上した状態。立ち直り反応がみられる

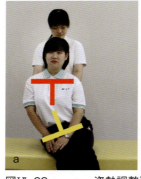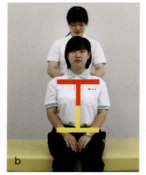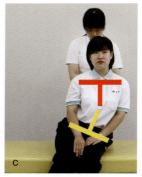

図Ⅵ-22 a〜c　姿勢調整運動：上部体幹を水平に側方移動。体幹の柔軟性と立ち直り反応の活性化を目的に行う。座位における体幹の重心である第9胸椎の高さで体幹を保持し、水平に側方へ移動させる。このとき、下部体幹、骨盤帯が引き上げられていること確認する。bを開始肢位として、aとcの方向へ交互に水平移動させる

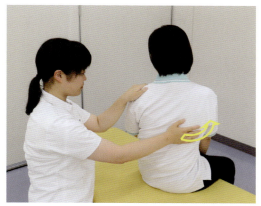

図Ⅵ-23　姿勢調整運動：体幹の伸展・回旋の可動性改善。座位にて、体幹の伸展と回旋の可動性の改善を目的に、前方および回旋方向へゆするように動かす。体幹の軸回旋にて体幹の伸展性が保たれる

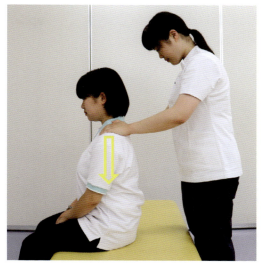

図Ⅵ-24　姿勢調整運動：深部筋を賦活させ脊柱の安定化を図る。座位にて、体幹の伸展を確認して、脊柱に対して重力方向に圧をかける。坐骨が意識でき、座位姿勢の安定に繋がる

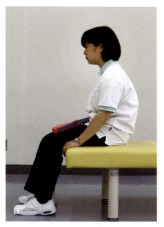
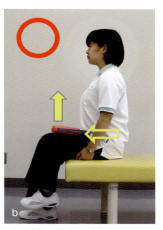
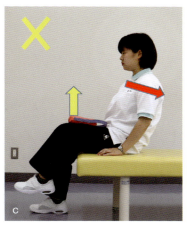

図Ⅵ-25 a～c　姿勢調整運動：大腰筋の作用を利用して
　a：座位にて片方の大腿部上面に500ｇから1㎏の重錘を置いた状態
　b：体幹を伸びあげるようにしながら、重錘を乗せた脚を持ち上げる。骨盤帯の後傾が改善される
　c：体幹を後ろに倒した力で、大腿部を持ち上げない。体幹での代償が入りやすいので注意が必要

　図Ⅵ-22では、上部体幹を水平に側方移動させる。体幹の柔軟性と立ち直り反応の活性化を目的に行う。これにより、骨盤帯の機能的な運動が可能となり、座位姿勢の安定に繋がる。

　図Ⅵ-23では、座位での体幹における軸回旋を行うことで、体幹の可動性と体幹の伸展性が保たれる。

　図Ⅵ-24では、脊柱への垂直方向からの加重にて、脊柱を機能的に支える深部筋を賦活させ脊柱の安定化を図る。坐骨を意識でき、座位姿勢の安定に繋がる。

　図Ⅵ-25では、腰椎前弯消失を改善するため、座位にて、大腿部前面に重錘（500g～1㎏）を置き、脚を持ち上げる。第1～5腰椎の横突起および第12胸椎～第5腰椎の椎体側部から大腿骨小転子に向かって走行している大腰筋のリバースアクションとして腰椎の前弯を引き出し、脊柱の安定化を図る。

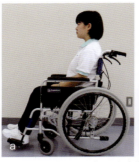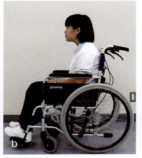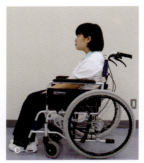

図Ⅵ-26 a〜c　車いす座位姿勢①
a：腰部をしっかりとバックレストに押し当て、両足部をフットレストにのせた状態。脊柱が伸び、頭部の前方への突出がみられない
b：足部をフットレストにのせた状態であるが、骨盤を後傾させ浅く座った状態。頭部の前方突出がみられる
c：足部を床に下して浅く座った状態では、体幹に対する頭部の前方突出がaやbよりも強く出現する

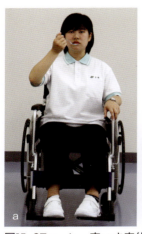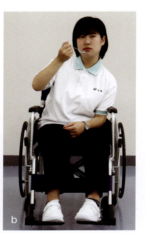

図Ⅵ-27 a、b　車いす座位姿勢②
a：車いすのアームレストで上肢を支持した姿勢
b：車いすのアームレストから上肢が落ち支持がない姿勢

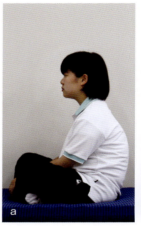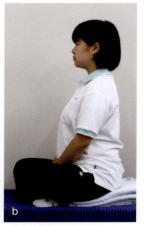

図Ⅵ-28 a、b　あぐら座位姿勢
a：あぐら座位姿勢
b：坐骨部で補高したあぐら座位姿勢

日常の誤嚥しない姿勢のチェックと工夫

　何気ない動作や姿勢によって誤嚥することがある。予測される姿勢の問題と解決する工夫について述べる。

　図Ⅵ-26は、車いすでの座位姿勢であるが、足部をフットレストにのせているときと、床に下ろしているときの違いがある。車いすでの食事のときはケースによって異なるが、しっかりと腰部をバックレストに着け、フットレストに足をのせることがよいと思われる。

　図Ⅵ-27は、脳卒中片麻痺患者によくみられる状態で、食事場面で片方の肘がアームレストから落ちていることがある。このとき、肩甲帯の下制と下方回旋がみられる。肩甲舌骨筋による舌骨の下後方への引き下げや舌骨上筋による下顎の後退・下制が起こり、食塊の移動が制限されることがあるので注意が必要である。

　図Ⅵ-28は、あぐら座位姿勢であるが、骨盤の後傾が強く起こり、脊柱の前弯も強くなり、突き出す姿勢となりがちである。坐骨の下に少し補高できるものを入れて骨盤の前傾を補正することで、頭部突出姿勢が改善される。

　図Ⅵ-29は、テーブルの高さと座面の調整に

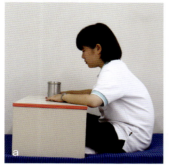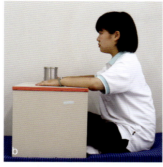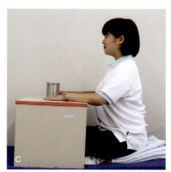

図Ⅵ-29 a〜c　テーブルの高さと座面の調整による座位姿勢の変化
　a：30cmのテーブルでのあぐら座位姿勢
　b：40cmのテーブルでのあぐら座位姿勢
　c：40cmのテーブルでのあぐら座位および坐骨部での補高の姿勢

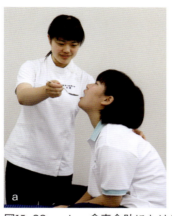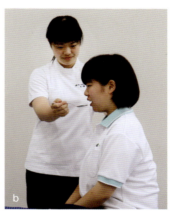

図Ⅵ-30 a、b　食事介助におけるスプーンの高さと姿勢の変化
　a：高い位置からの食事介助と姿勢
　b：低い位置からの食事介助と姿勢

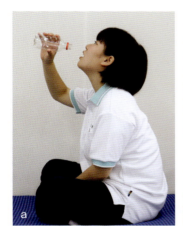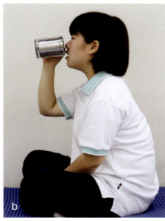

図Ⅵ-31 a、b　飲み口の大きさによる飲水姿勢の変化
　a：小さな飲み口の容器での飲水の姿勢
　b：大きな飲み口の容器での飲水の姿勢
飲み口の大きさにより頸部の伸展や下顎の突出の程度が変化する。体幹の前傾姿勢が強い場合、小さな飲み口での飲水は、上部頸椎における過度の伸展に繋がる

よる座位姿勢の変化を示す。図Ⅵ-29 aのように低いテーブルでは前傾姿勢となりやすい。テーブルの高さと座面の調整にて体幹の前傾姿勢が変化し、頭部の前方突出も改善される。

　図Ⅵ-30は、食事介助の風景であるが、図Ⅵ-30 aは高い位置からの介助で、頸椎の過度の伸展と、下顎の突出がある。誤嚥の可能性が高くなるため、低い位置からの食事介助が望まれる。

　図Ⅵ-31は、水を飲むときに小さな飲み口の

口腔リハビリにおける姿勢の調整と筋のリラクセーション　171

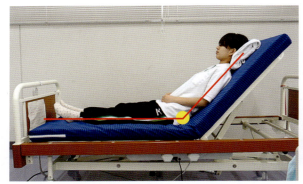
a：股関節とベッドのヒンジの位置が一致している

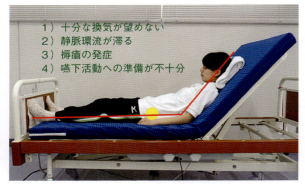
b：股関節とベッドのヒンジの位置がずれている

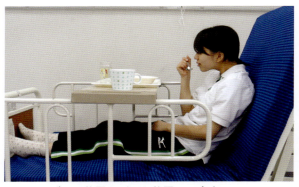
c：テーブルの位置とズレた位置での食事
図Ⅵ-32 a〜d　ベッド上での姿勢

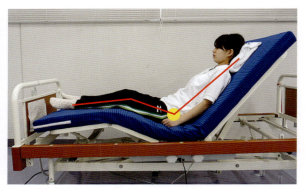
d：ずり落ちない工夫が必要である

場合、頸部伸展と下顎の突出がみられる。この場合、飲み口の大きな器に入れて飲むことが重要である。飲み口の大きさにより頸部の伸展や下顎の突出の程度が変化する。体幹の前傾姿勢が強い場合、小さな飲み口での飲水は、上部頸椎における過度の伸展に繋がる。

図Ⅵ-32は、ベッド上の姿勢であるが、図Ⅵ-32 aは、ベッドのギャッジアップ時に、股関節の部位とベッドのヒンジの位置が一致した姿勢のため、頭頸部・体幹に問題はないが、図Ⅵ-32 bではずり落ちがみられ、ベッドのヒンジと股関節の位置がずれ、頭頸部と体幹の過度の屈曲がみられる。このとき、十分な換気が望めない。静脈環流が滞り、褥瘡の発症、嚥下活動への準備が不十分などの問題が生じる。図Ⅵ-32 cはずれた位置での食事風景であり、誤嚥の可能性が高い。改善策として、図Ⅵ-32 dのように下肢も挙げ、図にはないが足底版を入れて、ずり落ちない状態を作る必要がある。

金尾顕郎（森ノ宮医療大学　保健医療学部）

【引用ならびに参考文献】
1）北村清一郎, 柿木隆介, 井上　誠, 金尾顕郎, 黒岩恭子：なぜ「黒岩恭子の口腔ケアと口腔リハビリ」は食べられる口になるのか. デンタルダイヤモンド社, 東京, 2013.
2）黒岩恭子：黒岩恭子の口腔リハビリ＆口腔ケア. デンタルダイヤモンド社, 東京, 2010.
3）Neumann DA：Kinesiology of the musculoskeletal system. 2nd Ed.［筋骨格系のキネシオロジー原著第2版. 嶋田智明, 有馬慶美（訳）, 医歯薬出版, 東京, 2012］.
4）冨田昌夫：生態心理学的な概念を応用した運動医療. 神経系理学療法学. 丸山仁司（編）, 医歯薬出版, 東京, 257-278, 2005.

第VII章

"黒岩恭子の口腔リハビリ"
の3つの柱

小山浩一郎（長崎県・おやま歯科中通り診療所）
黒岩恭子（神奈川県・村田歯科医院）

1. 黒岩恭子先生の「食べられる口の作り方」

黒岩恭子先生の「食べられる口の作り方」（口腔リハビリ）の3つの柱として「バランスボールを用いた筋のリラクセーション」、「舌を中心とする口腔関連構造のマッサージ・ストレッチ」、および「咽頭ケア」が挙げられる。これらの実際については後節に記されている。本節では「食べられる口の作り方」の手順（図Ⅶ-1-1）とその要点を記す。なお、患者さんの状況に応じて、この手順は適宜前後する。

最終段階とも言える「咽頭ケア」を確実に行うためには、「潤いのある口腔～咽頭」を導き出す必要がある。咽頭の付着物などを喀出する反射も必要である。そのための前準備として、図Ⅶ-1-1にあるような手順で患者さんの評価を行い、どこからの介入が必要かを判断する。顔面から咽頭にわたる神経支配域は大脳皮質感覚野・運動野で実に1/3強の領域を占めており（図Ⅲ-3-1）、1つの手順をクリアすることで脳が大きく活性化され、それが引き続く手順のクリアを容易にしていくことも認識しておく必要がある。

1. 座位姿勢がとれる：筋のリラクセーション

口から食物を摂取する際、基本的に患者さんは座位である。障害の種類・程度によっては完全側臥位（図Ⅳ-9-8～10）の場合もあるが、本節では割愛する。まずは座位姿勢がとれることが重要となる。座位姿勢をとることで誤嚥のリスクが軽減されるが、そのためには体幹が安定していることが不可欠である。長期臥床や廃用による筋の固縮・痙縮・萎縮、あるいは関節の拘縮によって体幹の安定がとりにくくなっている場合には、筋のリラクセーションを行うことでそれらを改善する。

2. 覚醒：感覚入力と足底接地

患者さんは覚醒している必要があり、視覚、聴覚など、あらゆる感覚の入力を試みて患者さんの覚醒を促す。また、足底接地とそれによる感覚の入力は、覚醒やそれに続く姿勢調整のためにも欠かせない。実際の感覚入力方法として、手鏡で顔を見てもらう、音の出る絵本や患者さんの好きな音楽などを聴いてもらうなどがある。足底接地については、車椅子の場合には足乗せを外し、それでもなお足底が接地しない場合には足乗せ台を置き、そこに接地させる。

3. 座位姿勢の調整：筋のリラクセーション

座位姿勢を整えることによって、安全な摂食嚥下が可能になる。頭部・頸部の後屈（伸展）などはとくに悪影響を及ぼす（図Ⅳ-10-3）ので、姿勢の調整は必須である。どのように調整するかは「第Ⅵ章 口腔リハビリにおける姿勢調整と筋のリラクセーション」を参照いただきたい。調整に際しては、固縮・痙縮している筋群をリラクセーションによって緩ませると効率よく調整できる（「第Ⅶ章-2：バランスボールを用いた筋のリラクセーション—歯科領域への応用」を参照）。その際、拘縮を緩解して関節の可動性を高めるために理学療法士に協力してもらうと効果的である。まずは体幹の下位から姿勢調整を開始する。専用の姿勢調整用具、市販のクッションやバスタオルなど、さまざまな物品を用いて患者の姿勢を調整する。

4. 呼吸：舟漕ぎ呼吸、筋のリラクセーション

姿勢調整と同時に呼吸がうまく確保できているかを評価し、必要に応じてバランスボールを用いた舟漕ぎ呼吸を実施する（図Ⅶ-1-2）。呼吸も座位姿勢の安定性に影響を及ぼすとされている[2]。すなわち、呼吸を行うことで肋間筋や横隔膜が作動し、同時に腹横筋などと協調して胸郭を安定させるとともに、脊柱の安定性を高める。呼吸が確保されて肺内に十分な空気があ

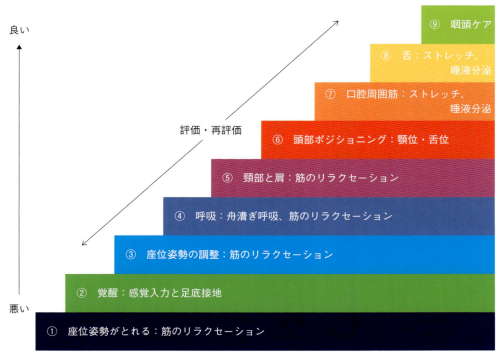

図Ⅶ-1-1 「食べられる口の作り方」の手順

ることは、誤嚥物の喀出や咽頭ケア時の咽頭付着物の喀出には不可欠な事項である。

5．頸部と肩：筋のリラクセーション

体幹の姿勢調整が進むと、頸部や肩部の筋のリラクセーションを行い、頸部後屈（後頸筋の固縮・痙縮）の改善や胸郭の拡大を促す。これは前項4と同様の意味をもつが、僧帽筋、肩甲骨周囲筋、大胸筋などのリラクセーションは効果的である。同時に側頸筋群や前頸筋群の微振動マッサージを行う。

6．頭部ポジショニング：顎位と舌位

頭部前方突出肢位では舌骨が後下方に引かれ、舌骨・喉頭の挙上が阻害されることで誤嚥のリスクが高まる（図Ⅱ-5-8）。体幹から頸部の姿勢調整ができて、頭部のポジショニングが確立されると、頭部前方突出肢位が解除される。正しく姿勢調整のなされた体幹の上に正しくポジショニングされた頭部では、舌骨上筋群、舌骨下筋群、咀嚼筋群に過緊張はなく、舌骨は適正な位置にあり、舌骨や下顎骨に付着する外舌筋にも過緊張がない。そのため、後に続く口腔周囲筋や舌のマッサージ・ストレッチの効果が最大限に高められる。

7．口腔周囲筋：ストレッチ、唾液分泌

姿勢調整終了後、口腔周囲筋へのアプローチを開始する。長期臥床状態にある患者さんの口腔内は乾燥し、口唇は開き、場合によっては下口唇が下顎前歯を巻き込み、表情筋や舌の動きが極めて悪いことが多く、食物を口腔に取り込む口唇閉鎖もままならない。アプローチには基本的にはミニモアブラシ（図Ⅳ-1-1）を使用する。感覚の過敏な患者さんやケア・リハビリに非協力的な患者さん、乳幼児や嚥下困難な患者さんにはとくにミニモアブラシが適する。これらのブラシでは、嚥下を引き出すのに有効な口腔周囲筋、舌のマッサージやストレッチ、唾液腺の刺激等も可能で、飲み込む口の動きを引き出せるので、唾液も飲み込みやすくなり、嚥下のトレーニングにも繋がる。また、喀出した唾液や痰を毛先に巻き付けると除去しやすいし、

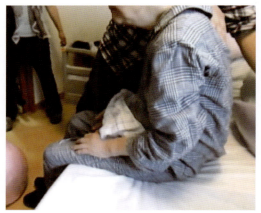
a：円背のため胸郭や腹部が圧迫され呼吸が不十分である

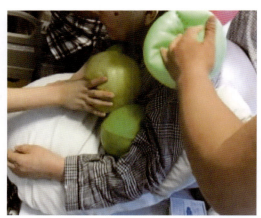
b：バランスボール（小）を用いて、痙縮・固縮した背・胸部から肩にわたる筋のリラクセーションを行う

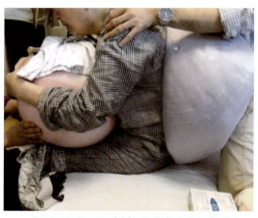
c：バランスボール（大）を患者さんに抱きかかえてもらう。介助者に背後から肩部〜背部をゆっくりと押してもらい「前屈〜元に戻す運動」を数回繰り返し、患者の呼吸を整える。患者の肺内に空気が送り込まれる

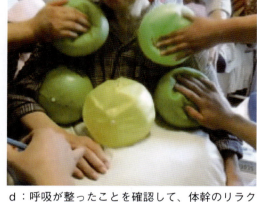
d：呼吸が整ったことを確認して、体幹のリラクセーションに移行する

図Ⅶ-1-2a〜d　バランスボールを用いた舟漕ぎ呼吸

柄には弾力性がある。なお、ブラシの使用に際しては必ず保湿剤と、保湿剤をより滑らかにするミストを用いる。

　まずは、表情筋の微振動マッサージやストレッチなどを行い（図Ⅳ-3-1・2）、口唇を運動しやすくする。口唇閉鎖の要はモダイオラス(口角筋軸：図Ⅱ-1-2）である。モダイオラスに収束する筋群にストレッチを行い、口唇閉鎖を行いやすい状態とする。咬筋や側頭筋などの咀嚼筋群にも同様に微振動マッサージとストレッチを加える。

8．舌：ストレッチ、唾液分泌

　口腔内に取り込まれた食物は上下歯列で咀嚼された後に、舌で食塊形成され、舌で咽頭に運ばれて嚥下へと移行する。このように重要な働きをもつ舌へのアプローチは、まず手指を用いた徒手的ストレッチ（図Ⅳ-5-2）から始め、状況に応じてミニモアブラシや電動微振動によるマッサージやストレッチ（図Ⅳ-5-4・5）も行う。舌へのアプローチを行うと、唾液腺も刺激され、唾液が出てくることも多い。口腔内も湿潤してくる。**図Ⅶ-1-3**のようなスプーン状の舌をイ

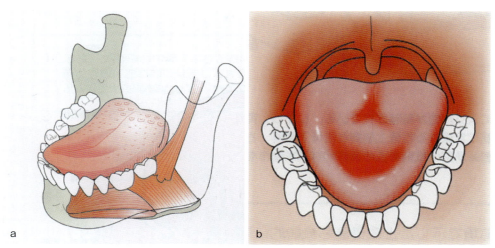

図Ⅶ-1-3 a、b　飲み込める舌。舌背の中央がスプーン状に凹んでいる

メージしながらアプローチを行うとよい。

9．咽頭ケア

　口腔内が湿潤してきたら咽頭へのアプローチを開始する。ふぁんふぁんブラシ（図Ⅳ-1-1）を咽頭に挿入するが、必ず柄をカーブさせ、保湿剤とミストをたっぷり含ませた状態で使用する。ふぁんふぁんブラシは柄の部分に孔が開いており、この孔が口唇付近に来ると、先端が中咽頭から下咽頭に達するようになっている。嚥下反射の有無を確認しながら注意深く挿入する。中咽頭を通過する際、咳嗽反射が惹起される。

　咳嗽反射で咳き込むことができると、喀痰が可能となり、嚥下機能の向上に直結する。咽頭壁に張り付き乾燥した痰や固着した血液、場合によっては張り付いていた服用薬剤など、喀出されてきたものをふぁんふぁんブラシを回転させて絡め取る。絡め取った付着物は、手指で搾り取って確認する（図Ⅶ-2-13）。その際に患者さん自身やご家族の方々にも見てもらうとよい。これを繰り返すことで咽頭を浄化していく（Column 5 の図 1：P.84）。

　ここで再び患者さんの状態を医師、歯科医師、歯科衛生士、理学療法士、作業療法士、言語聴覚士、栄養士など多職種で評価し、食形態やカトラリー、食事姿勢などを調整する。この評価と咽頭ケアを手順7や手順8と併行して行い、患者さんの「口から食べる機能」を引き出していく。

10．口腔にアプローチする際に心すべき事項

　重度化した患者さんにアプローチする際に、姿勢を整えないまますぐに口腔に触れると口腔周囲筋群を緊張させてしまうことになる。この緊張が全身に拡がり、とくに頸部、僧帽筋、肩甲骨周辺の筋を過緊張にさせてしまい、これがまた口腔周囲筋を極度に緊張させてしまう、といった悪循環を来すことになる。口腔にかかわる前準備として、姿勢調整を行って異常な姿勢からなるべく正しい姿勢への変換を図り、適切なポジショニングを行い、呼吸を整えてから口腔にアプローチするのは、このためである[1]。

小山浩一郎（長崎県・おやま歯科中通り診療所）

【引用文献】
1）黒岩恭子：在宅・施設入院患者の口腔内を改善するために．日本歯科医師会雑誌，69(12)：6-14，2017．
2）竹井仁：正しく理想的な姿勢を取り戻す姿勢の教科書．ナツメ社，東京，2015．

2. バランスボールを用いた筋のリラクセーション ——歯科領域への応用

バランスボールに着目した理由

口腔ケア・リハビリを必要とする患者さんは複数の疾患をもち、合併症や多剤併用などによる副作用の影響で、全身状態が重症化している傾向にあります。また、8020運動で歯が多数残存しており、認知症などによる強い拒否も加わり、口腔ケア・リハビリ時に口腔内を触られることに抵抗して手指に噛みつく、あるいは開口することを拒絶して歯をくいしばり、徹底的に開口しないケースが増えています。

開口困難になると、①口腔内が汚染される、②口腔が乾燥する、③口臭が強くなる、④口腔周囲筋（とくに舌）の協調運動が消失する、⑤咽頭（上・中・下）におびただしい唾液・痰・血餅が貯留する、⑥咳嗽反射が出にくくなる、⑦呼吸に影響を来す、⑧誤嚥性肺炎や窒息のリスクが高くなる、⑨会話が少なくなり、発声しなくなる、⑩飲食しにくくなり、脱水と低栄養に陥る、⑪覚醒不良に陥る、⑫全身が拘縮する、などの症状に遭遇することが増えてきます。

このような状態では、口腔内が過敏になっていることも多く、頸部をはじめ心身の緊張が高まっています。したがって、頸部や口腔周辺に不意に触れると全身の緊張が高まり、この緊張が表情筋や口腔内（とくに舌）に伝幡して更なる緊張に繋がることになります。

このため、口腔ケア・リハビリを効果的に行うにあたって、口腔へのアプローチの前に、身体調整を行って体幹を整えておくことが必要となります。従来行われてきたマッサージなどの方法では、筋・関節の拘縮からの影響を最小限に抑えて、初回診療時から効果を期待することが困難でした。とくに体幹アライメントの失調症状を整えるためには、継続した介入が必要で

あり、強度の拘縮があるときにはリハビリスタッフとの連携なども調整しなければなりません。そこで、長期意識障害患者や廃用症候群患者の拘縮改善方法、また生活コミュニケーション技術の獲得方法として開発された紙屋克子氏の「ナーシングバイオメカニクスに基づく看護実践」[4] が応用できると考え、このなかのナーシングムーブメントプログラムに「バランスボールを使用しての筋緊張の緩和（リラクセーション）と体幹アライメントの調整」があることに着目しました。

着目した理由の第一は、即効性のある用手微振動法[4] が、バランスボールを使用することによって、施術者の技術習得が容易になったことでした。また、バランスボールは、使用する部位によって大きさを大・中・小と選択し、ボールの空気を20〜40％抜いて用います。特定の筋に対して行うマッサージに比べて、施術者の起こす振動がボールによって増幅されるので、広範囲の筋・筋膜が弛緩し、患者さんに与える痛みも少なく短い時間で効果が得られ、施術者も患者さんも疲れません。場所もあまり選ばず在宅でも可能で、リハビリスタッフ以外の他職種でも実施可能などといったことも理由に挙げられます。バランスボールを使った結果、頸部・顔面・口腔内（とくに舌）の筋緊張が緩和され、開口を促すことができました。

ナーシングムーブメントプログラムとは、関節の拘縮や筋の萎縮によって生活行動を遂行することが困難となった患者さんなどに提供され、口腔機能も含めて身体の機能能力を評価し、個別性に応じて介入することで、関節の拘縮や筋の萎縮を緩解してその機能を改善し、生活行動の拡大・確立へと導くプログラムです。それがひいては患者さんの尊厳と人間性の復権を目指

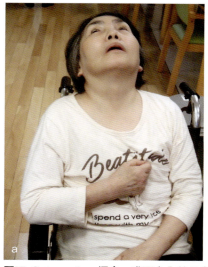
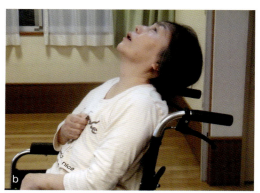

図Ⅶ-2-1 a、b　摂食・嚥下介入前の患者さんの状態①
- 慢性的な僧帽筋、舌骨上筋群・舌骨下筋群、広頸筋の過緊張
- 僧帽筋の短縮と頭部・頸部の後屈位
- 拘縮した右手が胸部を圧迫し、呼吸がしにくい
- 表情筋、口腔周囲筋（とくに舌）、および下顎の緊張運動が減弱している

すことにも繋がります。

　とくに、関節の拘縮や筋の萎縮の改善、なかでも僧帽筋の短縮が緩解されることで、頭部後屈が緩和され、肩関節を含む周辺の筋緊張が緩和されます。その結果、座位姿勢が安定し、口腔ケア・リハビリに関しては、顔面や口腔の機能改善、とくに舌の協調運動が誘導でき、これによって歯科診療を含め、口腔ケア・リハビリ、咽頭ケアが行いやすくなるうえに、声を出したり、飲食ができる可能性も引き出すことができます。

　臨床の場で、患者さんとその援助提供者（多職種）がともにムーブメントプログラムを体感することで、心身の変化と症状の改善を両者が目の当たりにすることができます。また、このような援助を提供することで、患者さんをはじめ、ご家族、多職種の方たちと幸福感や達成感など、素晴らしい感動を味わい、共有することもできます。

バランスボールを用いたムーブメントプログラムを行うときの留意点

①対象者の身体状況に合わせて、バランスボールの空気を20～40％程度抜いておく。
②現症と病態を把握、複数の合併症に注意する。
③骨折や脱臼の有無、褥瘡のある対象者に配慮。
④バイタルサイン（血圧、脈拍、体温、酸素飽和度、呼吸状態）を把握し、異常がないかを確認する。
⑤食直後は時間を空けて行う。
⑥患者さんの状態を家族や多職種に確認しながら情報を共有する。
⑦患者さんの気持ちを読みとり、声がけしながら心身の状況に合わせて行う。

事例紹介

患者：73歳の女性（Sさん）。地域密着型特別養護老人ホーム「清風荘うらやす」に入居中

既往歴：レビー小体型認知症

摂食・嚥下介入の依頼理由

①口腔ケア時に拒否が強く、開口量が確保できないため、口腔ケアが十分にできない。
②ペーストのハーフ食を食べるのに、30～40分かかる。そのため、十分な水分補給と栄養が確保できないままに疲労してしまう。スタッフが経口摂取を続けることに不安を感じている。

所見：図Ⅶ2-1～21と図説を参照。

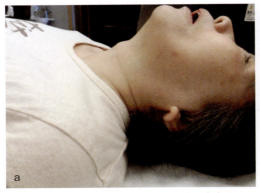 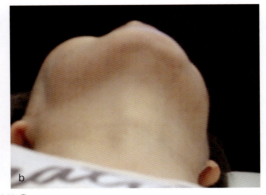

図Ⅶ-2-2 a、b　摂食・嚥下介入前の患者さんの状態②
・後頸部の過緊張
・仰臥位でもち上がった下顎
・開口したまま閉口しない
・前頸部（舌骨上筋群や舌骨下筋群）の過伸張

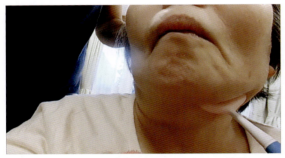

図Ⅶ-2-3　介入前の患者さんの口まわりの状態
・皮膚をはじめとする軟部組織が慢性的に柔軟性低下
・廃用萎縮により表情筋に動きがなく、口角が下垂
・舌の動きも阻害されている
・嚥下がしにくい

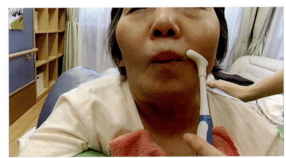

図Ⅶ-2-4　介入を開始
・表情筋が緊張し、口腔機能の協調運動が出しにくい
・唾液分泌低下
・em オーラルリハにて表情筋をマッサージ

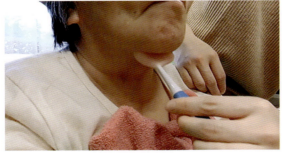

図Ⅶ-2-5　前頸部のマッサージを開始
・舌骨上筋群と舌骨下筋群の動きを出すため、前頸部をem オーラルリハにてマッサージ

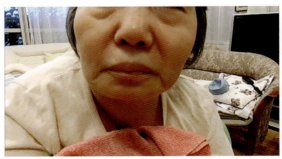

図Ⅶ-2-6　前頸部のマッサージ効果
・表情筋が賦活してやわらいだことで、表情筋と口腔周囲筋が動きやすくなった
・唾液の分泌が活発になった

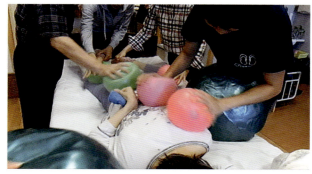

図Ⅶ-2-7　腹臥位でのムーブメントプログラム
・全身の緊張を緩めて自分の身体に対する感覚を取り戻すため、患者を腹臥位にしてバランスボールで微振動をかけながら、大殿筋部、大転子部、第4・5腰椎周辺、肩甲骨とその周辺、僧帽筋、三角筋、肩甲骨・肩関節とその周辺にムーブメントプログラムを行った
・腹臥位にすることの効果：①四肢拘縮の予防、②頸部の後屈位の予防、③意識レベルの向上、④痰貯留の防止、⑤貯留している痰の移動、⑥喀痰の促進、⑦換気量の増加、⑧唾液誤嚥の防止、⑨褥瘡予防、⑩尿路感染・便秘予防
・体の前面で体重を支えることで、脊柱伸展筋群の負担がなくなり、筋の緊張を緩和
・背面しか接地しない状態から身体前面を接地させることで、新たな感覚刺激が入力され、自分の身体の感覚を再認識できる

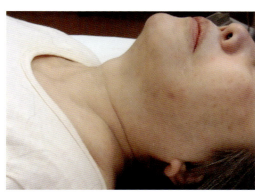

図Ⅶ-2-8　ムーブメントプログラムの効果①
・唾液分泌が促進され、口腔内が湿潤してきた
・口腔粘膜が動きやすくなり、口唇閉鎖をしながら口角を上げての唾液嚥下が始まった

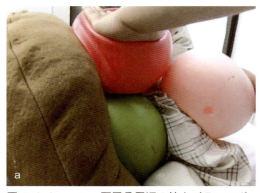
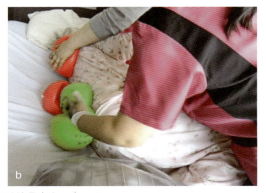

図Ⅶ-2-9 a、b　肩甲骨周辺の筋をバランスボールでリラクセーション
・肩甲骨周辺（僧帽筋）にアプローチして頸部拘縮を改善
・過後屈位が緩和され、表情筋が緩み、舌の協調運動が確認できた

アセスメント：Ⅶ-2-1〜21の図説も含めて。
①口腔乾燥、口唇閉鎖不全→咽頭圧がかからない。
②表情筋、口腔周囲筋（とくに舌）の協調運動ができない→会話がしにくい、笑顔を出しにくい。
③飲んだり食べたりしにくい。
④深いリズミカルな呼吸ができていない。
⑤咽頭（上・中・下）に乾燥した唾液や痰が貯留している。

2. バランスボールを用いた筋のリラクゼーション――歯科領域への応用

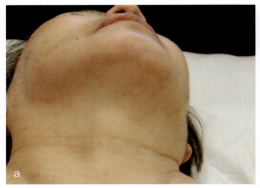
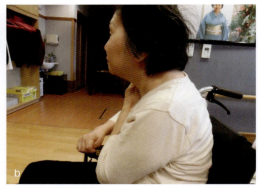

図Ⅶ-2-10 a、b　ムーブメントプログラムの効果②
- 頸部後屈が減少して舌骨上筋群と舌骨下筋群が緩み、唾液分泌が促されて数回にわたり唾液を嚥下
- これが嚥下の評価のポイントとなった
- 腹臥位と、バランスボールを用いたムーブメントプログラムを行ったことで、筋緊張が緩和された

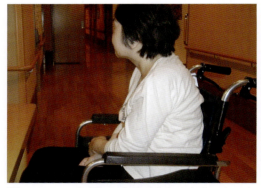

図Ⅶ-2-11　安定した座位がとれるようになった
- 背面に頼らないで体のバランス感覚をコントロールできるようになった
- 右手の緊張がとれて腕が下りるようになった
- 上方しか見れなかったが、頸部が緩んだことで前方や側方を向けるようになり、追視がはじまり、周囲に注意を向けるようになった

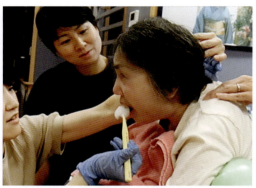

図Ⅶ-2-12　貯留していた痰を自己喀出
- 背面を開放することで呼吸の改善に繋がり、難なく開口できるよう導けた
- 咳嗽反射が誘導できて自己喀出が起きたため、貯留していた痰をふぁんふぁんブラシで除去できた
- 咽頭に唾液や痰の貯留があるとの仮説が咽頭ケアに繋がり、それを行う介護士さんが、痰除去が十分にできたとの達成感を味わった

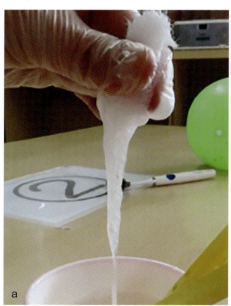
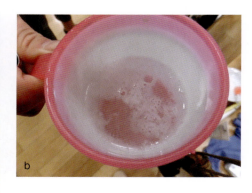

図Ⅶ-2-13 a、b　自己喀出された痰
- おびただしく喀出された唾液と痰を数回にわたり除去することで、漿液性の唾液が分泌
- 痰や唾液が咽頭周辺に貯留して、飲食しにくい状況が続いていたということになる
- 図13bは、ふぁんふぁんブラシで除去したおびただしい唾液や痰をコップの水ですすいだもの。数回にわたり水を取り替えた

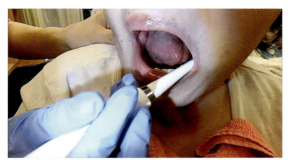

図Ⅶ-2-14　舌に対するアプローチを開始
・内舌筋が固縮して左側に偏位していたが、腹臥位療法とムーブメントプログラムを行ったことで口腔周囲筋、とくに舌が緩んでいる
・電動ブラシを改良したグッズで舌をストレッチ

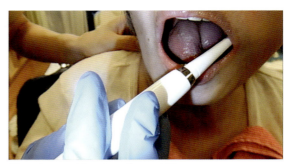

図Ⅶ-2-15　舌へのアプローチ①
・舌を正中に整えて摂食、咀嚼、嚥下に繋げるよう、横舌筋、垂直舌筋、茎突舌筋、顎舌骨筋に微振動を与えながらストレッチ

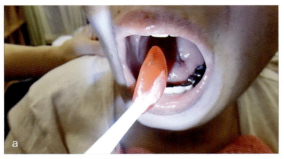

図Ⅶ-2-16 a、b　舌へのアプローチ②
・左側偏位していた舌が中央に位置したところで、舌背がスプーン状（図Ⅶ-1-3）になるようにアプローチ
・舌尖の働きが悪いため、舌尖とオトガイ舌筋にとくにアプローチ

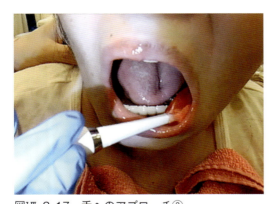

図Ⅶ-2-17　舌へのアプローチ③
・舌を前後、上下、左右に動かせるよう、仕上げとして固縮していた左側の内舌筋の横舌筋、垂直舌筋を整える

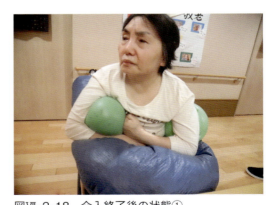

図Ⅶ-2-18　介入終了後の状態①
・心身ともにリラックスし呼吸も安定
・飲食が楽に行える心身の状態となった

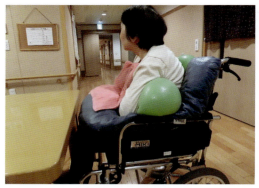

図Ⅶ-2-19　介入終了後の状態②
- ひじ掛けやバランスボールで上肢を支え、上肢の重み（上肢は体重の5％）をとることで僧帽筋への負担と過緊張を緩和
- 接触面が増えて体幹が安定し、頭頸部の自由度が向上
- 上肢と胸郭の間に空間ができることで肋骨の可動性が高まり、呼吸運動が向上

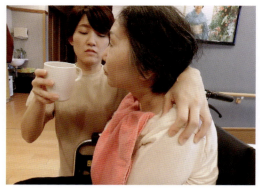

図Ⅶ-2-20　飲水できるかを確認
- トロミ水（ミキサーゲル使用）で飲水の状態を確認
- 口腔周囲筋、とくに舌と口角を使いながら、安全に嚥下ができた

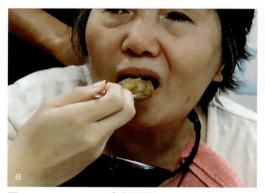
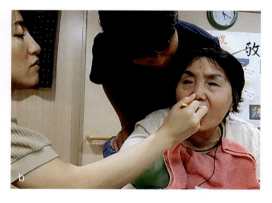

図Ⅶ-2-21 a、b　食事を摂取
- 夕食時に積極的に開口し、スプーンが口腔内に入りやすくなったと、短時間の患者さん（Sさん）の変化にスタッフの方たちから感動の声
- 口腔の協調運動を引き出しながら、ペーストのハーフ食を10〜15分で全量摂取

＊Sさんに対して一貫した介助ができるよう、この後、担当介護士と他のスタッフとの間で食事姿勢と介助法を検討するようになった。

資料の協力：「地域密着型特別養護老人ホーム　清風荘うらやす」より

「バランスボールによる身体調整」の効果

　紙屋克子氏が考案され理論づけられた「バランスボールによる身体調整」[4] を行うことで、心身の緊張が緩和され、体幹が安定することが他の多くの事例でも示されました。その結果、口腔ケアを行うときに、以下の成果が確認されました。

①拒否をして大暴れするといった患者さんの抵抗が少なくなる。

②開口することを頑なに拒否することなく、口腔ケア・リハビリに協力してくれる。

③身体や口腔周囲筋（とくに口蓋・舌）の過敏が軽減する。

④呼吸の改善に繋がる。

⑤口腔機能、とくに舌のリハビリが行いやすくなり、会話や飲食がスムーズに行える。

⑥長期臥床により軟口蓋と口蓋垂が下垂し、舌が後退して口峡が閉鎖状態となっている場合、呼吸が苦しい状況から解放されて嚥下がしやすくなる。

⑦口腔機能の協調運動を引き出し、咽頭（上・中・下）周辺の機能が賦活する。このことで咳嗽反射が起きて自己喀出を導ける。

⑧安全で安心な咽頭ケアを行える。

最後に（まとめ）

　30数年前に往診に出掛けるようになったころの歯科のかかわりは、歯科治療のみで完結した時代でした。ところが、ここ数年の依頼は以下のようなものです。

①肺炎と横紋筋融解症にて入院。円背あり、食事時以外は常に閉口。口腔ケア時にはとくに拒否が強く開口しない。全身が硬く、口腔乾燥している。覚醒悪く、痰がらみ（＋）、37°台の発熱が続いている。経口摂取に向けてのアプローチ方法のご指導お願いします。

②熱発あり、誤嚥性肺炎の診断にて入院となった方です。入院前は食事も摂られていたようですが、入院時より痰がらみが多く、舌筋力、口腔周囲筋の筋力低下が顕著。全身の筋緊張も高いため嚥下にかなりの努力を要します。ゼリー訓練などにて徐々に嚥下力がアップしてきていますが、食事には繋げにくい状態です。現在は点滴のみです。楽しみ程度でも食事摂取が目指せるようアプローチしたいのです。痰がらみがあって自己喀出できないため、除去してあげたいのですが、くいしばって開口しません。

③入院当初は常食摂取。常に痰がらみ（＋）、自己喀出できないため咽頭ケアを実施したが、大暴れしているときに大根の煮物を喀出した。発熱（＋）、肺炎発症。それをきっかけにミキサー固形に変更。いまのところ発熱（−）。現在も痰がらみ（＋）、咽頭ケアは拒否、吸引も行っているが拒否が激しいです。

　具体的な依頼内容をあえて記載したのは、患者さんの状況が重症化していて、同時に人手不足もあって現場の多（他）職種の方たちが困り果て、また多忙を極めている現状を伝えたかったからです。そのようななかで、患者さんと対面した時点で的確な評価を行い、その場で結果を出せるように一瞬一瞬の変化を見逃さないよう、患者さんの命との対話が必要です。細かい変化に光を求めて患者さんの口腔の環境を整え、そして嚥下に繋げる重要な役割を担っています。重症の患者さんが多くなり、歯科治療や口腔ケアのみでは解決できない状況が増えているのが現状です。

　長期意識障害患者さんや重度の廃用症候群患者さんを良好な状態に導くため、紙屋克子氏がバランスボールも含めたナーシングムーブメントプログラムを用いて成果を上げておられます。この技術を歯科領域に応用し、口腔機能を含めて身体能力を評価し、その方の個別性に合わせ

て可能性を引き出す"黒岩メソッド"を確立することができました。その結果、病院での在院日数が短縮され、医療費の削減に繋がっています。病院から施設や在宅に戻ったときに、介護従事者の負担が軽減され、地域包括的に他職種の方々と連携しながら患者さん本人が生活しやすくなるように導くことができています。

アプローチするたびに改善されていく様子が、患者さんやご家族の喜ぶ笑顔に繋がります。そのことが介護従事者や他職種、私たちの励みとなり、患者さんから元気をいただけて仕事の生きがいになっています。ダイナミックな変化に人の心を捉えて離さない、無限の可能性に繋がるムーブメントプログラムのなかの「バランスボールを使用しての筋緊張の緩和と体幹アラインメントの調整」が、次世代に繋がるよう願ってやみません。

終わりに、マズローの言葉「健康な人間は他人を助けることのなかに幸福を見いだす」を思い出しながら、患者さんやご家族の戸惑いや不安を取り去ることができるよう、多（他）職種の方たちと全力を尽して"生命の輝き"を求め続けたいと願っています。

黒岩恭子（神奈川県・村田歯科医院）

【引用ならびに参考文献】

1) 紙屋克子：私の看護ノート. 医学書院, 東京, 1993.
2) 紙屋克子（監・著）：ナーシングバイオメカニクスに基づく自立のための生活支援技術. ナーシングサイエンスアカデミー, 東京, 2002.
3) 紙屋克子：イー・ビー・ナーシング QOL を重視した意識障害患者へのケア. 中山書店, 東京, 2003.
4) 紙屋克子, 原川静子：身体調整のための看護エクササイズ. 紙屋克子(監), ナーシングサイエンスアカデミー, 東京, 2011.
5) 紙屋克子, 住吉蝶子：私たちの看護管理実践. 医学書院, 東京, 2000.
6) 日本ヒューマン・ナーシング研究学会（編著）：意識障害・寝たきり［廃用症候群］患者への生活行動回復看護技術 NICD 教本. メディカ出版, 大阪, 2015.
7) 日本意識障害学会（編）：医療従事者と家族のための遷延性意識障害患者の在宅ケアサポートブック. 黒岩敏彦, 加藤庸子（監）, メディカ出版, 大阪, 2018.
8) 有働尚子：有働式腹臥位療法への招待 ヒトとしての生命を全うするために. （有）VITA 臨床生命学研究所, 熊本, 2004.

3. 舌を中心とする口腔関連構造のマッサージ・ストレッチ

加齢に伴う口腔機能の低下

　話すことや飲食を続けるためには、さまざまな口腔器官が協調して運動できる必要があり、そのなかでも舌が重要な役割を担っていることを、日々の臨床の現場で痛感しています。また昨今は、障害児・者、遷延性意識障害者、難病の患者さんたちと接するなかで、とくに高齢化に伴う嚥下機能の低下が多くみられます。

　『摂食嚥下リハビリテーション（第3版）』[6]には、摂食嚥下機能の加齢変化について、**表1**のように記されています。

　このような時代を迎え、歯科医療従事者に対して歯科治療や口腔ケアの依頼だけではなく、「言葉が話せなくなってしまったのでもう一度声が聞きたい」、「飲んだり食べたりできなくなったので飲食できるようにしてほしい」などの要望が日常茶飯事となってきています。

● 依頼事例①

　ご家族（医師）より、3ヵ月後の胃ろう交換時までに、ご飯が食べられるようにしてほしいとの希望があります。入所時には廃用症候群によって舌が肥大し、口腔内で舌を動かすスペースが少ない状況でした。現在は、舌の形状も変化し、発話量の増加、義歯の装着が可能となりましたが、感覚過敏による吐き気もあり、奥舌の運動を促すことが難しい状況です。そのためゼリーや全粥は摂取可能ですが、水分は奥舌で保持することが難しくむせが認められます。今後、奥舌やオトガイ舌筋などのストレッチを行いたいのですが、嘔吐反射の強い方に対するご助言をいただければ幸いです。

診断名：深頸部膿瘍加療後廃用性症候群、高血
　　　　圧症、2型糖尿病、腰椎圧迫骨折後骨
　　　　粗鬆症

内服薬：ミヤBM細粒、ランソプラゾール、
　　　　イフェンプラゾール硫酸塩、グッドミ
　　　　ン、カルボシステイン

● 依頼事例②

　入所時から全身の筋緊張が強く、四肢・体幹ともに可動域が制限されている状況でした。また、廃用症候群による消化器官の運動低下に加え、口腔内の感覚過敏によって吐き気の訴えが強く聞かれました。舌も廃用症候群によって肥

表1　摂食嚥下機能の加齢変化のまとめ（摂食嚥下リハビリテーション：第3版）[6]

口腔機能	咽頭機能
歯数・咬合支持の減少	嚥下惹起性の低下（液体、固形物とも）
咀嚼能率の低下、咀嚼回数の増加	咽頭通過時間の延長（有病高齢者）
咀嚼筋活動量の低下、食事時間の延長	喉頭の低位
最大舌圧の減少	喉頭挙上距離の増加、挙上時間の延長
嚥下運動時の舌圧の変化はなし	喉頭閉鎖の遅延
唾液分泌の予備能の低下	食道入口部開大量の低下
口腔乾燥症の増加	下咽頭圧の増加
食塊形成に要する時間の延長	嚥下と呼吸の協調性の低下
味覚閾値の上昇、嗅覚閾値の上昇	咳反射閾値の上昇

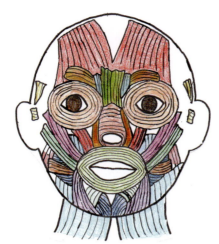

図Ⅶ-3-1 表情筋の配列

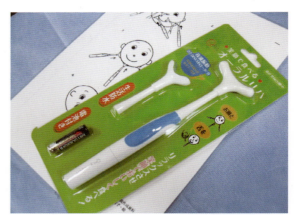

図Ⅶ-3-2 「emオーラルリハ」（ラックヘルスケア）

大しており、歯列が小さいために食事や発語時の運動範囲が制限されていました。加えて、奥舌は緊張が強く、舌尖には筋力の低下が認められました。

現在は、依然として全身の筋緊張が強いものの、口腔内の感覚過敏は減少して吐き気の訴えが消失しています。奥舌の筋緊張は姿勢の修正やバランスボールでの脱感作によって和らいでいますが、動作の拙劣さや送り込みの悪さにより、自宅で調理可能な食品の摂取には至っていません。

今後、食物を咀嚼後に舌でまとめるという動作を引き出していきたいのですが、どのようなリハビリを行えばよいか、ご指導ください。

診断名：肺炎
既往歴：嚥下障害、慢性心不全、脳挫傷、低ナトリウム血症、症候性てんかん
内服薬：ビタントール、アンブロキソール、ゾニサミド、塩化ナトリウム、ファモチジン、アミティーザカプセル、モサプリドフェン

● 依頼事例③

施設入所中に肺炎を発症し、全身状態が安定したために当院入院となりました。現在、随意的な口腔顔面運動が乏しく、嚥下においては唾液の処理も難しく、また舌根部の後退によって口峡が狭く、呼吸も苦しそうな状態です。発語による意思疎通が辛うじて図れるため、さらなる発語明瞭度の改善や飴舐めなど楽しみ程度の食事ができるようになることを目指し、口腔顔面へのアプローチを考えています。アドバイスをいただければ幸いです。

依頼内容が多岐にわたり、歯科医療従事者だけでは解決できない事柄も多々あり、他（多）職種連携でかかわることが不可欠です。しかし、歯科で解決できる問題点を、心身の状況を判断しながら口腔相をしっかりと評価したうえで、どのような手技で口腔機能を引き出して解決していくかがポイントです。

表情筋のストレッチ

口腔機能を引き出すなかで、舌はとくに重要なポイントを占めます。そこで、舌のストレッチ前に表情筋（**図Ⅶ-3-1**）のストレッチを行うと舌の運動を導き出しやすいので、電動リハビリ器具である「emオーラルリハ」（**図Ⅶ-3-2**：ラックヘルスヘア）を用いた表情筋のストレッチを紹介します。

1. 表情筋の配列（図Ⅶ-3-1）をイメージしながら上唇と、隣接する頬をストレッチ（図Ⅶ-3-3 a～h）

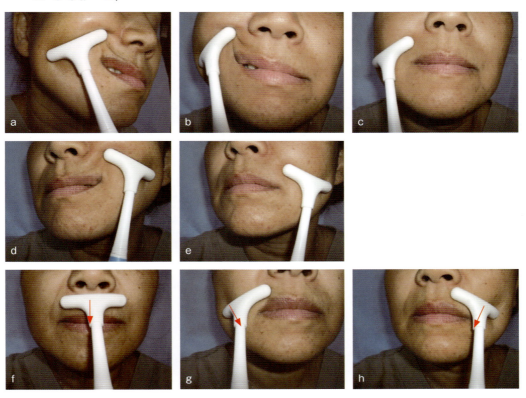

2. 口裂（上唇と下唇の間）にem オーラルリハを当てて、軽く上に持ち上げる（図Ⅶ-3-4 a、b）

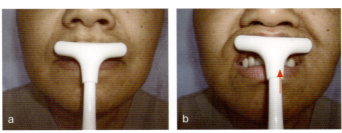

3. 口裂（上唇と下唇の間）にem オーラルリハを当てて、軽く下に下げる（図Ⅶ-3-5 a、b）

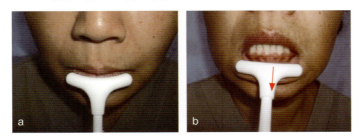

3. 舌を中心とする口腔関連構造のマッサージ・ストレッチ

4．下唇とオトガイ部、および隣接する頰のストレッチ（図Ⅶ-3-6a〜f）

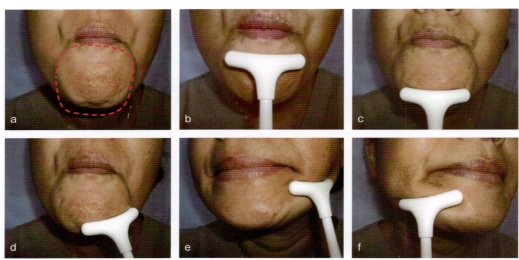

5．aの赤点線部分の筋肉を意識しながらemオーラルリハを当てる。舌骨上筋群に圧覚を入れて舌が動く感覚を感受させる（図Ⅶ-3-7 a〜j）

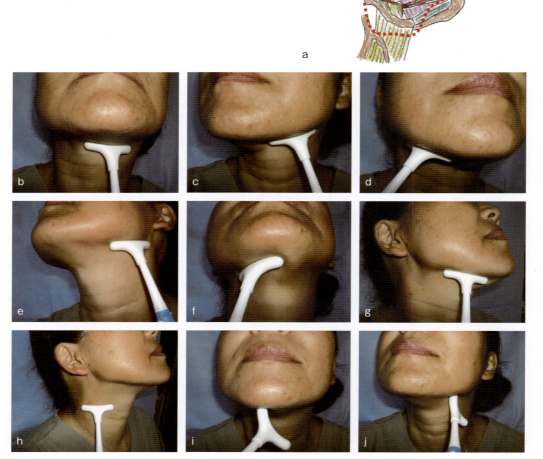

▶ 舌のマッサージとストレッチ

舌のストレッチ手技として、以下の3つが挙げられます。
①開口できて噛みつかない場合には指で行う。
②強い拒否で協力が得られにくい場合には「くるリーナシリーズ」で行う。
③emオーラルリハのように電動で微振動を与えながら舌にマッサージとストレッチを行う。

他（多）職種や家族が忙しい毎日のなかで簡単に行える手技です。

1．開口できて噛みつかない場合（図Ⅶ-3-8〜14：舌模型は、村田歯科医院の小林知子歯科衛生士作製）

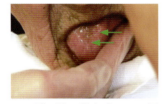 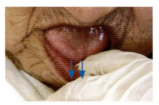 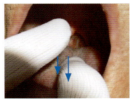

a　舌の脇に指を当てて、反対側にゆっくりとストレッチ

b　下唇の内側に指を入れて、スペースを作るようにストレッチ

c、d　舌を口腔内で耕すようなイメージで下方に押す

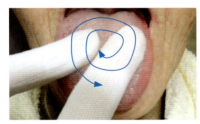 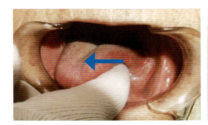

e　舌背に指の腹を乗せて、左右両回しで舌をストレッチ

f、g　舌の下に指を入れて、左右にゆっくりとストレッチ

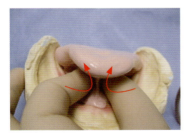 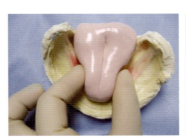 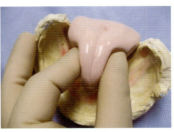

h　舌小帯の内側に指を入れて、ゆっくりと上にストレッチ

i、j　舌縁に指を当てて真ん中に寄せ、その後、持ち上げるストレッチ

図Ⅶ-3-8 a〜j　前舌：指でストレッチ

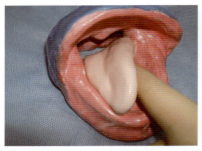 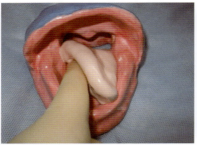 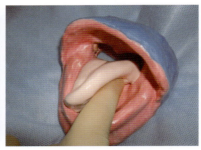

図Ⅶ-3-9 奥舌：指の腹を使ってゆっくりとストレッチ
対象とする筋は、内舌筋：横舌筋と垂直舌筋、外舌筋：舌骨舌筋とオトガイ舌筋、舌骨上筋群：顎舌骨筋とオトガイ舌骨筋

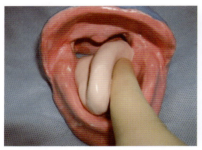 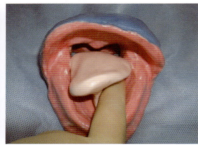 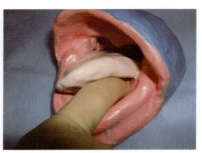

図Ⅶ-3-10 舌中央部と舌小帯：舌小帯の左右に指を入れて、左右・下方にゆっくりとストレッチ
対象となる筋は、内舌筋：横舌筋と垂直舌筋、外舌筋：茎突舌筋とオトガイ舌筋、舌骨上筋群：顎舌骨筋とオトガイ舌骨筋

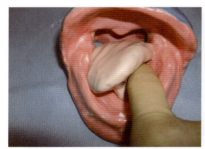 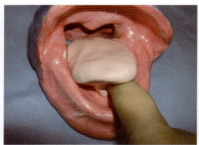 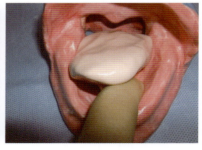

図Ⅶ-3-11 舌前方付近と舌下部：舌下部をゆっくりと押すストレッチ
対象とする筋は、内舌筋：横舌筋と垂直舌筋、外舌筋：オトガイ舌筋、舌骨上筋群：オトガイ舌骨筋と顎二腹筋前腹

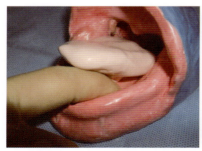 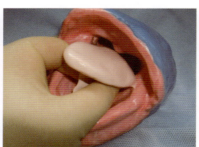 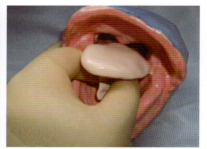

図Ⅶ-3-12 舌小帯付近：舌小帯付着部を指でゆっくりと押すストレッチ。小帯を指で軽く挟み上に持ち上げる
対象とする筋は舌小帯そのもの、顎舌骨筋、オトガイ舌骨筋、外舌筋：オトガイ舌筋

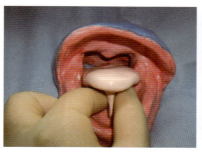 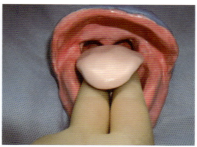 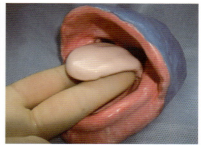

図Ⅶ-3-13　舌前方から後方へ：舌小帯を挟んで指を2本入れ、全体を持ち上げるようにストレッチ
対象とする筋は、内舌筋全体、外舌筋：オトガイ舌筋、舌骨上筋群：オトガイ舌骨筋と顎舌骨筋

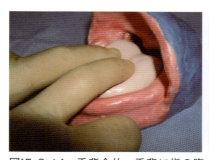 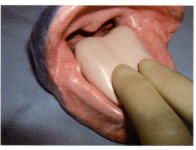

図Ⅶ-3-14　舌背全体：舌背に指の腹を当てて、下方にゆっくりと押すストレッチ
対象とする筋は、内舌筋全体（とくに上縦舌筋）、外舌筋：茎突舌筋

2. 強い拒否で協力が得られにくい場合（図Ⅶ-3-15a〜h：舌模型は、村田歯科医院の小林知子歯科衛生士作製）

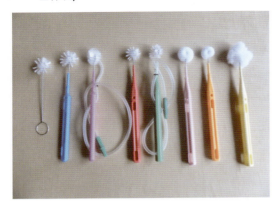

図Ⅶ-3-15a　強い拒否で協力が得られにくい場合は「くるリーナブラシシリーズ」を使う

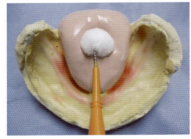

図Ⅶ-3-15b　舌の真ん中を押すストレッチ

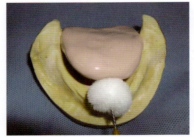

図Ⅶ-3-15c　舌の尖端に微振動を加えて刺激する

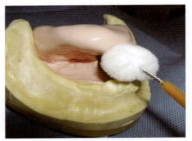

図Ⅶ-3-15d　舌の尖端に当てて、軽く押す。本人には、舌で押してもらうように誘導する

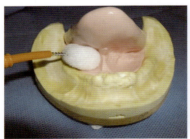 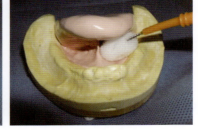

図Ⅶ-3-15e、f　舌の下にブラシを入れて、斜め下方向に押すストレッチ。舌小帯の周りの過敏をとったり、緊張をやわらげ、動きやすい舌にするためのストレッチである

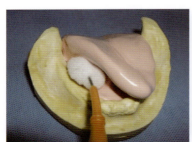 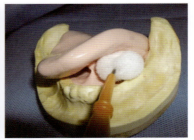

図Ⅶ-3-15g、h　舌の下に当て、舌の左右の動きを導くストレッチ

3．「em オーラルリハ」を用いた舌のマッサージとストレッチ

em オーラルリハの先端に舌つつみをつけてストレッチ①

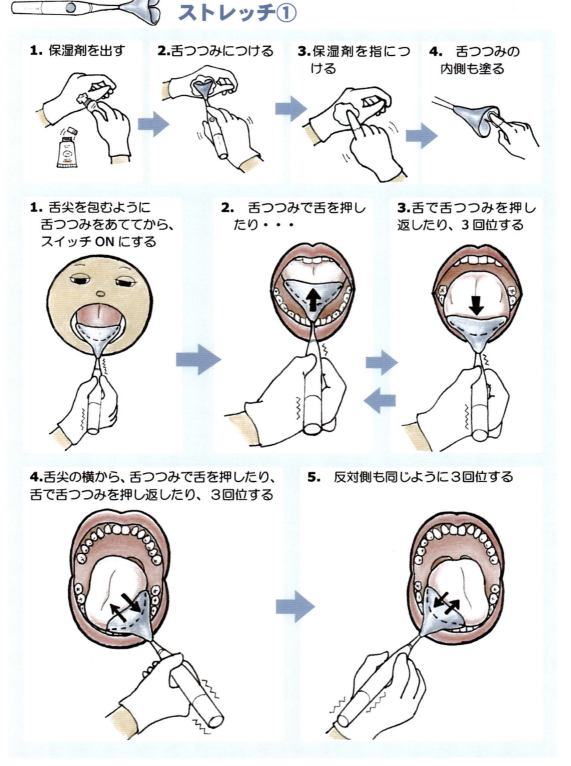

村田歯科医院作成資料
伊富貴 庸子・絵

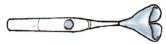

em オーラルリハの先端に舌つつみをつけてストレッチ②

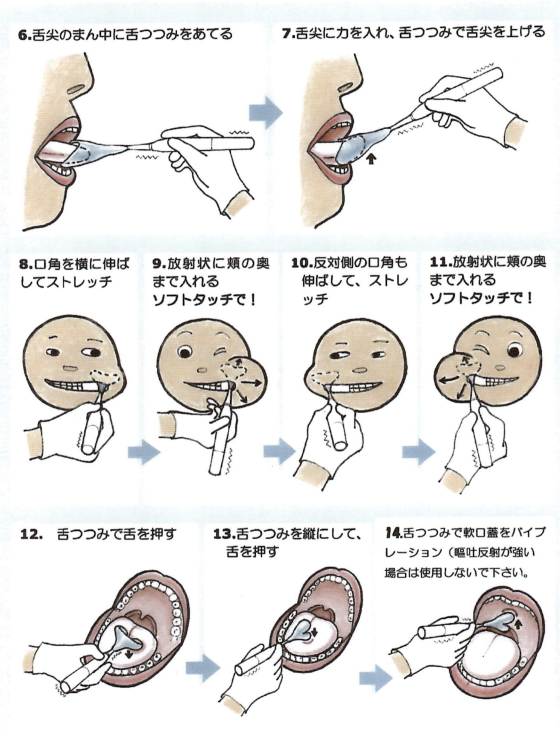

村田歯科医院作成資料
伊富貴 庸子・絵

> **事例紹介①**

1. 患者：80歳代の女性。有料老人施設入居中
2. 現病歴：糖尿病、高血圧症、慢性心不全、大動脈弁閉鎖不全症、大動脈弁置換術、脳梗塞後遺症、正常熱水頭症、シャント術、認知症、難聴
3. 服用薬
   ①トラゼンタ錠5mg、②ダイアート錠60mg、③ゼチーア錠10mg、④リズミック錠10mg、⑤アルダクトンA錠25mg、⑥ペルサンチン-Lカプセル150mg、⑦アミティーザカプセル24μg、⑧シグマート錠5mg、⑨ナウゼリン錠10mg、⑩ミヤBM錠、⑪タケプロンOD錠15mg、⑫フェブリク錠10mg、⑬プルゼニド錠12mg
4. 依頼理由：普通食を食べているが、魚や肉の繊維を咀嚼してから口腔外に出してしまう。
5. 評価
   ①施設入居で身体を動かすことの少ない環境であるため、全身と口腔に廃用萎縮を来している。
   ②1日の水分摂取量が不足のために唾液分泌が悪く、湿度が低い気候に加えて暖房が入り、口腔乾燥を来している。
   ③口腔周囲筋と舌の協調運動が悪い。
   ④円背で頸部に緊張、僧帽筋や肩甲骨の動きが悪く、柔軟な舌の動きがない。
   ⑤舌尖が挙上しにくく、舌根の動きも悪く、軟口蓋が挙上しにくく、口峡が狭い。
   ⑥舌背がやや盛り上がってスプーン状になりにくく、食塊形成がしにくい。そのため、軟らかい食べ物は飲み込めるが、繊維性のものは咽頭を通過しにくい。
6. 対策
   ①肩回し、首の体操、深呼吸を行った。
   ②くるリーナブラシシリーズで口腔ケアと咽頭ケアを行った。
   ③電動ブラシを改良したスプーン状の電動ストレッチャーで、口腔周囲筋や舌のストレッチを行った。
7. 具体的に
   ①電動の微振動で唾液分泌を促し、電動刺激で分泌した唾液をそのつど飲み込ませた。こうすることで口峡の動きの感覚を思い出せるようにすると同時に、舌根と軟口蓋の間隔を拡げて唾液や飲食物を嚥下しやすいようにした。
   ②頬筋・口輪筋・舌（内舌筋・外舌筋）を積極的にストレッチすることで、口腔機能の協調運動を誘導できた。
8. 結果
   電動ブラシを改良した電動ストレッチャーを用いて、数10分で施設スタッフの訴えを改善した。
9. 実際行った手技
1）使用物品（図Ⅶ-3-16a～e）

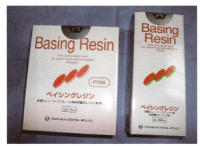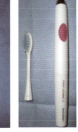

図Ⅶ-3-16a　電動ブラシとトレーレジン

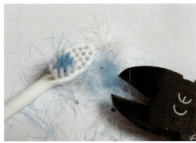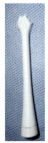

図Ⅶ-3-16b　ブラシの毛を抜いて尖端をニッパーでカット。ニッパーで少しつぶしてレジンが引っ掛かりやすくする

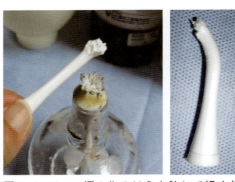

図Ⅶ-3-16c　柄の先のほうを熱して軽く曲げる

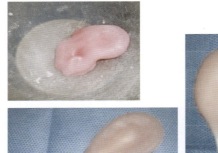

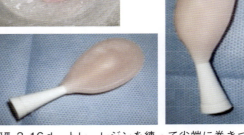

図Ⅶ-3-16d　トレーレジンを練って尖端に巻きつけて成型する

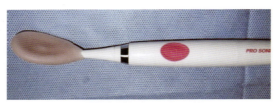

図Ⅶ-3-16e　電動ストレッチャーのでき上がり

2）頬筋と口輪筋のストレッチ（図Ⅶ-3-17〜19：舌模型は、村田歯科医院の小林知子歯科衛生士作製）

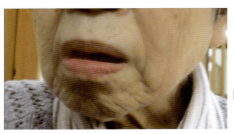

図Ⅶ-3-17　口腔周囲筋の廃用を来している状態。とくに、口唇閉鎖不全が認められる

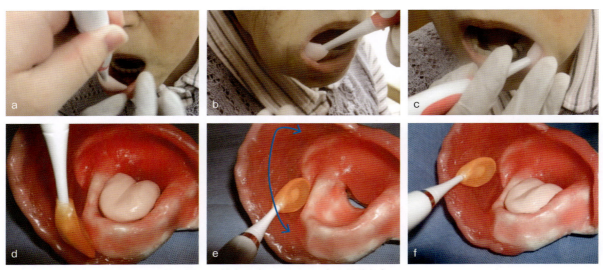

図Ⅶ-3-18a〜f　頬筋と口輪筋の動きと筋力を高めるため、歯肉頬移行部をストレッチ

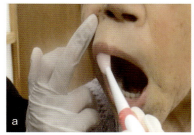
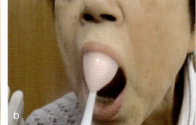
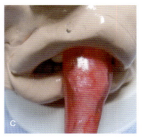

図Ⅶ-3-19 a〜c　口輪筋周囲のストレッチ。とくに鼻翼周辺の緊張が強く、上唇と口輪筋周辺の筋の動きが悪いため、頬筋と鼻翼をストレッチ

3）舌のストレッチ（**図Ⅶ-3-20〜25**：舌模型は、村田歯科医院の小林知子歯科衛生士作製）

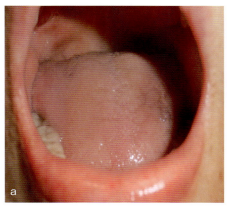
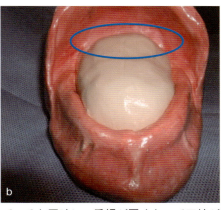

図Ⅶ-3-20 a、b　舌背が力なく盛り上がっていると同時に、舌根が固くなって口峡が狭くなっている。義歯の適合がよいにもかかわらず、口腔周囲筋と舌の協調運動が出ていないため、十分に咀嚼しないまま普通食を食べている。したがって、繊維性のものが嚥下できない状態

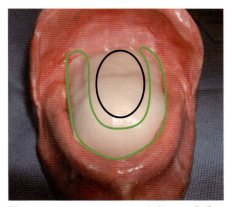

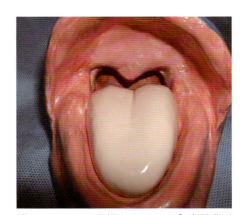

図Ⅶ-3-21 a　ストレッチを行い、咀嚼を容易にし、食塊形成しやすい舌の形を目指す。それには、舌背周囲の筋力アップ（緑のライン）と、舌根の緊張を和らげて口蓋垂と軟口蓋を挙上できるようにアプローチする

図Ⅶ-3-21 b　目標としては、食塊形成ができ、口峡の面積を確保して安全に嚥下ができる咽頭と舌にする

3. 舌を中心とする口腔関連構造のマッサージ・ストレッチ

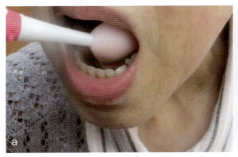 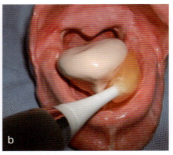

図Ⅶ-3-22 a、b　左右の横舌筋と下縦舌筋をストレッチ

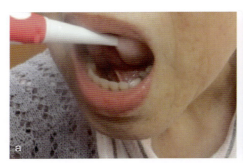 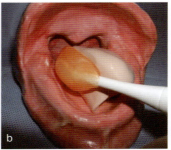

図Ⅶ-3-23 a、b　左右の顎舌骨筋と茎突舌筋と舌根部をストレッチ

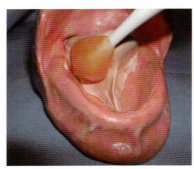

図Ⅶ-3-24　顎舌骨筋、茎突舌筋、オトガイ舌筋をストレッチ

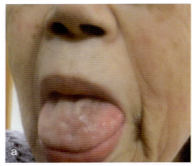 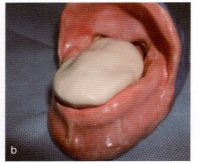

図Ⅶ-3-25 a、b　この段階で挺舌を促したところ、下口唇の入り口まで行えた。しかし、舌背はスプーン状になっていないため、食塊形成はまだ行えない状態

※資料の協力：「住宅型有料老人ホーム　たなぽ」より

4）舌背をスプーン状にするために（**図Ⅶ-3-26 〜 29**：舌模型は、村田歯科医院の小林知子歯科衛生士作製）

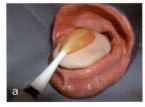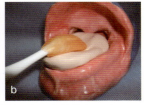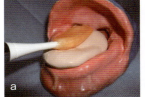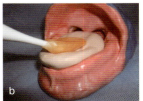

図Ⅶ-3-26 a、b　舌の緊張している部分にストレッチャー先端の凹面をあてて、ゆっくりと軽い力で下方に押すようにする

図Ⅶ-3-27 a、b　ストレッチャー先端の向きを変えて凸面を下にし、目標とする舌の形になるようにストレッチを行う

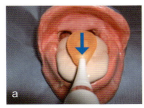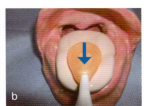

図Ⅶ-3-28 a、b　挺舌ができるよう、奥から手前にゆっくりと刺激する。と同時に"アー"の発声を促す。そうすることで口峡の面積が拡がる

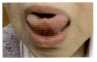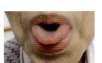

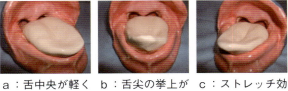

a：舌中央が軽く凹んでスプーン状になり、食塊形成が可能となった。同時に舌打ちもできるようになった

b：舌尖の挙上ができるようになり、舌尖で口唇を触ることができた。舌尖に柔軟な動きが出ると、口唇についた食べ物を舌で処理できるようになった

c：ストレッチ効果で舌はスプーン状になった。内舌筋（舌の形を作る筋）だけでなく、外舌筋（舌を周りから支える筋）も本来の機能が発揮できるようになった

図Ⅶ-3-29 a〜c　咀嚼と食塊形成が行えて嚥下に繋がる口腔環境が整った

5）リハビリ後（**図Ⅶ-3-30**）

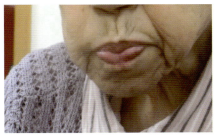

図Ⅶ-3-30 a　軽い右麻痺があるために口腔周囲筋の動きに左右差が認められるが、電動ストレッチャーでリハビリを行った後、上唇・下唇・口輪筋も動きがよくなった。口唇は固く閉鎖され、口角を挙上して唾液嚥下が0.5秒で行えた

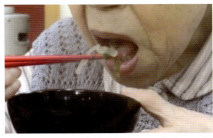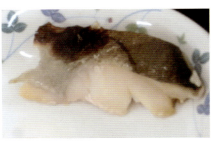

図Ⅶ-3-30 b　直接訓練として食事にて評価

図Ⅶ-3-30 c　ソテーにした魚を口腔機能の協調運動を引き出しながら、十分に咀嚼して食塊形成も上手に行い、無事嚥下できた

6）電動ストレッチャーを用いたストレッチ方法

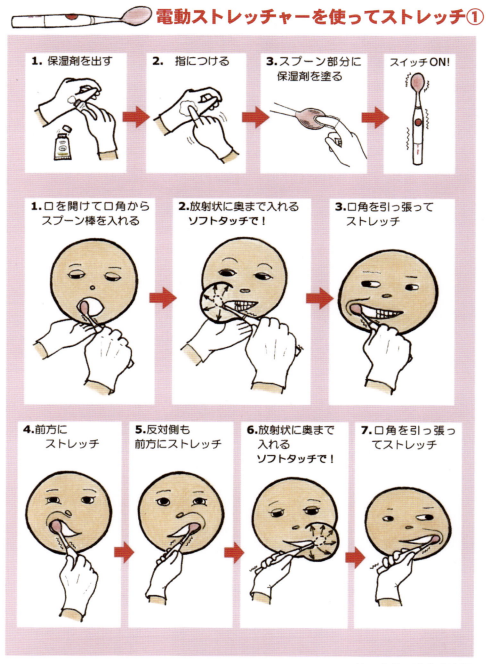

村田歯科医院作成資料
伊富貴 庸子・絵

10. ポイント

　患者さんそれぞれの症状に合わせて評価を行い、短時間で成果の出るリハビリ（ストレッチ）を実施することで重度化の予防ができた。

11. リハビリで改善された点

①顔貌が著しく改善された。口腔周囲筋の協調性が高まり、食べ物を咀嚼しながら舌背中央で唾液と混和して食塊形成を行い、嚥下する

電動ストレッチャーを使ってストレッチ②

持ち方を変えて	**8.** スプーンを下向きにして、舌を押す	**9.** スプーンを上向きにして舌を押す	**10.** 舌の横から押す

11. 反対からも押す	**12.** 口を軽く閉じて、スプーンを上向きにして、ゆっくり口から半分位まで出す	**13.** 口を閉じて、スプーンを下向きにして、ゆっくり口から出す

14. スプーンの縁で下唇のまん中〜両口角を軽く押す	**15.** スプーンを裏返して下唇のまん中〜両口角を軽く押す	**16.** スプーンをそのまま上唇に。上唇のまん中〜両口角を軽く押す	**17.** スプーンを裏返して、上唇のまん中〜両口角を軽く押す

＊スプーンが歯に触れないように！

村田歯科医院作成資料
伊富貴 庸子・絵

ときに喉頭と舌骨上筋群がダイナミックに動くようになった。
②音質のはっきりとした発語と笑顔が出てきた。
③夕食の魚と野菜の和え物を口腔外に出さずに全量摂取できた。

なお、事例１では食塊形成を行える口腔機能の調和を図るため、とくに舌を中心にアプローチを行った。

舌による食塊形成

食塊形成ができる様子を舌模型で示しました
(**図Ⅶ-3-31～34**：舌模型は、村田歯科医院の小林知子歯科衛生士作製)。

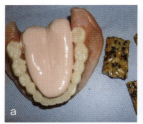
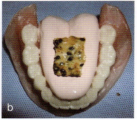
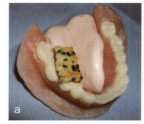
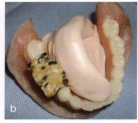

図Ⅶ-3-31 a、b stageⅠ移送(前半)
舌：スプーン状
内舌筋：垂直舌筋は収縮。縦舌筋(上下)と横舌筋は弛緩
外舌筋：オトガイ舌筋は収縮

図Ⅶ-3-32 a、b stageⅠ移送(後半)
舌：左側舌縁挙上
内舌筋：垂直舌筋は収縮、横舌筋は弛緩
外舌筋：オトガイ舌筋の収縮→舌は前方に
舌骨舌筋は右収縮・左弛緩、茎突舌筋は右弛緩・左収縮

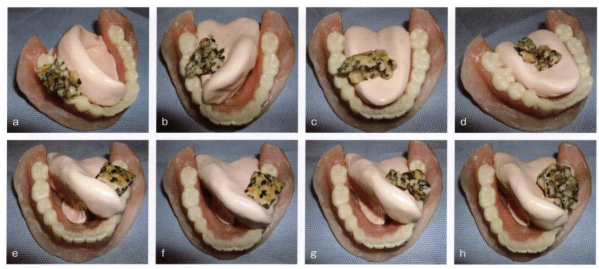

図Ⅶ-3-33 a～h 咀嚼と食塊形成
舌：右側舌縁部挙上。内舌筋：垂直舌筋の収縮・横舌筋の弛緩。外舌筋：オトガイ舌筋収縮→舌前方に。舌骨舌筋は左収縮・右弛緩、茎突舌筋は左弛緩・右収縮

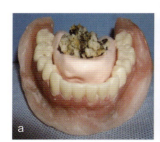
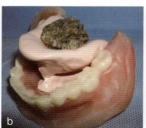
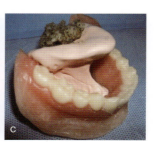

図Ⅶ-3-34 a～c stageⅡ移送
舌：強いスプーン状のまま舌尖が挙上
内舌筋：垂直舌筋収縮・上縦舌筋収縮・下縦舌筋弛緩→舌尖が上がる
外舌筋：オトガイ舌筋・舌骨舌筋収縮(舌中央は下方へ)・口蓋舌筋収縮・茎突舌筋収縮(舌縁は上方へ)→舌は強いスプーン状

食塊形成ができない患者の一例

食塊形成ができない患者の一例を示します。

患者は78歳の健康な男性で、舌小帯短縮症の患者さんです。定期健診時の咀嚼の状況です(図Ⅶ-3-35)。

①②③：下顎義歯の吸着が悪かったことと、舌小帯短縮症とが相まって、内舌筋の緊張がやや強く、外舌筋の力が不足している。

④：義歯を装着して柿ピーナツを咀嚼していただくと、頭頸部を複合伸展させて口唇閉鎖不十分のまま咀嚼している。

⑤：柿ピーナツを咀嚼し、食塊形成ができていないままに嚥下してしまうのでむせ込む。普段食事中にむせるとのことでした。

⑥：次いで、頭頸部伸展しないで口唇閉鎖を促し、意識して唾液と混合しながら舌の中央に食塊を集めるようにさせた後の嚥下前の状態。

⑦：舌をスプーン状にできないためか、嚥下後にむせてしまう。

以上のような咀嚼のパターンをされる患者さんが比較的多く来院されます。介護予防のために、定期診査時に正しい咀嚼方法を取り入れる必要性を痛感しています。

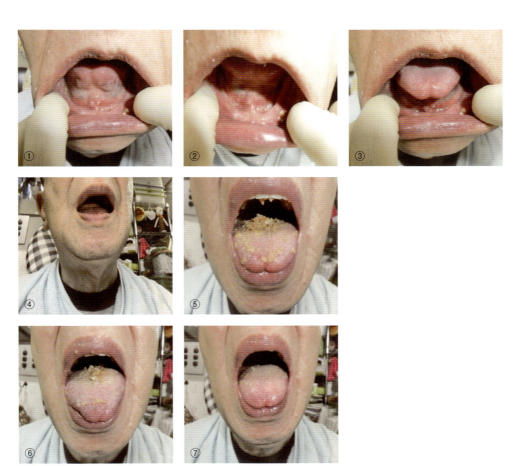

図Ⅶ-3-35　舌小帯が短く、内舌筋と外舌筋の機能が発揮できていないとともに、頭頸部複合伸展をしながら咀嚼して嚥下する悪習慣を引きずっていた

事例紹介②

　急性期病院の言語聴覚士から口腔ケア・リハビリ対応の指導を依頼されました。下記は、その方からの情報です。

●村田歯科医院 黒岩恭子先生へ

H.K 様（91歳）の言語聴覚療法に関する報告をさせていただきます。

患者：91歳の男性

主訴：嚥下障害、発語障害

診断：誤嚥性肺炎治癒後、陳旧性脳梗塞、下肢閉塞性動脈硬化症、耐糖能異常

現病歴：耐糖能異常を20年以上前から指摘されていた。2007年ごろ、右下肢閉塞性動脈硬化症発症（足の痛みで発症）。病院を受診。カテーテル検査の結果、再疎通困難の判断で右下肢切断となった。このとき、全身血管の動脈硬化症を指摘されている。2012年に左下肢にステント治療を実施。

　2013年9月26日にアテローム血栓性脳梗塞（前頭葉中心の右半球散在性梗塞：構音障害・一時的な四肢麻痺）を発症し、右頸動脈に75％の狭窄認め、ステント留置。2015年3月の頸動脈エコー、4月のAngioで右頸動脈ステント内に狭窄を認め、PTAを実施（60％→30％）。バイアスピリン継続にて経過観察。2017年6月から咳・痰増加。6月17日に39度の発熱のため入院。誤嚥性肺炎の診断でユナシンSにて加療。嚥下訓練目的で当院に入院。

依頼理由：急性期病院より誤嚥性肺炎で入院中の患者さんの家族から「どうにかして口から食べさせたい」との希望があった。

　食事中にムセは見られませんが、食後に湿性嗄声が見られます（舌尖挙上低下・軟口蓋挙上低下などにより嚥下圧の低下が生じ、咽頭貯留していると考えています）。湿性嗄声が見られた際には咳払い・空嚥下を自発的に行って頂きますと、湿性嗄声の軽減が見られます。咀嚼運動、食塊形成、舌による食塊の咽頭への送り込み、嚥下圧の低下による咽頭残留が見られますが、ご自宅での娘さんの料理の負担を考え、食形態は副食を軟菜一口小にしました。

（ご本人にはブローイング、食後の咳払い・空嚥下を自主訓練で行って頂き、娘さんにモアブラシでの口腔ケアの方法を伝達しました）

【経過　食形態中心】

7/20	H病院から転院。嚥下機能改善目的。ST開始	
	全がゆ ミキサー食	とろみ水分
7/24	全がゆ	きざみトロミ
8/1	ゼリー粥 ミキサー食	
8/8	全がゆ・ミキサー食	
8/14	全がゆ・きざみとろみ	
8/29	全がゆ・一口小（昼のみ 朝夕はきざみとろみ）	
	※軟飯評価し、ご本人より全がゆが良いとの申し出あり。	
9/4	全がゆ・一口小 （3食）	
9/14	痰の自己喀出はじめて出来る	
9/19	自宅退院	

※8/3に担当変更したため、入院時の評価が記載できず申し訳ございません。

図Ⅶ-3-36　口腔ケア・リハビリ対応報告①

【訓練内容】

・口腔顔面マッサージ・頸部リラクゼーション
　（口輪筋、頬筋、舌骨上筋群等を中心に実施）

・モアブラシによる口腔ケア、口腔内・舌マッサージ
　（舌尖・舌背・奥舌・側面・舌骨上筋群等に実施）

・ファンファンブラシによる咽頭ケア・咳嗽誘発（痰の喀出）訓練
　（咽頭の湿潤化は食事中のとろみ水分の飲水により促しました）

・ブローイング（平均約10秒）

・音声訓練

・咳払い、空嚥下訓練

・黒岩先生にご指導頂きましたように、脱水による咽頭の乾燥・咽頭に付着した乾燥痰の喀出が出来るよう口腔ケア・咽頭ケア等の訓練を中心に行いました。以前は口腔ケアの際に嘔吐反射・咳嗽反射をはじめとした咽頭反射が出にくく、咽頭に痰の貯留が見られました。最近も痰の貯留は見られますが、ファンファンブラシを使用した咽頭ケアの際に咳嗽反射が出やすくなり、痰も透明で軟らかい状態で量も以前より減りました。9/14（木）には、初めて痰を一部ですが自力で口腔外に喀出することが出来ました。

図Ⅶ-3-37　口腔ケア・リハビリ対応報告②

《黒岩による口腔リハビリ対応》

1．評価

　対応を依頼された時期（2016年7月○日）は高温多湿でクーラーが入り、脱水患者にとっては顕著な口腔乾燥が加わった、まるで砂漠のような状況で、口腔機能が働きにくい状態であった。口腔内は看護師と言語聴覚士で清潔に保たれていた。古い義歯は不適合のために装着されておらず、90歳代という年齢からも筋力の衰えが著しかった。声かけに対する発語がはっきりせずに弱々しく、また鼻腔と口腔の乾燥が著しく、咽頭（上・中・下）も乾燥していることが予想された。

2．解決策（指導した口腔リハビリの手順）

①保湿剤を口腔内全体に塗布。

②表情筋のマッサージ・ストレッチを em オーラルリハを用いて行う。

③頬の膨らませと吸い込み。

④舌体操。

⑤舌を手指でマッサージ・ストレッチ。

⑥わずかに唾液が分泌してきたところで、「ふぁんふぁんブラシ」に保湿剤を塗布し、口腔粘膜や舌周囲から浮き上がってきたオブラート状の唾液を、ふぁんふぁんブラシの毛先に絡めて除去。

⑦ふぁんふぁんブラシにて頬筋・口輪筋・舌をストレッチ。

⑧とくに、舌は手指と「ミニモアブラシ」でストレッチ。

⑨活発に唾液分泌が促進され、漿液性の唾液が出てきたら嚥下を促す。

⑩最初は喉頭挙上が弱いが、舌や口腔周囲筋のストレッチ回数を増やしていくと喉頭挙上がしっかりしてくる。

⑪唾液嚥下の際に舌骨上筋群が働くことで嚥下の協調運動を引き出せるので、舌骨上筋群をミニモアブラシを用いてストレッチをしながら、舌の裏側もストレッチ。

⑫義歯が不適合のため、保湿剤ととろみ剤を義歯安定剤変わりに使用して吸着安定させ、顎間距離と口腔内の容積を確保して、よりいっそう安全に唾液嚥下が行えるようアプローチ。

⑬唾液と保湿剤で咽頭（上・中・下）や食道入口部まで湿潤することにより、やっと咳反射が出現。

⑭保湿剤のジェルタイプと水溶液を混合して、ふぁんふぁんブラシにて塗布し、咽頭（上・中・下）に張り付いている唾液や痰を自己喀出して喀痰しやすいよう誘導。

⑮ゼリー水とゲル化剤の入ったお茶、とろみ茶の3種類で、安全に飲水できる物性を聴診しながら評価したところ、とろみ茶は咽頭にやや張り付くので、ゲル化剤のお茶とゼリー水を選択。

⑯ベッドサイドには看護師、言語聴覚士、管理栄養士が同席して評価を行った。

　以上のアプローチ後、安全に経口摂取ができるようになって退院し、在宅で娘さんが介護することになりました。

3．実際のかかわり：ミニモアブラシによる口腔リハビリ（図Ⅶ-3-38～41）

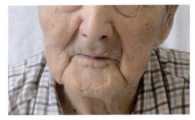

図Ⅶ-3-38　入院中の様子。口腔周囲筋の動きが悪い

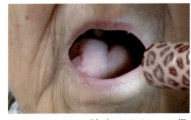

図Ⅶ-3-39　口腔内はきれいに保たれている

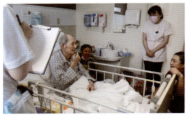

図Ⅶ-3-40　看護師・言語聴覚士・管理栄養士、歯科スタッフが集まり、評価を行う

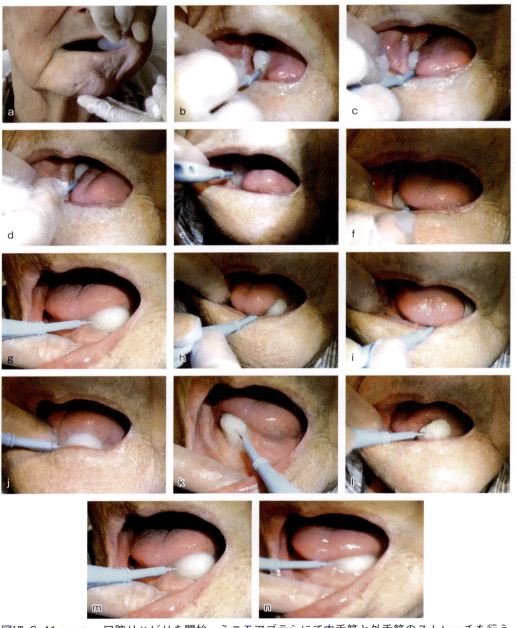

図Ⅶ-3-41 a～n　口腔リハビリを開始。ミニモアブラシにて内舌筋と外舌筋のストレッチを行うと、唾液分泌が活発になる。その唾液を嚥下することもトレーニングになる

4．実際のかかわり：ふぁんふぁんブラシによる咽頭ケア（図Ⅶ-3-42）

　唾液分泌が活発になったところで、ふぁんふぁんブラシによる咽頭ケア（図Ⅶ-4-7）を行いました。痰の自己喀出がおき、その痰をふぁんふぁんブラシの毛先に絡めとる操作を繰り返しました。なるべく吸引をしない方法として推奨されています。

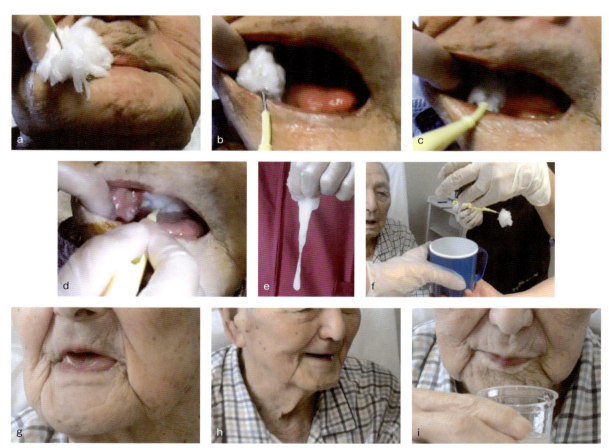

図Ⅶ-3-42 a〜i　ふぁんふぁんブラシによる咽頭ケア。ご本人に咽頭に詰まっていた痰を見てもらう（f）。舌背がスプーン状になり、表情筋が動き出して素敵な笑顔を見せてくれた（g、h）。飲水を聴診しながら評価を行い、食事形態をペースト食にできることを確認。2週間後に退院となった（i）

5. 退院後の口腔ケア・リハビリ（図Ⅶ-3-43）

 退院一日前に、キーパーソンである娘さん、ケアマネジャー、ヘルパー、ショートステイ先の施設の相談員を含めてケアカンファレンスを行いました（図Ⅶ-3-43a）。

 退院一週間後に娘さんから電話があり、「がんの母も介護しながら、父が誤嚥性肺炎を起こさないための食事を作ることに疲れ果て、自信がなくなった」と連絡がありました。そこで、娘さんの介護負担を少なくするため、なるべく経済的な負担が少ないレトルトの介護食と、家族の食事形態の調整方法を指導に伺うと伝えました。このことをケアマネジャーに連絡したところ、ケアマネジャーも「同席します」とのことで、2人で夕食の食事形態の調整に伺いました。ケアマネジャーが同席してくれたので、経済的な負担がどの程度まで可能か、毎日の介護負担などを整理して3人で話し合いました。歯科往診は生活支援のためでもあるので、食の問題も重要なウエイトを占めます。

 このように、地域の誰かが寄り添ってサポートし、娘さんの不安軽減を図ることで、在宅での介護を続けることができました。この事実を訪問ヘルパー、デイサービス・ショートステイ先の相談員に伝えたところ、「私たちも協力して、娘さんが在宅介護ができるように支援します」と、うれしい答えをいただきました。その後、デイサービス先とショートステイ先から、ご本人が誤嚥性肺炎を繰り返さないための口腔ケア、咽頭ケア、食事の姿勢、食事介助の方法、見守りに関して指導に来てほしいと依頼されました。

 回復期リハビリテーション病院から在宅へ帰られてからの生活支援を、ご本人とご家族中心に、ケアマネジャーをはじめ、他（多）職種連携で地域包括ケアができることが歯科往診の重要な役割の1つです。

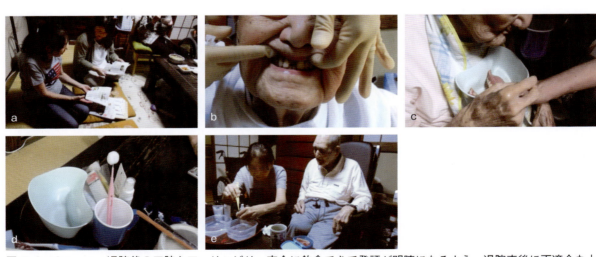

図Ⅶ-3-43a〜e　退院後の口腔ケア・リハビリ。安全に飲食できて発語が明瞭になるよう、退院直後に不適合な上下の義歯を2時間かけて改造修理した（b）。「家族が行える口腔・咽頭ケア」の指導を行った（c）。口腔ケア用品セット（d）。食前の口腔ケア（e）

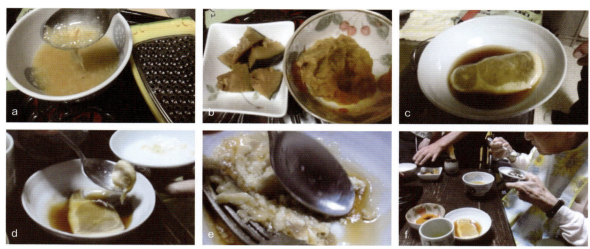

図Ⅶ-3-44 a～f　食事形態の調整

まとめ

　嚥下障害があるにもかかわらず飲食を可能にするためには、身体調整、体幹の安定、口腔ケア、咽頭ケア、口腔リハビリ、適切な食事形態の調整（**図Ⅶ-3-44**）、食事介助などを他（多）職種が連携して行うことが重要です。とくに、急性期病院で廃用萎縮を作らないように評価とアプローチを行い、地域包括ケアを充実しなければならないと、日々の臨床のなかで痛感しています。そのためには、使用する物品の選択が必要ですが、物品や手技だけではよい結果が得られにくいと考えています。そういう意味では、患者さんを中心にご家族、他（多）職種に協力していただき、密なる連携が必須です。地域の患者さんの暮らしをどう守っていくのか、生涯忘れることができないナラティブな歯科医療のかかわりが地域包括ケアの充実に繋がると考えています。

黒岩恭子（神奈川県・村田歯科医院）

【引用ならびに参考文献】

1）井出吉信，小出 馨（編）：チェアサイドで行う顎機能診査のための基本機能解剖．補綴臨床 別冊，医歯薬出版，東京，2004．
2）北村清一郎：口腔周辺の解剖構造と義歯床の形態．デンタルダイヤモンド，30（3）：28-38，2005．
3）北村清一郎，市川哲雄，松本直之：口腔解剖学の視点から義歯の床縁形態を考える．下顎の床縁，その1・その2，Quintessence of Dental Technology，26（8）：1102-1108，26（9）：1254-1261，2001．
4）小出 馨：舌を回して若返る．日本文芸社，東京，2014．
5）小山浩一郎：舌診．歯界展望，131（4）：670-675，131（5）：950-955，131（6）：1182-1187，132（1）：132-136，132（2）：338-342，132（3）：562-566，134（4）：752-757，2018．
6）才藤栄一，植田耕一郎（監）：出江紳一，鎌倉やよい，熊倉勇美，弘中祥司，藤島一郎，松尾浩一郎，山田好秋（編）：摂食嚥下リハビリテーション 第3版．医歯薬出版，東京，2016．

4. 咽頭ケア

咽頭ケアの必要性

1. 現場での問題点

咽頭ケアの必要性を痛感した動機は、以下のような状態の患者さんに多く遭遇したことでした。

①頭部と頸部が後屈（伸展）したまま、開口もしっぱなしで口腔が乾燥している。

②筋緊張の低下（弛緩性麻痺）や亢進（痙縮と固縮）、ないしは関節の拘縮などで体幹が崩れ、とくに頭部や頸部が後屈もしくは前屈しており（図Ⅶ-4-1）、顔面や口腔内に触れると緊張が高まる。その緊張が身体から顔面、顔面から身体へと連鎖を来し、咽頭（上・中・下）に貯留している唾液、痰、血餅が喀出できない。

③脱水状態、もしくは唾液分泌が少ない。エアコンによる室内の乾燥、温度が高く湿度が低い天候の影響、薬の副作用などで口腔乾燥が顕著な状況。

④腹筋や背筋が弱くなり咳反射が生じにくい。

⑤口腔ケアを行うと嘔吐反射があり、嘔吐することを危惧して咽頭ケアを行いにくい。

⑥口腔ケアがなされていないうえに、咽頭（上・中・下）とくに下咽頭付近の喉頭蓋谷、梨状陥凹、声帯周辺に唾液や痰、血餅が貯留してしまっている。

⑦口腔ケアはなされているが、口腔内が著しく乾燥している。ライトで照らして目を凝らして見ると、唾液がオブラート様の薄い膜となって口腔内全体に張り付いた状態で、咽頭ケアがなされていない。

⑧誤嚥性肺炎のために発熱した患者さんに安全に口腔ケアを行ったはずだが、熱が下がらない。

⑨誤嚥性肺炎を繰り返し、改善しないままに経

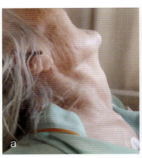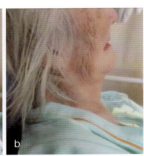

図Ⅶ-4-1a、b　頸部後屈。a：頸部後屈による筋緊張、b：口腔ケア・咽頭ケア前に体幹調整

口摂取ができなくなってしまっている。

⑩粘着性の唾液や痰を飲み込めずに咽頭に貯留し、呼吸が苦しいためか口腔ケア時に拒否が強い。また、歯を食いしばって開口しないために口腔ケアができない。

⑪仰臥位で臥床し、全身の筋緊張と関節拘縮、および頭部や頸部の後屈位のため咳反射がしにくくなっている。さらに頭皮、表情筋、口腔周囲筋、舌、咽頭周辺の筋も重力で下方に下がり、痰を自己喀出したくてもできない。

⑫舌が後退して舌根が盛り上がって固縮し、軟口蓋が下垂して口峡が狭くなってしまい、咽頭を塞いでその奥に痰や唾液が停滞している。

⑬鼻汁が口腔内にたれ込み、粘着性の唾液や痰と混じって咽頭を塞いでいる。

⑭口腔ケア時や吸引時に粘膜を傷つけて出血した血餅が固まり、咽頭を塞いでいる。

⑮吸引が必要かどうかのアセスメントをせず、口腔ケアや咽頭ケアもしないまま吸引回数を増やしているためか、鼻腔、口腔、咽頭、気道を乾燥させてしまっている。

⑯固くかたまった貯留物や粘着性の高い痰・唾液を、吸引では除去できず気道内に置き去りにしている。

⑰むせ込むたびに気管切開部や側管から痰や唾液が噴出し、気管切開部周辺が汚染されている。

このような状況を目の当たりにすることが多く、心が痛みました。

２．他（多）職種からの問い合わせ

各地の他（多）職種からの問い合わせも多岐にわたります。

①痰が多いとき、就寝時に痰が詰まらないか不安になります。

②在宅で生活されている患者さんが、パーキンソン病で誤嚥性肺炎を併発されていました。亡くなるまで点滴（水分）で、痰がゴロゴロすると吸引していましたが、なかなか引けなく、本人も吸引されると思うと口を開けずたいへんでした。タッピングなどをしたり、体位交換をしながら、体をゴロゴロと動かしたりしていました。鼻腔からの吸引はなおさら嫌がっていました。

③食事中のむせ込みが激しくなる方の誤嚥が心配です。どうしたらよいのでしょう。

④排痰を促すには、どのような方法がよいのかを学びたいです。

⑤痰が詰まったときの対処法を知識も含めて勉強したいです。

⑥口腔ケア中に痰が上がってくると、どのように対応したらよいか戸惑ってしまいます。口腔ケアとのかかわりを勉強したいです。

以上のような状況におかれた患者さんを、どうにかして苦しさから解放してあげたいと思い、咽頭ケアを開発するに至りました。

３．世界的な免疫学者・多田富雄の手記

脳梗塞で倒れられた多田富雄さんが文芸春秋の2002年１月号に書かれた「鈍重な巨人　脳梗塞からの生還」を読んだのはそのような折でした。（以下、抜粋）

『それは５月２日のことだった。私にとっては忘れられない恐ろしいことが起こったのは。
［数ccの水に溺れた］

舌が喉に落ち込んで息ができなくても、訴えることができない。

しばらくして医師の診断が下された。左中脳動脈の塞栓による脳梗塞だった。だから反対側の右側の運動機能の麻痺、それに構語機能の重度の障害を伴う仮性球麻痺という診断だった。なんと、右の片麻痺だけではなかった。私は声も失ったのだ。仮性球麻痺がどんなものかそのときはわからなかったが、半年あまりにわたって私を苦しめ続けている嚥下障害を含む舌や咽頭の麻痺状態であった。

私は間もなくいままで何気なくやっていたことが、できなくなっていることに気付いた。たとえば、唾を飲み込むこと。医師に、ゴクンと唾を飲み込んでくださいと言われてもできないのだ。だから涎を飲み込むことができず、いつもだらしなく涎を垂らすということになる。咳払いをすることもできない。喉の奥に痰のようなものがからんでも、咳をして排出することができない。

それがどういう苦しみに繋がるかはやがてわかった。嚥下がうまくいかないのも部分的にはそのためだし、いつも嫌な痰が絡んですっきりしないのはそのせいだ。しかし、それよりも恐ろしいことが間もなく現実になった。まず、水が飲めないのだ。喉が焼けるように渇いても、一滴の水も飲むことができない。医師からは注意されていたが、ある朝数ccの水を飲んだ。あっという間に激しく噎せて目の前が真っ白になった。驚いたことに、私は数ccの水に溺れた。水だけではない。おのれの唾液でも噎せるのだ。私という精密機械は、ぶっこわれてしまったらしい。

そして朝起きると、喉にはいつも嫌な痰が絡まっている。』

日常接している患者さんは、多田富雄さんのように表現することができないのがほとんどで

4. 咽頭ケア　213

すが、この文章から咽頭ケアを開発したのは間違いではなかったと確信しました。苦しんでいる患者さんと向き合ったとき、この文章を思い出してください。

その咽頭ケアとは

吸引操作の回数をなるべく少なくするためのもので、気道内に貯留した分泌物の排痰を促して、気道浄化作用で除去する方法です。病状によっては吸引を必要とする場合が多いことは否めませんが、乾燥している鼻腔、口腔内、咽頭に対して吸引を行うと、時に吸引チューブの先端が粘膜につっかかり、粘膜を傷つけて出血させてしまい、血餅が口腔内、とくに咽頭に張り付いて呼吸を苦しくしている状況を垣間見て、心が痛んでいました。

このような状況から解放させてあげたいという思いで、自己喀出を促せる口腔ケアの用具を開発し、手技を確立し、成功例が増えて結果を出せるようになったころに、滝沢美智子先生(上智大学看護部看護学科看護管理学・準教授) が2011年4月『看護技術』に掲載された論文「排痰・吸引を行う時のアセスメント」[9] に出合いました。

滝沢先生は「気道内に貯留した痰を最も安全で効果的に除去する方法は、咳嗽反射によって噴出させることである。吸引は、患者に苦痛を与え、無気肺や低酸素血症を招くおそれのある侵襲度の高い処置である。看護師は、患者が本当に吸引を必要としているのか、この患者に吸引を行うことでどのような合併症が予測されるのか、それを予防するためにはどのような方法を用いればよいかなどをアセスメントして実施すべきである」と述べています。また、他(多)職種が吸引を行うために書かれた大江元樹先生の著書『安全な口腔内・気管内の喀痰吸引実践マニュアル』[5] も福音でした。

吸引を疑似体験してわかったこと

30数年前になるでしょうか。往診に出かけるようになったころ、病棟で吸引操作を行っている光景に出会うことが多くありました。そのときの患者さんはベッドの柵を握りしめ、苦痛に耐えるためか柵を揺する"カタカタカタカタ"という音が病室に響く様子を垣間見て、私も吸引の体験をしてみました。体験をすることで、患者さんが拒絶し、暴れたりする理由があきらかになりました。この苦痛を伴うケアから患者さんが少しでも回避できれば、多忙な看護師の仕事量が少しでも減り、患者さんも楽になるのではないかと思い、歯科医師として吸引操作が減らせるテクニックをと考え、それには短時間で成果が出て持続することができる口腔ケアの道具が必要と考え、開発に明け暮れて「くるリーナブラシシリーズ」を誕生させました。

痰や貯留物がとくに停留する箇所は咽頭後壁、喉頭蓋谷、梨状陥凹、声帯、気管周辺、食道入口部です。これらの周辺に付着し溜まっている痰や唾液、血餅などのような貯留物を、自己喀出を誘導させながら咽頭口部付近まで上げてきて、くるリーナブラシシリーズの毛先に引っかけて除去する方法を編み出しました。患者さんの状態は千差万別ですので、くるリーナブラシシリーズを使用するにあたっては、的確な評価と危険のない安全な術式が必要です。

たとえば、あきらかに貯留物が停留していて、貯留物でゴロゴロガラガラとうがいをしているような状況、ないしは乾燥した痂皮状の強固な汚れが口腔内全体に張り付いているような状況があったとします。このような状況で口腔ケアだけ行っても、咽頭ケアがなされていないと、誤嚥性肺炎やその他のリスクが複合的に関係する場合が多くみられます。分泌物が貯留したままだと患者さんは窒息状態に陥るので、分泌物を除去することで呼吸が楽になります。咽頭

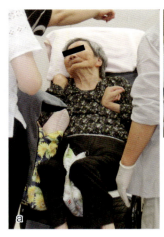
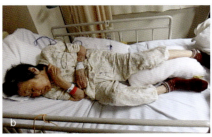
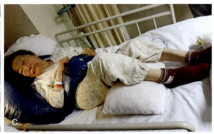

図Ⅶ-4-2a〜c　a：姿勢が崩れている例。b：ベッド上の姿勢が崩れている例（左半側無視の患者）、c：体幹調整後（左半側無視の患者）

ケアでは、吸引操作で押し込んでしまっていた粘着性もしくは乾燥した唾液、痰、血餅、鼻毛や鼻腔の分泌物の固まりを、咳嗽反射で喀出させて除去できます。メカニズムとしては、保湿剤や口腔ケアの刺激で分泌された唾液が粘膜を潤して保湿することで、気道内壁の粘膜の繊毛が動きやすくなり、咳嗽反射を誘発させて自己喀出を促していることが考えられます。

こうして喀出されてきた唾液、痰、血餅などを、くるリーナブラシシリーズの毛先に絡めて除去するというのが咽頭ケアの基本的な考え方です。しかし、咽頭ケアの実施時には血圧、脈拍、血中酸素濃度などを確認し、患者さんの全身状態を把握しながら、注意深く行ってください。

咽頭ケアは口腔・咽頭を湿潤状態にして行います。反対に、吸引操作が頻回ですと口腔内や嚥下機能に関する器官を乾燥させてしまい、発声、飲水、食べるなどの機能に悪影響を及ぼしかねません。しかし、吸引が必要な場合も多々あるので、吸引するか否かのアセスメントは必須です。

咽頭ケアの手順

咽頭ケアは口腔ケアの一環です。咽頭ケアを行う前に、第Ⅳ章の「1．口腔ケア」で歯科衛生士の衛藤恵美氏が示す口腔ケアの基本的な進め方を十分に理解しておいてください。また、咽頭ケアがうまくいく、いかないは、患者さんの心身の状態、原疾患、合併症、障害、認知症、服用薬、体幹、姿勢、室内の湿度や温度などの状況に左右されるので、アプローチに際してはこれらを十分に評価する必要があります。咽頭ケアと聞くと、"咽頭の中にケア用具を挿入して行うの？"とイメージするかもしれませんが、咽頭の粘膜はデリケートなのでこのようなことは当然不可能です。重要なことは、咽頭ケアを必要とする患者さんには過度な筋緊張、拘縮、筋萎縮、弛緩などの廃用が混在していることが多いので、姿勢の崩れ（Ⅶ-4-2）を正し、患者さんにとって楽で安全で負担のない体幹に調整してから、口腔ケア、口腔リハビリ、咽頭ケアに入ることです。

1．emオーラルリハで表情筋ストレッチ

表情筋をストレッチして口を動きやすくし、次いで、とくに舌のマッサージやストレッチを行ってから咽頭ケアを施行すると、患者さんの負担が少なくなります。手指でマッサージ・ストレッチする方法や、電動微振動機「emオーラルリハ」を使用すること（Ⅶ-4-3）で、多忙な多職種でもこれらを簡単に行うことができます。

2．咽頭ケアの前の準備運動

咽頭ケアの前に、準備運動としてくるリーナブラシシリーズで口腔ケア・リハビリ（以下、口腔ケア）を行います（Ⅶ-4-4・5）。

表情筋や舌のマッサージ・ストレッチで刺激唾液が分泌されますが、口腔内が乾燥している場合には保湿剤を必ず併用します。口腔乾燥が

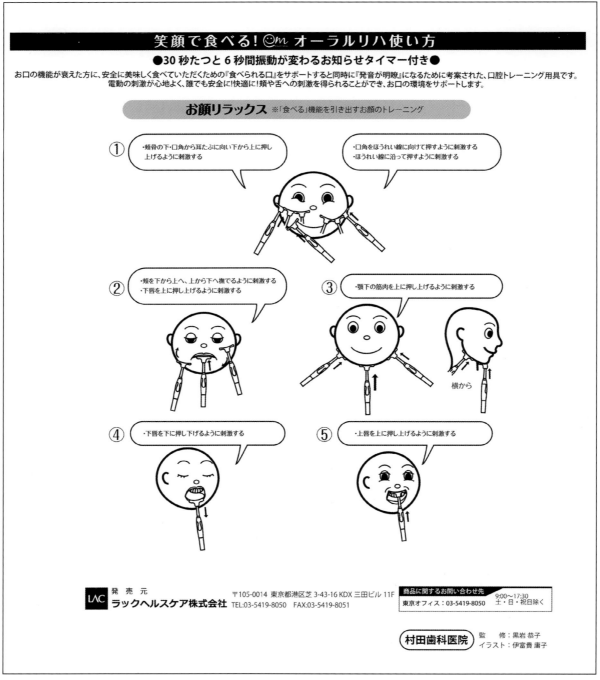

図Ⅶ-4-3 em オーラルリハによるお顔リラックス（「在宅・施設入院患者の口腔内を改善するために」日本歯科医師会雑誌 第66巻 第12号 平成29年3月より引用）

顕著な場合には、保湿剤のジェルだけでは即効性を望めないので、ジェルと水溶液の保湿剤を混和して使用すると、患者さんが疲労せずに効率よく安全に口腔ケア・咽頭ケアが行えます。

保湿剤を塗布したモアブラシを使っての口腔ケアでは、ブラシの毛先による刺激唾液が口腔内を湿潤させます。口腔内が乾燥した状態で口腔ケアを行うのではなく、十分に湿潤させて汚れを粘膜から浮き上がらせながら、口腔内の汚れをブラシの毛先に巻きつけ、口腔内が清潔になるまでこの操作を繰り返します。

使用後はブラシを洗います（Ⅶ-4-6）。

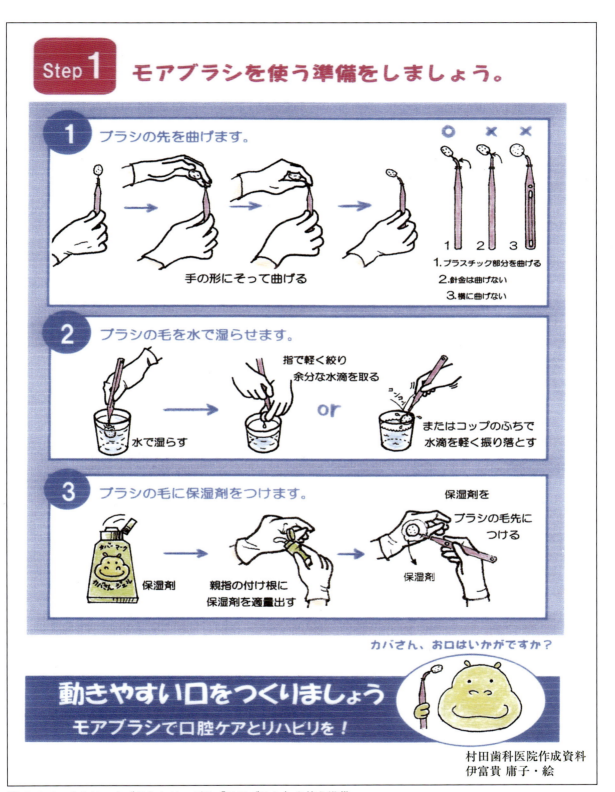

図Ⅶ-4-4　くるリーナブラシシリーズの「モアブラシ」を使う準備

4. 咽頭ケア　217

モアブラシの使い方

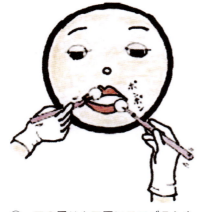

① 口の周りや口唇にモアブラシをあてて、ポンポンと軽くあてる。
モアブラシに保湿剤をつけて、必ず声をかけながら行う。

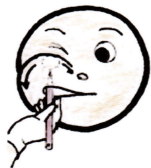

② モアブラシに保湿剤を塗布し、口角に注意しながら、頬側にモアブラシを入れる。
頬粘膜を強く擦らないように注意し、モアブラシを微振動させながら頬をストレッチする。

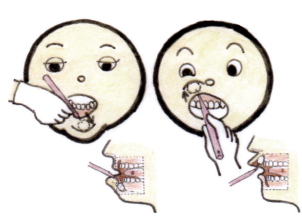

③ モアブラシに保湿剤を塗布し、上唇の上、下唇の下（上下の口輪筋）にモアブラシを挿入して微振動を加えながらストレッチする。
とくに鼻の脇（鼻翼）の周辺を内側からストレッチする。

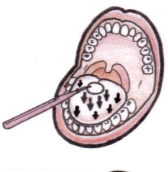

④ 舌を軽く下方に向って押す。そのときに舌全体の状態を確認する。

⑤ 舌の側縁を左右からストレッチしながら、左右の差がないかを確認する。

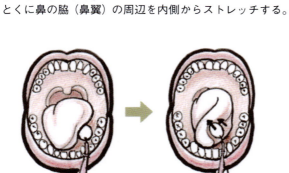

⑥ 舌の裏側にモアブラシを入れて、舌を反転させるイメージで左右に動かす。

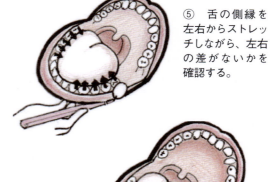

⑦ 口腔前庭にモアブラシを入れて、舌小帯周囲を軽くストレッチする。

村田歯科医院作成資料
伊富貴 庸子・絵

図Ⅶ-4-5　モアブラシの使い方

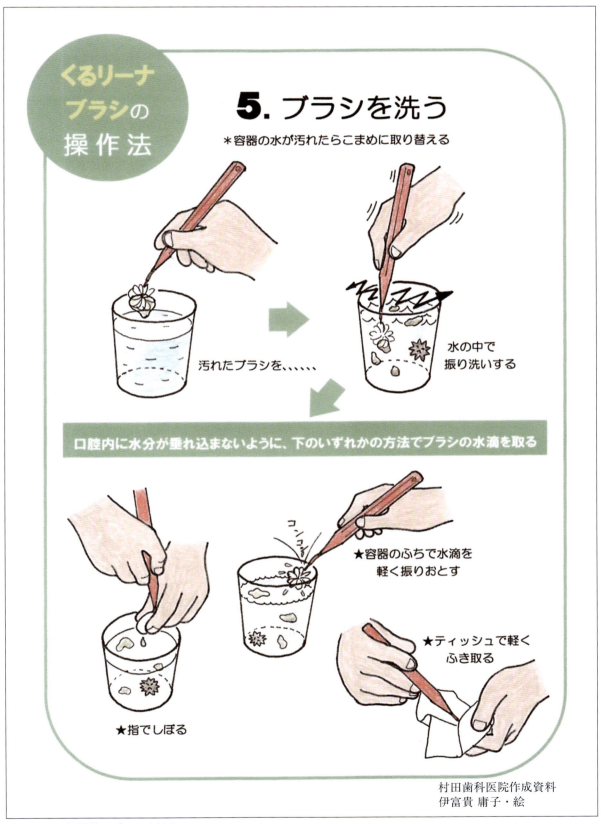

図VII-4-6　使用後はブラシを洗う

3. 口腔全域がきれいになったら、モアブラシもしくはふぁんふぁんブラシで咽頭ケア（図Ⅶ-4-7）

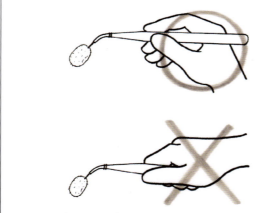

① モアブラシの持ち方

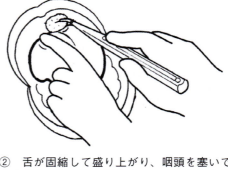

② 舌が固縮して盛り上がり、咽頭を塞いでいる場合には、舌の頂部をモアブラシと人差し指でソフトタッチに交互に下方に押しながら、人差し指の腹でやや前方に舌を誘導する

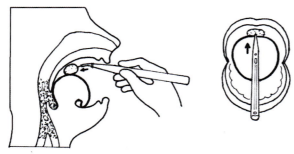

③ 指を口腔内から出し、ブラシだけを舌の中央から舌根部へ滑り入れる

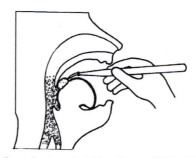

④ ブラシの先を舌に沿って咽頭に滑り入れる

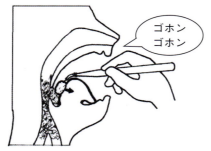

⑤ ブラシの先で舌を手前に引きながら咳嗽反射を誘導する

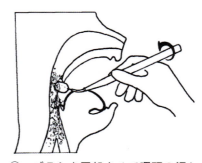

⑥ ブラシを回転させて咽頭の汚れを毛先にからませる

＊この手順を数回繰り返して、咽頭ケアを行いましょう

注意：咽頭絞扼反射（図Ⅲ-3-3）や嘔吐反射がある場合には、口腔の入り口から徐々に奥に進めて、日を重ねて見計りながら行う。吐物を誤嚥した場合には、重篤な逆流性誤嚥性肺炎に陥る場合があるので十分気をつける。

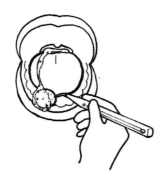

⑦ 毛先に汚れを絡ませ、口腔から取り出す。ブラシに絡まった汚れはコップの水で水洗する

村田歯科医院作成資料
伊富貴 庸子・絵

図Ⅶ-4-7　咽頭ケア

患者さんの咽頭ケアの実例

参考事例1

患者：82歳の男性
既往歴：脳梗塞

　老健施設にてショートステイ中、38℃の発熱があり、誤嚥性肺炎の疑いで、まず口腔ケアを依頼されました。

　痰でゴロゴロうがいをしているような状態でした（Ⅶ-4-8）。口腔内に粘着性の唾液が張り付いているのでモアブラシにて除去し（Ⅶ-4-9）、モアブラシの毛先をコップの水で水洗しながらこの操作を繰り返しました。口腔内がきれいになったと同時に咽頭ケアを行ったところ、咳反射とともに痰を喀出しました。モアブラシの毛先に絡ませた粘着性の唾液・痰（Ⅶ-4-10）の中に錠剤が混入していました（Ⅶ-4-11）。このように、錠剤が痰や唾液に引っかかって除去されるケースにときどき遭遇します。自宅でも微熱が続いていたとのことでしたが、3時間後に体温を測定すると平熱に戻っていました。この手技を施設のスタッフに伝達することで口腔ケアの必要性を理解し、徐々に口腔ケアが定着しました。

　私たち歯科医療従事者は、病院、施設、在宅に毎日行けないので、現場のスタッフが常時実践しやすいように伝え、同じ思いを共有することで重度化予防に繋がります。

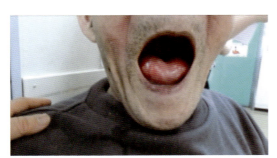

図Ⅶ-4-8　痰でゴロゴロうがいのような状態

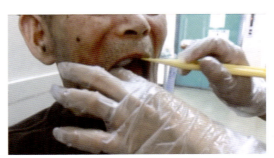

図Ⅶ-4-9　モアブラシで粘着性の唾液を除去

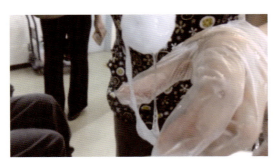

図Ⅶ-4-10　モアブラシの毛先に絡まった粘着性の唾液・痰

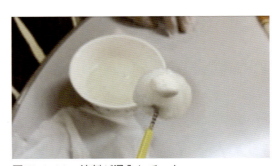

図Ⅶ-4-11　錠剤が混入していた

参考事例2

患者：78歳の男性
既往歴：心筋梗塞、脳出血、糖尿病

　急性期の病院で口腔ケアと咽頭ケアの手技を看護師に定着させたいとのことでした。口腔ケアと咽頭ケアの手技を会得した婦長が、スタッフに会得した手技を伝えたいので、この手技でよいのかコメントしながら映像を撮ってほしいと依頼されました。患者さんは合併症が多く重篤な状態でした。口腔内は乾燥して痰・唾液・血餅が張り付いて苦しそうでした。歯が全顎に残存していて口腔ケアを嫌がり、抵抗して噛みつくことが頻回とのことでした。

　以下に、咽頭ケアの流れを示します。

① 酸素マスクを使用していたため（Ⅶ-4-12）、酸素マスクをしたまま、隙間から保湿剤を塗布したモアブラシを口腔内に挿入し、乾燥している痰・唾液・血餅を軟らかく粘膜から浮き上がらせるようにアプローチする（Ⅶ-4-13）。
② 粘膜から剥離してきた痰などを、モアブラシの毛先に引っかけて口腔外に取り出す（Ⅶ-4-14～16）。
③ 身体状態が思わしくないので、ベッドを20°程度ギャッジアップし、剥離した痰などが咽頭に落下しないようにする。さらに保湿剤を塗布したモアブラシを咽頭と舌根にあてがってガードし、歯や口蓋・舌・咽頭に張り付いた痂皮を、もう1本のモアブラシでふやかして除去する（Ⅶ-4-17）。
④ 口腔内全体がある程度清掃できたら歯を磨く。そのときも歯から剥がれた痂皮をモアブラシで受け止めながら、効率よく短時間ですませ、患者さんが疲労しないよう配慮する（Ⅶ-4-18・19）。
⑤ 歯間の清掃も同様の手技で行う（Ⅶ-4-20）。
⑥ 歯を磨きながら口腔ケア・咽頭ケアを危険なく行わなければならないので、モアブラシを咽頭にあてがい、スプレータイプの水溶液の保湿剤を噴霧し、口蓋に張り付いた痂皮をふやかす（Ⅶ-4-21）。
⑦ 口蓋と咽頭に張り付いた痂皮や痰などをモアブラシの毛先にひっかけて除去する（Ⅶ-4-22）。
⑧ 保湿しながらの口腔ケア・咽頭ケアなので、咽頭（上・中・下）に張り付いていた痰を、咳反射を促して除去できた（Ⅶ-4-23）。
⑨ 術前の酸素濃度は89％だったが、96％になったところで咽頭ケアを終了した。

　口腔ケア・咽頭ケアで取りきれなかった剥離物などは吸引で引ける程度になっていたので、吸引して除去した。

　この病院では、黒岩式口腔ケア・咽頭ケアがどの職種でも簡単に行えることが話題となりました。看護師が毎日の業務のなかで簡単にできて成果が上がり、かつ継続もできて達成感がもてるとの共通認識が芽生えました。

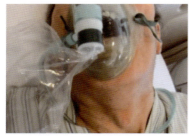

図Ⅶ-4-12　酸素マスク使用。SpO₂は89％

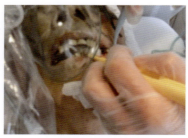

図Ⅶ-4-13　柄が曲げられるので、酸素マスクをしたままモアブラシを隙間から挿入する

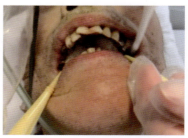

図Ⅶ-4-14　保湿剤を併用ながら乾燥した痂皮をふやかし、毛先に引っかけて取り出す

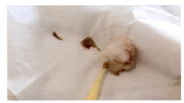 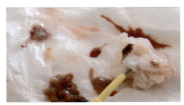

図Ⅶ-4-15・16　ふやけた痂皮がおびただしく除去できた

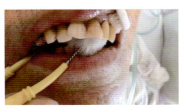 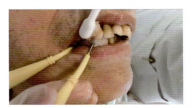
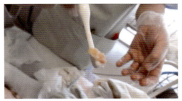 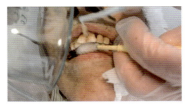

図Ⅶ-4-17〜20　先に図Ⅶ-4-12〜16までの操作を行うと、歯に付着している乾燥した痂皮状の剥離上皮がふやけて軟らかくなり、歯から剥がれやすくなる。歯に対しては歯ブラシ・歯間ブラシで簡単にケアできる。歯ブラシ・歯間ブラシで磨くとき、痂皮を誤嚥しないようモアブラシで受け止めておくと安全である

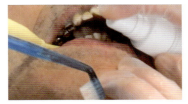 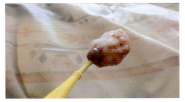

図Ⅶ-4-21・22　口腔内全体がきれいになったころで、保湿剤の効果と刺激唾液の分泌で咽頭（上・中・下）が加湿され、自己喀出が起きて咽頭ケアが容易に行えた

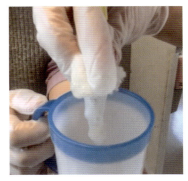

図Ⅶ-4-23　咳嗽反射で自己喀出が導けたため、おびただしい痰などがモアブラシの毛先にひっかかり除去できた。この操作を数回繰り返し、透明な唾液に変化したら終了とする

4. 咽頭ケア　223

参考事例3

患者：76歳の女性
既往歴：脳出血

　口腔ケア時に歯をくいしばり、開口せずに拒否が強く、全顎に歯が残存していてスタッフが指を嚙まれます。開口を促して指を嚙まれない口腔ケアの方法を教えてほしいとのことでした。また、食事の際の開口がほとんどできないため、脱水と低栄養に陥っており、飲食が容易にできるようなアプローチの仕方を教えてほしいと依頼されました（Ⅶ-4-24〜34）。

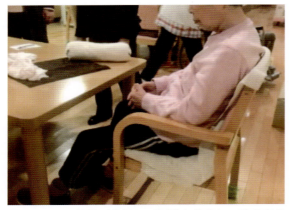

図Ⅶ-4-24　骨盤が後傾して腰椎も後弯し、滑り座りになっている。足底が床に接地していない。僧帽筋や肩甲骨の動きが阻害され、肩甲骨が外転して頸部がひっぱられて緊張が強くなり、胸郭も開かず呼吸がしにくい

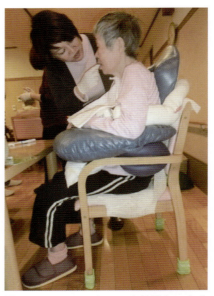

図Ⅶ-4-25　クッションを使用し、安定した座位姿勢にすることで、肩の緊張も緩み、呼吸が楽になった。広頸筋、表情筋、口腔周囲筋、とくに顎関節周囲筋が緩み、開口を促しやすくなった

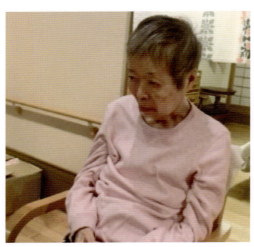

図Ⅶ-4-26　図Ⅶ-4-24で述べた不良姿勢の影響で、頭頸部や表情筋の筋緊張が亢進し、脊柱も前屈している。このため咳反射が行いにくくなり、喉頭の挙上も制限されている。姿勢が安定しない状態では口腔周囲筋を動かしにくいので、まず姿勢を安定させることを試みる

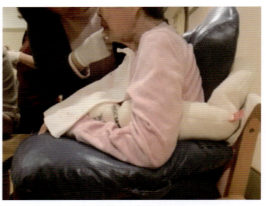

図Ⅶ-4-27　腕の位置も重要である。クッションに両腕を置くことで肩や頭頸部周辺の緊張が緩和し、頭頸部が動かしやすくなる。このため、口腔ケア、咽頭ケア、口腔周囲筋の、とくに外舌筋と内舌筋のストレッチが行いやすくなる

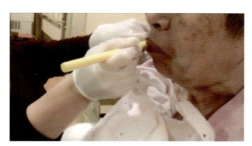

図Ⅶ-4-28　口腔が0.7mm程度開口できたので、ふぁんふぁんブラシを口腔内に挿入する

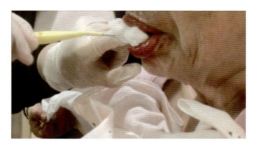

図Ⅶ-4-29　顎関節周囲の筋肉も緩んで開口距離が増し、ブラシの口腔内への出し入れが容易になった。ふぁんふぁんブラシは口腔内への刺激が少ないため、拒絶反応がなくなった

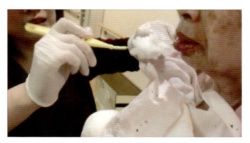

図Ⅶ-4-30　スムーズに開口できるように促せたため、中咽頭にふぁんふぁんブラシの毛先が到達した。同時に咳反射が出やすくなり、毛先に粘性の強い唾液や痰が付着し、咽頭ケアが行えた

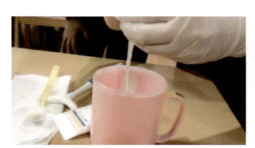
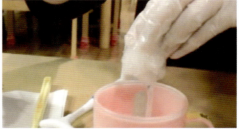

図Ⅶ-4-31　咽頭に貯留していた粘性の強い唾液が除去できた。貯留したままでは咽頭周辺の機能が動きにくく、嚥下には至らなかったが、飲食がスムーズに行える状態に導けた

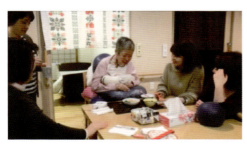
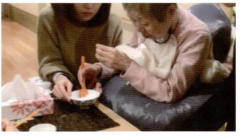

図Ⅶ-4-32　安定した姿勢がとれ、咽頭ケア後はすっきりした様子で表情も柔和になり、目と手と口の協応が出現した。姿勢が安定したことで相乗効果が高まり、浅い呼吸が改善し、自食にもチャレンジできた

4．咽頭ケア

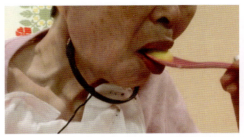 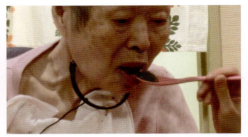

図Ⅶ-4-33　摂食、咀嚼、嚥下に関係する筋が動きやすくなり、目で食べ物を認識し、口腔機能の協調を図りながらリズミカルに飲食できている

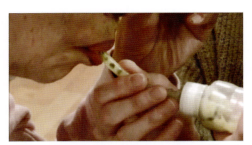

図Ⅶ-4-34　15分ほど経過後、疲れた様子なので、食具であるアクアジュレ詰め替え容器にて介助することで全量飲食できた

※資料の協力：「地域密着型特別養護老人ホーム　清風荘　うらやす」より

　以上のことから、口腔ケア、口腔リハビリ、咽頭ケアにかかわる前のアセスメントと同時に、リスク回避を配慮しながら患者さんに向き合うことと、多（他）職種との連携を深めることで、困っている患者さんや家族に安心していただける歯科としてのかかわりが広まることがわかります。

参考事例4

患者：80歳代の男性

既往症：認知症、脳梗塞後遺症、高血圧、誤嚥性肺炎

　療養型の病院から誤嚥性肺炎で入院。「38.5°の熱が出ているが、口腔ケアのときに暴れて数人の看護師が指を噛まれた」ので、口腔ケアに来てほしいと依頼されました。

　以下に、咽頭ケアの流れを示します（Ⅶ-4-35〜39）。

①カラカラに乾燥した血餅が口腔や咽頭の全域に張り付き、口腔内全域がカレーライスが入っていた皿を1〜2日ほど洗わないで放置したような状況だった。

②通法に従い（第Ⅳ章の「1．口腔ケア」を参照）口腔ケアを行った。口腔ケアの7分後に咳嗽反射が出現し、咽頭（上・中・下）に貯留している唾液、痰、血餅が除去できた。おびただしい血餅の原因をあきらかにしなければ、ただむやみに口腔ケアをしても意味がないので、出血の箇所がどこかを慎重に探りながら、口腔全域の血餅を除去したところ、右側の軟口蓋に傷がみつかった。吸引時に大暴れした際についたことがあきらかになった。血液凝固阻止剤を内服していなかったことが幸いであった。

　このことから、吸引をするときのアセスメント[9]（P.214：「その咽頭ケアとは」を参照）が

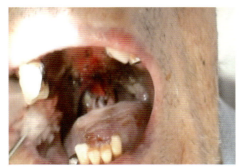

図Ⅶ-4-35 吸引のときに大暴れするので軟口蓋が傷つき、口腔内全域と咽頭に血餅が張り付き乾燥している

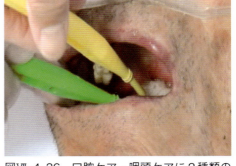

図Ⅶ-4-36 口腔ケア・咽頭ケアに2種類のくるリーナブラシを使うことで、誤嚥防止とケアの時間短縮に繋がり、患者の負担が軽減する

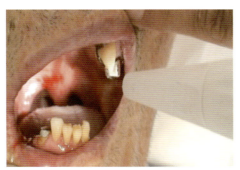

図Ⅶ-4-37 自己喀出が出現し、口臭が消失し、呼吸が楽になった。同時に患者はケアに抵抗しなくなった。中咽頭に上がった痰を除去しながら清掃できた

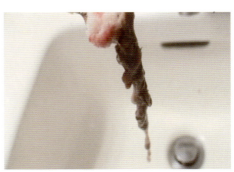

図Ⅶ-4-38 固い、重い、大きい貯留物は吸引時に吸引できないことが証明できた

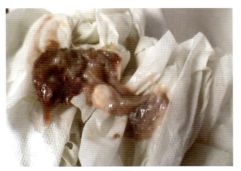

図Ⅶ-4-39 自己喀出で除去された汚染物には鼻の汚れ、鼻毛、血餅、痰、顆粒状の薬、錠剤が混入していた。御本人はさぞかし苦しかったであろう

> 口腔ケア時に保湿剤を塗布したくるリーナブラシミニとモアブラシで唾液腺が刺激され、分泌された唾液と保湿剤が咽頭（上・中・下）に湿潤します。そのことで、気道の繊毛と粘膜が動きやすくなって咳嗽反射が導けた。これにより、軟らかくなったおびただしい血餅・痰が、くるリーナブラシの毛先にひっかけ除去することができた。

必須と痛感しました。なお、この喀出物には鼻毛、鼻の汚れ、血餅に混じった状態の錠剤や顆粒状の薬が混入していました。

私が考える口腔ケアは、器質的な口腔ケアだけではなく、口腔リハビリを行いながら咽頭ケアまでを含めて"飲食を可能にできる口腔ケア"と考えています。

家族からの感謝の声

以上のような咽頭ケアを実施することで、介

護をしていた家族からいただいた感想を紹介します。

家族からの声①

ターミナル期最後の時期は、喘鳴がひどく痰や唾液を吸引してあげたいのですが、吸引は頭蓋内圧を亢進しますので頻回にはできません。このとき、「ふぁんふぁんブラシ」がたいへん役に立ちました。吸引より侵襲がすくないため、苦痛を与えることなく口腔内に貯留している唾液等を取り出すことができました。喀痰吸引の負担が軽減されたと思います。

永眠時の母の顔は、とてもきれいなよい表情をされていたと皆様から言ってもらえました。このことは私の救いの一つとなっています。先生からお教えいただいた知識や技術を、お一人お一人のために役立てたいと思っているのですが、看護師・介護スタッフからみれば私はただの素人ですのでまったく相手にされません。もし、まだ市販されていないのであれば、ぜひ、市販していただきたいと思います。多くの人が、苦痛から解放されると思います。

家族からの声②

母が昨日亡くなりました。入院して1週間目でしたが、ガビガビに痰が固まり張り付いて痛々しそうでした。

とくに、咽頭は窒息しそうなほど痰と血餅がこびりついていたので、先生から父にいただいたふぁんふぁんブラシと保湿剤で、先生から教わった口腔ケアと咽頭ケアを父と同じようにしてあげました。口腔と喉から痰や血餅が除去できたときに、母は気持ちよさそうに呼吸をしていました。最後に親孝行ができてよかったです。

母が入院した病院で先生にケアをしてもらいたいと伝えたのですが、許可されなかったことが悔やまれます。

▶ 他（多）職種からの報告

口腔ケア、口腔リハビリ、咽頭ケアを実践してくれている他職種が全国に増えて、結果を報告してくれています。その内容を公表させていただくことで、参考になることやヒントが見つかると思います。

他（多）職種からの声①

黒岩先生おはようございます。

昨日食事の評価をしたご利用者様のことを書かせていただきます。

顎が伸展した状態で拘縮しており、舌根も落ち込みがすごく、顎がないくらい突っ張っていました。顔の皮膚もピンと突っ張っていました。いままで見たことがないくらいパンパンに固かったです。口を開けっぱなしで不随意運動でモグモグしています。乾燥し、舌もひび割れています。顔の皮膚をマッサージし、頸部と肩甲帯をマッサージしたうえで、保湿剤を塗って指でストレッチを入れてから、くるリーナブラシで口腔ケアをしました。

食事はリクライニングに座ります。頸部が後ろに行ってしまうので、腕でできるだけまっすぐに近づくよう"グッ"と支えて口にスプーンを入れるのですが、上の義歯が入っていないためにしっかり採り込むことが難しいです。吸啜反射があるのでチュッと吸う口になってつぐんだときにスプーンを引き抜くようにしました。

舌根が落ち込んでいて、喉頭蓋もすごく下のほうにあります。舌根を上にグッと持ち上げるように指で刺激して、ゴックンを待ちますが、なかなか起きません。一口量を増やして舌根の持ち上げを繰り返すとゴックンが起きました。少しずつ頸部もやわらかくなり、顔のシワや顎の形が出て、舌で唇を舐める仕草も出ました。

食後の口腔ケアでストレッチと、思い切って咽頭ケアをすると、ゴロゴロと上がって来て透明な痰が取れました。

他（多）職種からの声②

お疲れ様です。ふーちゃんの報告です。

訪問時、SpO_2：78%、脈：75でした。口腔

内乾燥が酷く、張り付いた痰がありました。スタッフに許可を取り、ケアしました。

　吸引による出血がある様子で、茶色の痰が多く取れました。鼻も乾燥していたので、保湿剤と綿棒でケアをし、ケア後は、SpO_2:91％、脈:73でした。夜勤の看護師が部屋に来たので、一緒に確認してもらいました。ケア後、話しかけると、"アー"と小さな声が出ました。看護師によると、いまは37°くらいの微熱が続いているとのことです。

　このような感想をいただくごとに、咽頭ケアの重要性を全国で理解していただき、患者さんの安らぎとご家族の安心される姿を求め続けることで、助かる方々が増えていることに確信を得ています。口腔ケア、口腔リハビリ、咽頭ケアは理論やエビデンス、手法なども大切ですが、患者さんと歯科医療従事者とのかかわりは、生活支援をさせていただくなかで、患者さんやご家族、多（他）職種の方々と連携してはじめて地域支援に繋がっていけることを、このような書簡をとおして感じていただければと願っています。

　　　　　　　黒岩恭子（神奈川県・村田歯科医院）

【引用ならびに参考文献】

1）舟木美砂子：こうすれば高齢患者さんはもっと診療が楽になる！―初歩から学ぶポジショニング＆移乗介助―. 歯科衛生士，vol.41，60-73，2017.
2）北村清一郎（編著）：臨床家のための口腔顎顔面解剖アトラス. 医歯薬出版，東京，2009.
3）道脇幸博（監修・編著）：入院患者の口腔・咽頭ケアポケットマニュアル. 医歯薬出版，東京，2013.
4）村田志乃：動画でわかる！　摂食嚥下機能の診かた　食事の時の姿勢を整えてみよう. 日本歯科評論，第875号．1-4，2015.
5）大江元樹，渡邊宏樹：安全な口腔内・気管内の喀痰吸引実践マニュアル. アウトカム・マネジメント研究所出版局，福島，2012.
6）迫田綾子：図解　ナース必携　誤嚥を防ぐポジショニングと食事ケア. 三輪書店，東京，2013.
7）舘村卓：口蓋帆・咽頭閉鎖不全 その病理・診断・治療. 医歯薬出版，東京，2012.
8）舘村卓：臨床の口腔生理学に基づく摂食嚥下障害のキュアとケア. 第2版，医歯薬出版，東京，2017.
9）滝沢美智子：排痰・吸引を行う時のアセスメント. 看護技術，57（4）：284-287，2011.

索 引

あ

あいうべ体操	145
あぐら座位姿勢	170
飴舐め訓練	123
息こらえ嚥下	130
咽頭	18,68
咽頭挙筋	69
咽頭挙筋群	75
咽頭ケア	84,107,177,182,208,212,214,
	215,220,221,222,223,225,226,227,
	228,229
咽頭喉頭蓋ヒダ	60
咽頭絞扼反射	95
咽頭残留	84,134
咽頭収縮筋	69,70,92,93,134
咽頭部内視鏡画像	140,141,142
裏声発声法	144
永久歯列	12
嚥下	32,33
嚥下圧	92,134
嚥下咽頭期	71,77,78,79,80,82,83,88,98
嚥下口腔期	76,77,80
嚥下時のビデオX線透視像（VF像）	88
嚥下食道期	78,79,80,82,83
嚥下食ピラミッド	119
嚥下性無呼吸	66
嚥下調整食分類	119
嚥下内視鏡画像：VE画像	84
嚥下の口腔期	70
嚥下反射	95,143
嚥下反射誘発法	143
オーラルフレイル	153,154

か

開口運動	48
開口反射	95
外舌筋	50,89
下顎の運動訓練	116,117
下顎の固定	98,160
顎関節	47,48,49
加齢変化	72,73,74,187
完全側臥位法	138
顔面神経	45

寒冷刺激法	120,143
気管・気管支	28
義歯	146,149,150
吸引操作	214,215
臼後三角	13
臼歯腺	13
胸郭ROM訓練	130
頬筋	44,45,91,92,93,112
胸鎖乳突筋	38
胸式呼吸	29
筋のリラクセーション	174
口から食べることの機能的意義	152
口周囲の筋	44,90,109
口すぼめ呼吸	115,132
くるリーナブラシ	104,106,109,124
くるリーナブラシシリーズ	194,214,217
頸椎周辺の筋	37,38,39,40,41
頸椎の動き	36,39,40
茎突咽頭筋	60
頸部回旋	142
頸部回旋法	138
頸部後屈	141,164,179
頸部周囲筋	166
頸部前屈	141
肩甲骨周囲筋	167
肩甲帯の矯正	164
構音	30,31
口蓋咽頭括約筋	58
口蓋筋	56,57
口蓋腱膜	96
口蓋垂筋	59
口蓋帆張筋	96
口峡	18,19,57
口峡閉鎖	61
口腔	8,159,177
口腔機能低下	153
口腔ケア	104,105,107,109,110,111,154,
	155,178,210,221,222,223,226,227,228
口腔準備期	33
口腔前庭	11
口腔粘膜	10,11,94,143
口腔リハビリ	105,107,154,155,174,178,
	210,215
硬口蓋	9
口呼吸	61

甲状舌骨筋	67,126
口唇	8
口唇・頬の運動訓練	112,113,114
口唇閉鎖	90,91,92,112
喉頭	24
喉頭蓋	20,21,55
喉頭蓋後方反転	60,66
喉頭蓋谷	20,21,55,60
後頭下筋群	41
喉頭下垂	126
喉頭挙上	67
喉頭筋	25,30,67
喉頭口	20
喉頭前庭閉鎖	66,67
口輪筋	44,45,90,91,92,93,112
誤嚥	60,78,80,84,170
誤嚥性肺炎	152
呼吸	130,174
呼吸期	78
呼吸器官	28
呼吸訓練	130
呼吸路	33
骨盤の後傾の改善	163
固有口腔	9

さ

座位姿勢	174,224
座位姿勢の安定	169
サルコペニア	154
子音	31
歯科往診	210
歯科補綴学的介入	146,149,150
歯科補綴学的評価	146,149
耳管咽頭ヒダ	59
姿勢（車いす）	101,105,136,170
姿勢（座位と仰臥位）	140
姿勢（食事時）	136
姿勢（頭部・頸部）	136,140
姿勢（ベッド上）	105,136,172
自動的制御（姿勢の安定）	158
歯肉	11
上咽頭収縮筋	92,93,99
小唾液腺	27
食事介助	171

食道	22,23
食道筋	23
食道入口部	23
食道入口部開大	75
食物路	33
食塊形成	204
食塊形成不良	205
事例（摂食・嚥下障害）	179,187,188,
	197,205,206,221,222,224,226
神経性制御（姿勢の安定）	158
ストレッチ（口腔周囲）	175,188,189,
	190,198,199,215,218
ストレッチ（舌）	176,183,191,192,193,
	194,195,196,199,200,201,215,218
声帯	25
声門	24
声門閉鎖	66
舌	14,15,50,106,122
舌・舌骨・喉頭複合体	64,65,99
舌圧	96,129
舌圧測定器	124
舌下部	10,26
舌下面	14
舌腱膜	52
舌骨	20,64,97
舌骨・喉頭下垂	72,73,74,99
舌骨・喉頭挙上	63,97,98,126
舌骨・喉頭挙上訓練	126
舌骨下筋群	39,62,63,127,160
舌骨上筋群	39,62,63,74,97,99,126,
	127,129,160
舌根	15,89
舌根の後退	92,134
舌小帯短縮症	205
摂食・嚥下関連神経	34,35
摂食嚥下モデル	32
舌接触補助床	150
舌のアンカー機能を強調した嚥下法	135
舌の動き	51,52,54,55,89,122
舌の運動訓練	122,123,124
舌の変形	51,52
舌背	14
前舌保持嚥下法	135
足底接地	101,162
足部の位置（座位）	162

咀嚼	32,82,116,204
咀嚼筋群	46,47,48,160
咀嚼訓練	116
咀嚼直接訓練	118,119
咀嚼力判定ガム	118,119

■た

体幹筋	167
体幹の前屈の矯正	163
大唾液腺	26
唾液	26
唾液の分泌部位	27
多職種連携	210,211
他動的制御（姿勢の安定）	158
地域包括ケア	210,211
テーブルの高さ	170
電動ストレッチャー	202,203
頭関節	36,40
頭頸部伸筋群	165
頭部・頸部前屈位	136
頭部挙上訓練（シャキア法）	127
頭部屈曲	137
頭部後屈	141,179
頭部前屈	140,164
頭部前方突出肢位	101,159,161,162,
	164,165,175
頭部の後屈	100
頭部の前屈位	100
頭部の前方突出肢位	36,65,100
頭部ポジショニング	175
努力嚥下	134

■な

ナーシングムーブメントプログラム	178
内舌筋	50
軟口蓋反射	95,96
乳歯列	12
飲み口の大きさ	172

■は

歯	13
肺	28

パタカラ体操	144
発音	144
パッサーバン隆起	58
発声	30
ハフィング訓練	132
バランスボール	175,178,179,181,184,
	185,186
反回神経	22
鼻咽腔閉鎖機能	56,58,59,120
鼻咽腔閉鎖訓練	120
鼻腔	16,17
鼻呼吸	61
表情筋	44,90,188
腹臥位	181
腹式呼吸	29
副鼻腔	16,17
腹部重錘負荷法	132
プッシング・プリング法	120,130
フレイル	152,153
ブローイング法	120
閉口運動	49
扁桃	19
ペンフィールドのこびと	94
母音	31

■ま

メンデルソン手技	129
モアブラシ	108

■ら

リクライニング位	136
梨状陥凹	21,75
輪状咽頭筋	70,71,75,93

■数字・欧文

chin-down 肢位	136
em オーラルリハ	115,116,117,180,188,
	189,190,195,196,216
Palatal Augmentation Prosthesis：PAP	
	150
Stage Ⅰ移送	54,82,83,204
Stage Ⅱ移送	55,60,82,83,96,204

索引　231

■監修・執筆者略歴

北村清一郎（きたむら　せいいちろう）

1975 年　大阪大学歯学部卒
　　　　　大阪大学歯学部　口腔解剖学第二講座助手
　　　　　歯科医籍登録（第 67536 号）
1981 年　博士号受領（歯学博士）
　　　　　大阪大学歯学部　口腔解剖学第二講座講師
1982 年　大阪大学歯学部　口腔解剖学第二講座助教授
1993 年　徳島大学歯学部　口腔解剖学第一講座教授
2004 年　徳島大学大学院ヘルスバイオサイエンス研究部　口腔顎顔面形態学分野教授
2015 年　森ノ宮医療大学保健医療学部　理学療法学科教授
　　　　　徳島大学名誉教授

主な著書

・『総義歯を用いた無歯顎治療―口腔解剖学の視点から』（共著、クインテッセンス出版、2004 年）
・『臨床家のための口腔顎顔面解剖アトラス』（編著、医歯薬出版、2009 年）
・『鍼灸師・柔道整復師のための局所解剖アトラス（改訂版）』（編著、南江堂、2012 年）
・『なぜ「黒岩恭子の口腔ケア＆口腔リハビリ」は食べられる口になるのか』（編著、デンタルダイヤモンド社、2013 年）
・『機能的な補綴装置製作のためのアトラス口腔顎顔面解剖』（編著、医歯薬出版、2015 年）

解剖から学ぶ口腔ケア・口腔リハビリの手抜と、その実力
──オーラルフレイル予防のために

発行日──── 2019年4月1日　第1版第1刷
監・著──── 北村清一郎
発行人──── 濵野 優
発行所──── 株式会社デンタルダイヤモンド社
　　　　　　〒113-0033
　　　　　　東京都文京区本郷3-2-15　新興ビル
　　　　　　TEL 03-6801-5810(代)
　　　　　　https://www.dental-diamond.co.jp/
　　　　　　振替口座　00160-3-10768
印刷所──── 共立印刷株式会社
ⓒSeiichiro KITAMURA, 2019
落丁、乱丁本はお取り替えいたします。

・本書の複製権・翻訳権・上映権・譲渡権・公衆送信権（送信可能化権を含む）は、㈱デンタルダイヤモンド社が保有します。
・ JCOPY 〈㈳出版者著作権管理機構 委託出版物〉
本書の無断複写は著作権法上での例外を除き禁じられています。複写される場合は、そのつど事前に㈳出版者著作権管理機構（TEL：03-3513-6969、FAX：03-3513-6979、e-mail：info@jcopy.or.jp）の許諾を得てください。